新型军事医学人才培养创新教材

医学伦理学概论

主　编　马长永　马　晓
副主编　张秋菊　黄　建
编　者　（按姓氏笔画排序）
马　晓　马长永　王　燕　王晓红
王福利　孔　雪　左晓航　刘宏颀
刘海涛　汤金洲　李　沛　李正浩
吴　雁　张秋菊　黄　建

第四军医大学出版社・西安

图书在版编目（CIP）数据

医学伦理学概论/马长永，马晓主编．—西安：
第四军医大学出版社，2020.6（2025.7 重印）
ISBN 978－7－5662－0952－8
Ⅰ．①医…　Ⅱ．①马…②马…　Ⅲ．①医学伦理学
Ⅳ．①R－052

中国版本图书馆 CIP 数据核字（2020）第 057258 号

YIXUELUNLIXUE GAILUN

医学伦理学概论

出版人：朱德强　　责任编辑：土丽艳　杨耀锦

出版发行：第四军医大学出版社
地址：西安市长乐西路 169 号　邮编：710032
电话：029－84776765　　传真：029－84776764
网址：https://www.fmmu.edu.cn/press/

制版：西安聚创图文设计有限责任公司
印刷：陕西天意印务有限责任公司
版次：2020 年 6 月第 1 版　2025 年 7 月第 3 次印刷
开本：787 mm×1092 mm　1/16　印张 12.25　字数：250 千字
书号：ISBN 978－7－5662－0952－8/R・1764
定价：29.00 元

前言

Preface

教材是教育教学的基本依据，是解决培养什么样的人、如何培养人以及为谁培养人这一根本问题的重要载体，直接关系到党的教育方针的有效落实和教育目标的全面实现。我们组织编写《医学伦理学概论》的初衷一是要坚持以习近平新时代中国特色社会主义思想和习近平强军思想为指引，贯彻党的十九大精神，以“三进入”为重点，更加突出时代特色；二是要着眼学员学习成长需求，以医学伦理素质培育为目标，以认识掌握医学伦理基本理论知识为主导，促进军医学员医德知识与能力素质协同提高，更加凸显立德树人导向，更加突出德育特色；三是要着眼于学科发展长远目标，更好适应军事医学发展需要，更加体现军事职业特色；四是要坚持三基五性三特定的原则，注重对接执业医师资格考试大纲，增补突出相关知识点，更加体现备考特色。

《医学伦理学概论》在继承我校五本医学伦理学教材编写传统的基础上，参照国家规划教材和国家医师资格考试大纲，围绕军队医学院校人才培养目标和实际，突出军医特色，立足科学性、创新性、针对性和实用性的有机统一，形成以下特点：

一是富有时代精神。本书以社会主义核心价值观为统领，深刻体现十八大以来，尤其是十九大习近平新时代中国特色社会主义思想提出后，党在经济社会发展、医疗卫生改革、国防军队改革和卫勤保障转型中的新理论、新观点和新导向；以社会主义医德观为核心，正本清源，强根固基，以引领军医职业价值观的塑造为主旨，培养新一代四有人民军医，培养德才兼备的军事卫勤人才，服务于强军兴军新征程。

二是注重继承创新。紧紧围绕精准、实用、新颖的编写理念，立足医学院校本科生培养目标任务，在梳理继承国家统编教材的编写体例的基础上，紧扣国家医师资格考试大纲，突出生命伦理学和现代医学伦理学的新成果，把传统的医学伦理学、现代生命医学伦理学及我国医德建设的新成果，合理系统地整合进教材体系，把医学道德教育、医德医风建设和行业综合治理结合起来，精心编写十三个专题，观点鲜明、内容准确、结构科学，既是一本简明概括的教科书，也是一本便于工作参考和学习辅导的工具书。

三是体现军队特色。突出军队医学院校人才培养的目标要求，区别地方院校教材，着力充实遂行卫勤保障、参战、救灾和公共卫生救助中医学伦理内容，大力凸显革命人道主义和革命英雄主义精神，强化全心全意为军队、为官兵、为基层服务的宗旨意识，夯实姓军为战的价值根基，永葆人民军医的本色追求。

四是突出临床实践。在编写思路上，在基本理论把关定向的基础上，大力吸收医院临床医学专家和基层部队医生参与教材的编写，从教学源头就把理论和实践紧密结合、理论研究和临床难题紧密结合、价值导向和情感体验结合，增强了教材的可读性和可操作性。

《医学伦理学概论》以我校医学伦理学教学骨干为主体，同时邀请西京医院、唐都医院、解放军986医院、西安医科大学专家学者和学术骨干共同参与完成。本书聘请了军内外和省内外的医学伦理学专家学者参与编写和审定，先后召开了四次编写审定会议，在此对他们真知灼见和指导表示由衷的感谢！在编写过程中，我们也大量参考了国内与军内专家学者的成果，在此一并表示感谢！囿于能力与时间，书中不足之处，恳请指正为盼。

编者

2020年1月

目录

Contents

第一章 1 绪 论

第一节 道德与伦理学

道德是伦理学的研究对象。伦理学是专门研究道德现象及其本质和规律的一门学科或科学。如果说道德与伦理是反映人类一种特殊生活方式的两种不同说法,那么道德与伦理学的关系则是人类道德生活现象与考察研究这种生活现象的一门学问之间的关系。医学伦理学就是在系统考察医疗卫生领域道德现象的基础上,确立医德概念体系,概括医德原则规范,形成伦理分析框架,研究具体伦理问题,指导医学道德实践的一门学科。

一、道德与医学道德

(一)道德概念

道德是人们在社会生活实践中形成的,由经济基础决定的,以善恶为评价标准,以内心信念、社会舆论和传统习惯为评价方式,调整个人与个人、个人与社会、个人与自然之间关系,追求自身人格完善的活动现象、关系现象和意识现象的总和,是人类独有的一种生活方式。

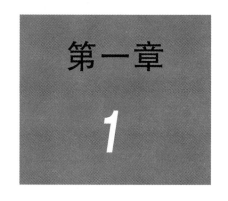

全面理解与准确把握道德:第一,道德是人们社会生活实践的产物,因为社会生活实践把人与人联系起来形成社会关系,同时只有在社会生活实践中,人的思维和语言才能得以逐渐形成,人的个性和自我意识才得以产生,这是道德产生的客观与主观条件。必须特别明确:生产力发展基础上的劳动分工导致社会生活实践的扩大和复杂化则是道德从萌芽到形成的重要条件。第二,道德属于上层建筑(意识形态),因而由经济基础直接决定并受政治、法律等其他上层建筑的影响,这是道德的一般本质。第三,道德评价的一般标准是善与恶,善就是利于他人和社会幸福的行为,也称道德行为;恶就是危害他人和社会幸福的行为,也称不道德行为。其标准有别于政治、法律标准——这是道德的特点。第四,道德评价依赖社会舆论、传统习俗和内心信念等方式,是一种非强制性和非制度化的调节规范。这也是道德有别于政治、法律等意识形态的特殊本质。第五,道德可以指导人们完善人格及调节个人与个人、个人与社会、人与自然之间的关系,以达到人与人、人与社会、人与自然相互关系的和谐。第六,作为复杂的社会现象,道德是人们向善的活动、关系、意识诸多表现形式的总和,其中社会加以概括和倡导的道德意识,即道德规范是道德的集中体现与核心机制。总之,应该唯物地、辩证地、历史地、全面地认识反映人类所独有的生活方式的道德概念。

(二)道德主要特征

1. **阶级性与全民性相统一** 道德的阶级性是指在阶级社会或有阶级存在的社会中,道德反映各个阶级不同的经济地位和阶级利益,各阶级有不同的善恶意识和行为规范,为本阶级的利益服务。道德的全民性是指即使在阶级社会或有阶级存在的社会中,道德也反映全社会所有成员的共同利益。具有某些统一的善恶意识和行为规范,以此来调节全民参与的社会公共生活,如古今中外都倡导讲究卫生、遵守秩序、扶老携幼、助人为乐、不偷盗、不说谎等道德规范。在阶级社会或有阶级存在的社会中,每个阶级都有自己的道德,但统治阶级的道德是该社会的主导道德;每个阶级的道德都具有辩证统一的阶级性与全民性,但代表社会进步趋势阶级的道德一般具有更多的全民性。随着社会的飞速发展,尤其是“地球村”的出现。道德的全民性乃至全世界性、全人类性的因素和趋势越来越突出。

2. **变动性与稳定性相统一** 道德的变动性是指在不同的历史时代,由于生产力发展的水平、经济关系的性质、文化背景及社会具体条件等不同,因而具有不同性质的道德。道德的稳定性是指道德具有传承性或相对不变性。道德的变动性与稳定性是辩证统一的:道德变动性中蕴含着相对的稳定性;稳定性中孕育着变动性,传承中有发展并不断地完善。

3. **自律性与他律性相统一** 道德的自律性是指道德的本质、功能和力量最终以主体自我道德教育、评价、修养等方式实现,具有将外在的规范内化为自己的信念,从而养成高尚人格的性质。道德的他律性是指道德的本质、功能和力量的实现以及主体道德素质的提升,具有依赖外在于主体的社会道德教育、评价或影响等性质。道德的自律性与他律性是辩证统一的:自律性是基础,他律性是条件;他律性是起点,自律性是目标。

4. **现实性与理想性相统一** 道德的现实性是指道德产生于社会生活实践,由现实经济关系决定和制约,受政治、法律、宗教、文化等上层建筑和意识形态的影响,而且必须适应社会的现实需要和大多数人的觉悟程度。道德的理想性是指道德反映社会进步及发展趋向,其行为准则具有超前性,引导人们积极向上并达到人格完善。道德的现实性与理想性两者辩证统一:道德源于现实生活,但又高于现实生活;其现实性是理想性的基础,而其理想性又是现实性的升华。

5. **协调性与进取性相统一** 道德的协调性是指道德具有调节人与人、人与自然的关系,达到人们之间和睦相处、社会安定和保持生态平衡的属性。道德的进取性是指道德具有激励人们改造客观世界和主观世界,使社会和人自身更加完善并日益达到理想境界的属性。道德的协调性与进取性也是辩证统一的:道德协调中有进取,道德进取中也要求协调。

（三）道德主要类型

道德涵盖社会生活的方方面面，以现实的社会关系为标准可以分为婚姻家庭道德、社会公德、职业道德和环境（生态）道德；以更替的经济关系为标准可以分为原始社会道德、奴隶社会道德、封建社会道德、资本主义社会道德和共产主义（含社会主义）社会道德。就后一类型而言，道德会随着社会的发展而不断进步，道德要求也会不断提高。

（四）医德的概念

医德是指医学实践或医学领域中特殊的道德，是人类追求和实现健康利益的产物和反映，是医者以善恶为尺度认识和调节医方与患方之间、医方与医方之间、医学与社会之间及生态间利益关系的所有医德活动现象、医德关系现象、医德意识现象的总和。

医德是医学道德的简称，是职业道德的一种。当代“医德”中的“医”并非专指医者，而是与“医学”相同，泛指由医者为主导的所有医学实践活动。因此，这里的“医德”远非传统的医师道德、医务人员道德乃至医疗职业道德，而是指开放性的医学实践所蕴含及引发的一切道德现象。医学是以保护和增进人类健康、预防和治疗疾病为研究内容的科学。按照疾病发生、发展状况来划分，有预防医学、临床医学、康复医学；根据应用与否来划分，有基础医学与临床医学。医学不仅关注人的器官和疾病，还关注人的生理、心理的健康和人的生命质量。生理－心理－社会医学模式是广为接受的理论，随着医学模式的转变，医学的人文性受到越来越多的重视。医学道德是医学人文关怀的具体体现。

（五）医德的特点

1. 鲜明的专业性 医德专业性是指医德具有区别于一般社会道德和其他职业道德的鲜明职业特殊性。医德植根于医学实践及其健康利益。因为医学实践与健康利益实现具有鲜明的专业性和独特性，因此尽管医德与一般道德也相互渗透、密不可分，但医德绝不是对一般道德的简单照搬或应用，其基本理念、规范内容、表述话语、实现机制等都具有独特的专业性质，例如敬畏生命理念、对病人说“善意谎言”的准则、医学职业精神、伦理审查设计，等等。随着医学的飞速发展，尤其是医学分科越来越细。医德专业性的特点甚至在不同的医疗保健服务岗位之间，尤其是临床医院各科室之间，也日益凸显。例如同是知情同意准则，在临床医疗与人体试验、临床一般医疗与器官移植医疗之间，其伦理要求虽有大同之意，却也有不可忽视的小异之处。

2. 突出的传承性 医德传承性是指在发展与嬗变过程中，医德的内在本质、基本精神、基本原则等具有突出的稳定性或连续性。医德传承性同样取决于医学实践及其健康利益追求等这些不变的本质特点和发展规律。另外，由先生向学生进行专业传习的职业方式也是影响医德代代传承的重要条件。医德传承性主要表现为：一是宏观层面的职业道德价值导向，例如敬畏生命、以人为本、利他主义等；二是微观层面的医者道德心理和美德，例如爱心、同情心、责任心、事业心、真诚、正直、审慎、胆识等。这两个方面常常交织在一起，以职业习俗、职业惯例等方式流传久远,具有显著的稳定性、连续性。

3. 显著的普适性 医德普适性是指医德主要理念、基本规范及其适用范围具有超越地域、民族、文化、经济发展水平甚至国度等限制的显著同一性。健康利益是人类最一致的合理诉求,医学是人类同疾病做斗争的通用手段,医德是人类追求和实现健康利益的共同保障。由此决定了即使在阶级社会和有阶级存在的社会里,医德活动、医德关系、医德意识虽然不可避免地受到阶级道德及其意识形态的影响甚至左右,但都具有更多、更显著的人类共同性,即普适性。医德普适性集中表现为敬畏生命、恪守人道、不伤害病人等通用、通行于世界的医学职业“金规则”。

总之,由于医学具有极强的专业独立性,距离阶级利益及政治诉求相对较远,与其他职业相比。通过医者的积极努力,医德能够最大限度地体现人人享有健康权益的共同诉求。因此,在人类整个道德生活中,医德在时间维度的传承性和在空间维度的普适性体现得特别突出,即医德全人类属性的含金量最足。

二、伦理学与医学伦理学

(一)伦理学的概念

伦理学是指专门、完全以道德作为研究对象的学说体系,即研究道德现象并揭示其起源、本质、作用及其发展规律的学科或科学。从一定意义上说,伦理学是对道德生活的哲学概括,所以伦理学也称道德哲学。

(二)伦理学的任务

伦理学的核心是要解决社会治理结构问题。要有效地解决社会治理结构,真正做到社会有序、结构合理,伦理学要完成三大任务。

1. 研究人类伦理道德 人类脱离了动物界是因为人有了高度发达的大脑,人的意识使人在生存和发展中有了理性,有了规则,而这些规则中最基本的是伦理道德。只有有了伦理道德,才能保证每个个体的生存和发展。追寻人类共生、社会生活和谐是人类的共同目标,而对达到和实现这一目标的一般性规则、途经、方法等相关的一系列问题探讨,是伦理学的基本任务。

2. 研究制定优良道德 人类不仅要生存,更要发展。有保障人类生存的伦理道德只是一个基本要求,仅仅有基本要求还远远不够。为了社会生活和谐,人类有序、持续发展的目标,还应研究与人类发展目标相适应的优良道德。通过研究,制定能够引导现实和人的观念进步的优良道德,用以指导人类的未来历史发展进程,这是伦理学的根本任务。

3. 研究优良道德实现的过程、途径和方法 优良道德是引导和促进人类健康、持续发展的重要保障。如何才能把优良道德的理念变为现实,从理想到现实有哪些阶段,每个阶段有哪些途径,每一阶段、每一环节用什么方法等,都值得研究。唯有对这些问题的深入研究,才能制定出实现优良道德的过程、途径和方法,而制定实现优良道德的过程、途径和方法,才是优良道德得以实现的基本保证。

(三)伦理学的类型

伦理学划分为理论伦理学和应用伦理学两大类,其中理论伦理学又分为描述伦理学、元伦理学、规范伦理学和美德伦理学。

描述伦理学即是对道德进行经验性描述和再现的科学,所以又称记述伦理学。元伦理学又称分析伦理学,是通过对道德语言即道德概念和判断等进行分析研究道德的科学。规范伦理学是通过对道德规范的论证、制定和实施来研究道德的科学。美德伦理学则是关于人类优良道德的实现,人类优良道德品质——美德的养成的科学。描述伦理学与元伦理学为规范伦理学与美德伦理学提供研究基础和方法,而它们同时又依赖规范伦理学与美德伦理学提供的理论,最终由美德伦理学促进人类自身的完善。四者是目前人们把握道德生活的伦理学学说体系的基本架构。

应用伦理学是伦理学基本理论在不同领域的具体应用,由于其应用领域的不同,结合相关领域的特征出现了许多不同的分支,有些具备相对完整的理论体系,有些还不具备理论体系。目前主要有:经济伦理学、医学伦理学、环境伦理、政治伦理、科技伦理、国际伦理等。

(四)医学伦理学

医学伦理学是运用一般伦理学原理,研究和指导医疗卫生领域的道德现象、道德关系、道德问题和道德建设的学说和理论。一句话,它是关于医学道德的学问。

1803 年英国著名医生托马斯·帕茨瓦尔首先提出医学伦理学这一学科概念,并出版了人类文明史上的第一部《医学伦理学》,标志着医学伦理学学科的诞生。20 世纪 20 年代美国药理学教授利克进一步指出,“真正的医学伦理学是基于伦理学理论并处理医患之间、医生与社会之间的关系”,使医学伦理学的学科属性和研究对象更加明确。

1932 年宋国宾主编的《医业伦理学》一书在上海出版,反映了现代医学伦理学已经传入我国。20 世纪 80 年代以来,国内学者比较一致的认识是:“医学伦理学是一般伦理学原理在医疗实践中的具体运用,是运用一般伦理学的道德原则来解决医疗实践和医学科学发展中人们之间、医学团体与社会之间关系而形成的一门科学。”

第二节 医学伦理学的研究对象和理论基础

作为应用伦理学和规范伦理学的交叉学科,医学伦理学有明确的研究对象和研究内容,发展形成了完备的规范体系,具备系统成熟的理论分析框架,不断为纷繁复杂的医疗卫生道德现象提供道德论证和指导。

一、医学伦理学的研究对象和内容

(一)医学伦理学的研究对象

医学伦理学以医学职业实践中的道德关系、道德现象作为研究对象,包括以医患关系道德为核心的医疗、预防、科研、健康诸方面的医德活动、医德关系、医德意识等所有的医德现象。医学伦理学主要研究医学职业中的四种基本道德关系:

1. **医务人员与患者(包括患者家属)的关系** 在医疗活动中,医患关系的和谐既是医疗行为顺利开展的基础,也是医疗质量的重要保障之一。医患关系是现代医学道德中的基本内容,也是现代医学伦理学首要的研究对象。医务人员与患者的关系,是医学伦理学的核心问题和主要研究对象。

2. **医务人员相互之间的关系** 此关系包括医生与医生,医生与护士,医生与药剂师、检验技师、医疗行政管理人员、后勤人员等之间以及他们相互之间的关系。在该类关系中,由于彼此之间存在的密切联系,使得他们之间是否相互尊重、支持和协作变得特别重要,并直接影响医疗质量及和谐医患关系的建立。医务人员之间的关系是医学伦理学的重要研究对象。

3. **医务人员与社会进步的关系** 医学与医学职业存在于社会之中,并受社会力量的影响。医学职业人员有义务保证医学知识的合理、正当地应用,以符合社会的公序良俗和进步发展,也有责任运用自己的专业、技能和力量推动社会的公正与和谐。医务人员与社会的关系也是医学伦理学的重要研究对象。

4. **医务人员与医学发展的关系** 20世纪后半叶以来,生物医学迅速发展,医学高新技术在临床广泛应用,并带来诸多的伦理和道德难题,如以人作为受试者的医学研究、人类辅助生殖技术、基因诊断与治疗、器官移植、干细胞研究和应用等引发的伦理和道德难题。医学拥有了巨大的力量,但如果使用不当,也可能给人类带来灾难。医务人员如何使用这把双刃剑,是生命伦理学将医务人员与医学科学发展的关系作为主要研究对象的根本原因。

(二)医学伦理学的研究内容

医学伦理学的研究内容涉及医学的每一个部分,伴随着社会变迁,医学伦理学的研究内容也不断变化与丰富,归纳起来有四个方面。

1. **医德基本理论** 医德基本理论是医学伦理学构建形成的基石,主要包括医德的产生及发展规律;医德的本质及其社会作用;医德思想演变及其理论基础;医德与医学科学、医学模式转变及卫生事业发展的关系等。

2. **医德规范体系** 医学伦理学作为应用伦理学,高度重视医德规范的研究制定,不仅研究一般医学道德规范,而且深入研究不同医学分科和医学职业分工的具体规范要求,阐明医学活动主体的道德责任,明确医学活动遵循的道德原则,以作为医学活动的道德出发点和落脚点，树立医学道德评价的伦理标准。医德规范体系主要包括医德的基本原则和具体原则、医德规范和医德范畴。其中医德规范又包括基本的医德规范、不同领域（医疗、科研、预防、教学、管理）的医德规范和不同科室的具体医德规范等。

3. **医德基本实践** 作为外在的客观社会要求，医德规范价值的实现，必须转化为医疗卫生服务主体内在的主观信念和行为实践。医德实践主要是通过医德教育、医德评价、医德修养等方式，在明辨是非、知行统一和真知笃行中，把社会发展进步中确立的医学道德观念规范转化为医疗卫生服务主体的职业道德活动并形成主体的医学美德品格。

4. **医德难题分析** 随着生命医学科学的发展和社会道德观念的进步转换，医学道德领域会出现许多新情况新问题，有时还会引发道德两难抉择的严重冲突。所谓医德难题或伦理难题，是指那些在实现新的道德观念和实施新医疗技术中产生的难以用传统观念和理论解决的伦理问题。现实中的伦理难题，往往不再是简单的善恶选择，往往是进行利与弊大小的比较，如何在诸多善果中求最大，在诸多恶果中求最小，往往还没有标准规范而处于左右为难、进退失据的现实道德窘境中。医德难题及伦理分析是医学伦理学研究的前沿热点和焦点。

二、医学伦理学的理论基础

医学伦理学既然是伦理学的一个分支学科，必然以伦理学的一般原理作为基础理论。结合自身的特点，吸收、运用和发展伦理学的一般原理是医学伦理学区别于其他伦理学分支学科的个性所在。医学伦理学的基础理论主要包括以下几个方面。

（一）生命论

生命论是以人们对于生命的基本认识和看法为医学道德评价原则的伦理观。它随着社会条件、社会观念的变化以及人类把握生命的能力和水平的不同而有所不同。大致可以分为生命神圣论、生命质量论和生命价值论三种。

1. **生命神圣论** 生命神圣论认为人的生命存在具有最高道德价值，是神圣不可侵犯、至高无上的。生命神圣论是医学科学和医学职业产生的基础，在相当长的历史时期一直是中外医学伦理思想的根基。生命是神圣的，延长生命是道德的，不允许对生命和死亡有任何触动和侵犯的观点至今仍对人们有着深刻的影响。生命神圣论强调对生命的尊重虽然是正确的，但在现实中却会导致大量医学伦理难题：计划生育、节育、流产、优生等是否违反了生命神圣原则；能否安乐死，停止对病人的抢救，等等。

2. **生命质量论** 生命质量论是指根据人的体能和智能等自然素质的高低优劣为依据而采取不同方式对待生命的生命伦理观。基本道德信条是：人不仅要活着，更重要的是要活得幸福、有意义，生命质量是生命神圣的基础，应该根据生命质量的高低、优劣来决定相应的医疗措施。该理论对解决诸如缺陷新生儿的处置、植物人之类的“无效生命”问题提供了理论依据,但却面临着这样一个道德困境:同为人类,同为生命,生命质量真的有高有低吗?

3. 生命价值论 生命价值论是指根据生命对自身和他人、社会的效用如何而采取不同对待方式的生命伦理观。生命质量论,主张依据人的生命质量好坏,从人类整体利益出发,对人类的生命个体实施有效控制。生命价值主要是指生命的社会价值,即从人的社会学生命角度来判定某个体的生命意义。该理论对解决过度医疗、放弃医疗、稀缺医疗资源分配等问题有一定的指导意义,但引发的伦理问题也不容忽视。例如:一项医学研究,可以拯救全球艾滋病病人的生命,但不可避免地要伤害100名艾滋病病人的健康乃至生命,这项研究是否可行?

(二)人道论

当把"人的生命"换成"人"时,生命论就转化为了医学人道主义,因此可以把医学人道主义看作是生命论的扩大化解释。它是指在医学活动中,特别是在医患关系中表现出来的同情、关心病人,尊重病人的人格与权利,维护病人利益,珍视人的生命价值和质量的伦理思想。它的核心内容是:第一,尊重病人生命;第二,尊重病人人格;第三,尊重病人平等的医疗权利;第四,尊重生命的价值,维护人类整体利益。医学人道主义一直就是医学界坚持的最基本的道德思想。其发展主要表现出三种历史形态:古代朴素的医学人道观念、近代医学人道主义和现代医学人道主义。

1. 古代朴素的医学人道观念 大致存在于原始社会、奴隶社会和封建社会。由于医学发展水平较低,医学活动中的人际关系仅局限于医患关系,医生比较注重维护病人的生命和利益,基本不涉及其他因素。医生所推崇的这种观念是建立在生命神圣论、个体义务论和宗教因果报应论基础之上的,其主要内容是对病人的关心、同情、仁慈、救人活命。它尚属由于职业特点而对病人的朴素情感的流露,而没有达到理性的高度。

2. 近代医学人道主义 是在继承和发扬古代朴素医学人道观念的基础上,把作为伦理原则和道德规范的人道主义纳入医学道德体系之中而形成的新的医德思想。近代医学人道主义的理论基础是生命神圣论、个体义务论、抽象人性论和人权论。它具有反宗教神学和反封建等级制度,重视科学实验和临床经验的特点。面向病人,以人为出发点,把为病人治病、维护人的健康和生命放到自己职业活动的首位,具有明显的进步意义。但在强调人的自然属性的同时,却忽视了人的社会属性,从而无法解决医学领域中种种不人道的问题。

3. 现代医学人道主义 是医学人道主义发展的高级阶段,是指19世纪末以来的医学人道观和医学人权观。它的理论基础是义务论、公益论和生命论。现代医学人道主义主张把医学看作是全人类的事业,它不仅在一般意义上谴责和反对不人道的行为,而且对医务人员的具体行为提出了人道主义的要求和规定。现代医学人道主义不仅理论基础更加完备和科学,而且其影响具有更加广泛的国际性,成为全世界医学道德内容的重要组成部分,并为各国医务人员所崇奉和信守,对医学实践也更具有指导意义。

(三)公益论

公益论是指以社会公众利益为原则,强调社会公益与个人健康利益相统一的医学伦理观。公益论是医学伦理学中全新的理论观点。虽然自古就有公益观念的论述,但真正开始把公益论引进医学伦理学的是约翰逊和赫尼格斯,这种理论是在1973年美国召开的“保护健康和变化中的价值”讨论会上提出的。当前,医学的公益领域主要有:控制人口数量、提高人口素质、保护环境、保护资源、保护性别比例协调、维持人类种系的延续及其纯洁性等。

公益论的实质是如何使医疗利益分配更合理、更符合大多数人的利益。公益论的主要内容包括:第一,兼容观。公益论主张社会公益、集体公益与个人利益相统一,三者兼容。第二,兼顾观。任何医疗行为都应兼顾社会、集体和个人的利益。当三者冲突时,如不是“非此即彼”,则社会和集体无权做出否定个人正当利益的抉择,应尽量满足和实现个人利益;反之,则应当从整体利益出发,贯彻社会优先的原则。第三,社会效益观。医学行为的评价是通过医学行为的经济效益和社会效益体现出来的,坚持经济效益和社会效益兼顾,社会效益优先原则。第四,全局观。公益论把医学伦理关系扩展到整个人类社会和自然环境,既重视现在,也关注将来。

(四)义务论

在伦理学领域,义务论的词源学意义是关于道德责任的学说。它主张人要遵照某种规定原则或某种事物本身所固有的正当性去行动。义务论是提出某些绝对的义务和责任,强调人在任何情况下都要加以遵守和执行。例如康德就曾认为:一个行为在客观上是正确的,可以出自深谋远虑、慈爱、对道德规律的尊重或其他动机,但是最高的和唯一的无条件的动机是对道德规律即绝对命令的尊重。义务论属于规范伦理学范畴,而医学伦理学亦属于规范伦理学范畴,排除了义务论中那些绝对化的偏见之后,它对医学伦理学的建构和发展还是有益的。

医学义务论是规范医学伦理学的理论体系,它以医德义务和责任为中心,研究和探讨医务人员应该做什么,不应该做什么,并对医务人员的行为动机和意向进行研究,以保证医务人员的行为合乎道德。义务论强调医学行为者的品质、行为的动机、道德的义务感和履行道德义务的自觉性,而不看重行为的结果,不以行为结果作为道德评价的主要标准。

义务论对医学伦理思想的发展产生了重大的影响。由于医学行为后果的复杂性,社会及医学界总结了医学发展中的经验与教训,制定了具有普遍意义的医学人道主义原则和一系列的医德规范,要求医务人员自觉地、无条件地实行这些原则和规范,按照要求承担起自己的道德义务。不论个人的好恶、情感和欲望,不计个人的利益得失,甚至不考虑该行为的后果是否能达到预期目的,都要自觉地尽自己的责任和义务。这样,不论结果如何,只要医务人员尽心尽力了,他们的行为就会得到社会的认可和自我良心的肯定。

医学义务论也是医学伦理学的重要理论,对于医学伦理体系的建构和医学界职业责任的确定,具有重要意义。传统的医学伦理学就是以义务论为轴心的体系,但义务论往往不管行为的结果对社会、对病人、对自己的祸福而"一意孤行",显示出其理论局限性。尤其是当医德义务之间发生矛盾时,缺陷就暴露得更加突出。

(五)效果论

所谓效果论是一种以行为的效果作为善恶标准的伦理学流派,它认为行为的善恶仅仅取决于行为的效果,而同动机无关。在伦理学史上,功利主义、快乐主义、幸福论、价值学的直觉主义等流派都主张效果论。美国的学者梯利认为:"善行之所以为善,以其有善果;善意之所以为善,以其能发生善行。"效果论的可取之处在于它看到了行为的效果在评价行为善恶中的重要作用,这一合理因素对完善道德评价是有意义的。

医学效果论是以医学行为后果作为确定医学道德规范的最终依据,而无须考察行为动机的医学伦理学理论。它认为确定医学道德规范的目的是调整人们的利益,医学道德所规范的就是人们之间的利益关系,以使医学道德行为取得好的行为结果。效果论认为行动的是非善恶取决于行为的后果,并不取决于其性质。

医学效果论是医学伦理学古老而永恒的理论之一。这种理论可以追溯到希波克拉底。他提出的"有利于病人""不伤害病人"原则,就具有医学道德终极目的意义,成为医学行为和医学道德规范的出发点,但其产生广泛影响是在 19 世纪英国的功利主义伦理思想出现以后。

在现实生活中,效果论被广泛用于评价人们的医学行为。医学成本和效益分析、风险评估等研究方法的发展和应用,充分体现了效果论的观点。当今医学界面对着服务对象及其他相关者的利益调节问题,就需要考虑相关行为的后果,需要效果论的指导。效果论在理论上虽然避免了义务论强调动机忽视效果的道德评价方式所带来的现实问题,但是它在理论上割裂了医德行为中动机与效果的辩证统一关系,容易导致道德评价的片面性。对效果论的批评主要集中在两个方面:一是后果或效用难以定量和计算,也难以预测。二是其应用有可能导致社会出现不公正现象。

(六)美德论

美德是评价人们有积极意义的行为、品性的伦理学概念,关于美德的研究是伦理学的重要组成部分。所谓美德论是研究人的优秀道德品质的构成和价值,以及其如何培养和形成的伦理学流派,它又称德性论或品德论。其积极意义在于承认美德的存在,认为美德可以培养和形成,这对研究和塑造美好的医学职业道德是有所帮助的。

总之,医学伦理学从一般伦理学吸取的基础理论是多方面的。通过上述几个方面的提示性介绍,我们可以得出这样一个印象:医学伦理学建构在一般伦理学的理论基础之上。

第三节 学习研究医学伦理学的意义和方法

医学伦理学的学习研究是医学人才培养的必修课，是提高医疗质量、解决医德难题、促进医德医风建设的重要支撑。坚持理论联系实际，掌握历史分析和辩证分析的基本方法，在批判继承中实证研究创新，是学习医学伦理学和研究伦理问题的基本方法。

一、学习和研究医学伦理学的意义

（一）有利于完善自我，全面提高德才素质

医务人员的自身完善包括心身素养、科学文化素养、伦理素养等几个重要方面。在医学职业中，科学文化素养是手段，心身素养是基础，伦理素养是根本。医务人员或医学生个体要达到自我完善，使自己成为德才兼备的医学人才，在重视其他素养培养的同时更要通过学习医学伦理学获得知识和行为的向导，助其尽快成才。

（二）有利于实现技术与伦理的统一，提高医疗质量

医学是艺术，不是纯粹的技术，其对象不是冰冷的物体而是有思想、感情的人。患者需要的不只是医务人员的精良技术，而是其高度的责任感。学习医学伦理学及对其精神的深入领悟，有利于培养医务人员的责任感，实现技术与伦理的统一。医务人员将技术与伦理统一，能够更好地进行医学决策、充分发挥技术的作用、维护医学职业的权威性、提高医疗质量等。而如果忽视伦理的作用，不仅医疗质量难以提高，甚至可能会误入歧途。

（三）有利于解决医德难题，促进医学科学的发展

生物医学的发展、医学高新技术研究与应用，使医务人员拥有广阔的舞台和巨大的影响力，但其同时也是一把双刃剑。医学如何能在给病患和社会带来更多福利的时候而减少伤害，是一个重要的伦理问题。如这一问题不能很好解决，则不仅会影响医学的进步与发展，甚至会导致人类灾难。医学伦理学的学习可以部分地提供解决难题的方向和思路，从而促进医学科学和社会的健康发展。

（四）有利于行业风气和社会道德风尚建设

医务人员医学伦理素养的提高有助于医药卫生单位的精神文明建设，而医药卫生行业的良好形象对整个社会的道德风尚也有着重要影响。医务人员的良好职业素养能使病人获得安全感、信任感和温暖感，促使病人早日康复；患者及其家属在医务人员及医疗机构的优质服务中获得的良好感受，可以传递到家庭、社会，促进社会的和谐。反之，医务人员的不良伦理素养常常引起医患关系的紧张，导致医疗纠纷和矛盾的增加，不仅影响医疗机构的正常运行，

还会影响患者安危及社会安定,更会传递不良道德情感,影响社会道德风尚。

二、学习和研究医学伦理学的方法

掌握科学的方法是提高认知的基本保障。学习和研究医学伦理学的方法有以下几种。

(一)理论联系实际的方法

理论和实际相统一是学习和研究医学伦理学的基本方法,也是学习和研究医学伦理学的目的。医学伦理学既是理论科学,更是实践科学,是总结实践又用于指导实践的科学。认真学习和研究医学伦理学的基本理论是基本要求;了解相关学科的知识是为了更好地把握医学伦理学的理论体系;了解和掌握医学的发展动态,有助于理论的补充和完善。学习和研究医学伦理学,不能满足于对一些抽象概念的探讨,或把理论变成僵死的教条,要做到知行统一,身体力行,努力实践。

(二)历史分析的方法

历史分析的方法是指把研究对象放在特定社会历史条件下加以考察的方法。医德现象、医德关系和一定的社会历史条件密不可分,是一定社会历史条件的产物。因此,研究医德现象和医德关系要同一定的社会经济关系、意识形态、政治和法律制度、医学的发展状况等联系起来,深入研究医德产生和发展的基础,探讨其产生、发展的根源和条件。只有这样才能揭示出医德产生和发展的规律。目前,我国医学实践中出现的问题是在社会主义初级阶段,商品经济不发达条件下产生的,随着社会进步、经济发展,这些问题都能够得到逐步解决。

(三)辩证分析的方法

辩证分析的方法是认识复杂问题的根本方法,也是医学伦理学常用的方法。辩证分析方法运用较多的是比较法、归纳法、演绎法及系统法。比较法是探求和论证一事物与他事物的共同点和差异点的一种逻辑方法。比较法有纵比、横比、同比、异比等方法。归纳法是从个别或特殊的事物中概括一类事物的共同本质或普遍规律的方法。演绎法是通过一般认识个别的思维方法。归纳法和演绎法是两种相互对应、交叉使用的方法。系统的方法是把对象放在一定系统形式中加以考察的一种方法。运用系统的方法学习和研究医学伦理学,要把医德现象作为一个系统来研究;系统方法要求坚持整体性和关联性原则、动态性原则、有序性原则。

(四)批判继承的方法

批判继承的方法是对已有的思想、认识、观念等进行扬弃、吸收、改造的方法。古今中外医德遗产是我们的宝贵财富,批判继承古今中外医德遗产对建设中国特色的医学和社会主义医学伦理学新体系有着极其重要的意义。

（五）实证的方法

实证的方法是指运用实验、调查和统计等方法对医学伦理现象和医学道德关系进行静态研究、数量分析和客观解释的方法。实证的方法是研究的基础，也是保证研究客观性、有效性的根本保障。

总之，科学的方法是我们获取知识的保证，也是培养能力的途径，善于运用以上科学的学习和研究方法是培养道德能力、做出道德选择和道德实践的基础。学习和研究医学伦理学是认识医学实践问题的前提，运用医学伦理学的理论解决医学实践中发生的一系列问题是我们的根本目的。

思考题

1. 简述道德和伦理的区别与联系。
2. 医德和医学伦理学的基本概念是什么？
3. 医学伦理学的研究对象与内容分别有哪些？
4. 请列举医学伦理学的基础理论。
5. 简述学习医学伦理学的意义与方法。

（马长永）

第二章 2 医学伦理学的产生和发展

医学伦理学是伴随着医疗职业而产生和发展的职业道德的思想体系和规范体系，大体经历了医德学、近现代医学伦理学和生命伦理学三个阶段。了解医德思想发展的历史，全面考察分析医学伦理学的形成发展和未来趋势，对于我们把握医德思想发展的一般规律，认识医德思想的社会历史作用，继承中外优良伦理传统，促进医德建设、加强自身医德修养有着极为重要的意义。

第一节 古代医德思想的孕育和发展

古代医德思想是各国民族文化遗产的一个重要组成部分，在其数千年的孕育发展过程中，立足医学的发展，结合不同社会文明，逐步产生形成了中外有别、大同小异、丰富多样的古代医德思想，这是世界医学宝库中宝贵的精神财富，也是近现代医学伦理思想的重要思想渊源。

一、中国古代医德思想孕育和发展

中国古代医德思想是我国优秀民族文化的重要组成部分，它汲取中国传统伦理文化的养分，贯穿中医学孕育发展的全过程，是医学宝库中宝贵的精神财富，是我国现代医学伦理思想的重要思想渊源。

（一）我国古代医德思想的萌生时期

原始社会晚期到奴隶社会早期，是医学发展的萌生时期，也是古代朴素经验医学道德的萌生时期。原始人有多种疾病，当疾病发作时，不但生活无法自理，而且痛苦不适，如果没有人际的互助，是不能治愈和生活的。互助观念的萌芽完全由于社会物质生活的需要，一旦这个集体中的成员有伤病，就将影响这个原始族群或部族、氏族的生产能力和抗御自然敌人的能力。集体生存的需要，是朦胧的道德思想萌芽的根源。我国古代“神农尝百草”和“伏羲制九针”的传说，充分体现了人类早期逐步在实践中认识药性、摸索治疗疾病方法的过程，也充分体现古朴的医德意识随着医学的草创而逐步萌生。部落首领为了各自部落的繁衍，不惜冒着生命危险以自己的身体为实验对象，为氏族成员探求治疗疾病的方法，既是最早的人体试验，又体现出当时氏族社会相互关心、互相救助的朴素道德意识。

（二）我国古代医德思想的形成时期

从奴隶社会末期到封建社会早期，特别是春秋战国时期，随着生产力的发展和思想文化的进一步繁荣，我国进入了各种思想观念层出不穷的"百家争鸣"时期，尤其是儒家、道家、墨家有关自然和人性思想的探讨和深化，为医学理论和医学伦理思想注入了理论的源头活水，形成了初步的框架体系。

随着生产力的发展与体力劳动和脑力劳动的分工，周朝出现了专司医业的医生，西周时期医学已经出现了分科，分为疾科（内）、疡科（外）、食科（营养）和兽科。

春秋战国时期的著名医家扁鹊，不仅医术精湛，而且在医德方面有重要贡献。一是强调"随俗为变"，从医疗实践的需求需要出发，为群众解除疾苦。二是提出"六不治"，强调医巫分离，反对迷信，引领医学从神秘医学走向经验医学。

春秋战国时期，产生了中国第一部医学经典著作《黄帝内经》。《黄帝内经》的《疏五过论》《征四失论》《师传篇》中对医德作了专门论述，并从全力救治病人的角度出发，对医生提出了一系列道德要求。《宝命全形》指出，"天覆地载，万物悉备，莫贵于人"。强调人的生命是天地万物中最宝贵的东西，医生要珍惜一切人的生命，并以此作为自己职业活动的出发点，把尊重病人的生命作为医德的基本原则，可以说是医学人道主义的萌芽。《征四失论》指出，医生"之所以十不全者，精神不专，志意不理，内外相失，故时疑殆"，明确医疗事故差错除了技术原因外，更有工作作风和工作态度问题，要求医生必须认真负责，一丝不苟。《师传》篇告诫医生，要"入国问俗，入家问讳，上堂问礼，临病人问所便"，论述了礼貌问诊与治疗的关系，强调尊重病人，讲究礼貌，以取得病人与医者的合作。

（三）我国古代医德思想的发展时期

秦汉三国时期是中国经验医学的开始：科学与迷信分离，重视观察的作用，专业医生大批出现，新的医患关系出现，是医巫分开的实践转变时期。淳于意开创疾病分类和疗效统计的新时代，是归纳与分析的新尝试；张仲景开创两汉医学理论的新时代；华佗开创外科和麻醉的新时代。这些医家没有拘泥于前人的经验和著作，强调科学知识、科学精神和科学方法，其道德意义在于摒弃反科学的观念。

两汉时期，《淮南子·说山训》讲："良医者，常治无病之病，故无病。"明确了预防疾病不仅是正确的医学思想原则，也是正确的医学道德原则。东汉"医圣"张仲景，在《伤寒杂病论·自序》中提出"精究方术"，"上以疗君亲之疾，下以救贫贱之厄，中以保身长全，以养其生"，发出了"勤求古训，博采众方"的呼吁，对"居世之士，曾不留神医药""唯名利是务"进行痛斥，明确了医学的目的就是治病救人。

魏、晋、南北朝时期，在整体观念和辨证论治的理论和实践基础上，医德作为理论医学的重要内容被加以继承和发展。医德理想、医德准则、医疗道德和养生道德等方面的论述和实践，都大大丰富了医学伦理学的内容，并粗略形成了医德模式的雏形。南北朝时期的医家杨泉非常重视医德，认为评价医生有三条标准：仁、智、廉，把医德摆在比医术更为重要的地位。他在《物理论·论医》一书中指出："夫医者，非仁爱之士，不可托也；非聪明理达，不可任也；非廉洁纯良，不可信也。是以古之用医，必选名姓之后，其德能仁恕博爱，其智能宣畅曲解。"

隋唐时期，我国封建社会走向繁荣鼎盛，医德理论也进一步发展。不但创立了医德准则和规范，使医疗行为有所遵循，而且还紧密结合临床实践，使伦理渗透于医理之中，进行医德教育和评价。以孙思邈为代表的医家，以尊重人和爱护人的生命为崇高的医德目标，发展了传统的生命神圣论的医德学说，使之逐渐系统化，提出了内容比较全面的医德规范，形成了一个比较完整的体系，成为我国古代医德思想发展史上的重要里程碑。孙思邈的《千金要方》《千金翼方》中专门论述医德的《大医精诚》《大医习业》比较全面地论述了从医目的，医生的品德修养、献身精神、医疗作风等；主张医家必须具备"精"和"诚"两个方面。所谓"精"，就是指作为医家必须不断学习，提高医疗技术，具有精湛的医术。所谓"诚"，就是指医生应具有高尚的医德，要有仁爱的"大悲恻隐之心""好生之德"；要清廉正直，不得追求名利；对病人要"普同一等""一心赴救"等等。

（四）我国古代医德思想的成熟时期

唐以后，医德理论和规范在临床实践中经过后世医家的不断补充、发展而趋于完善，特别是一批具有医师道德规范性质的医德文献陆续问世，成为我国古代医德思想走向成熟的重要标志。

宋代医家的医德活动更加活跃，活动方式和内容日渐丰富，医家十分重视医德的教育和修养。林逋在《省心录·论医》中提出："无恒德者，不可为医。"《医工论》指出："凡为医之道，必先正己，然后正物。正己者，谓能明理以尽术也。正物者，谓能用药以对病也。"从"正己"与"正物"的辩证关系，阐明了医德的重要性。

明代社会更加重视医师职业道德规范的研究和制定。明代著名的外科医生陈实功编写《外科正宗》四卷，较全面地总结了明代以前外科学、皮肤病学及肿瘤学方面的成就。其中专门论述医德的篇章《医家五戒十要》，就医生的专业学习、道德修养、言行举止、服务态度，以及如何处理好同行之间的关系，均作了明确的论述，是非常具体实用的医德规范。1978 年，美国出版的《生命伦理学百科全书》，把《医家五戒十要》与《希波克拉底誓词》和《迈蒙尼提斯祷词》，并列为世界重要古代医德文献。

清代医家在医德规范的探索与实践方面又有新的发展。一是清代初期医家喻昌突破了过去医家用"五戒""十要"等箴言式的空洞说教去论述医德规范，结合临床实践，写出了《医门法律》一书，提出对待疾病，从诊治的望、闻、问、切，到辨证施治，再到处方用药，都应分门别类，条条清楚，"这是法"，医生治病要依"法"。还提出了医生在辨证施治上容易犯的六十种错误，提出一些禁例，这是“律”，要以“律”来判断诊治效果失误的责与罪。喻昌第一次提出了要以“法”来诊治病人，以“律”来判断治疗的失误。《医门法律》把医德在诊断和治疗中的作用加以科学论述，明确对医生提出了在诊断和治疗病人时的医德规范和是非标准，开创了医德评价，可以说是一本最早的临床伦理学专著。

（五）古代医德优良传统

我国医德思想源远流长，在漫长的医疗实践中不断发展，经过历代医家的实践探索和立论著作，逐渐形成以“医乃仁术”为核心，涵盖从理论到规范、从教育到修养的内容丰富、独具特色的理论体系。我国医德思想不仅是传统文化的重要组成部分，而且在历代的医疗实践中薪火相传，值得我们传承光大。古代医德的优良传统主要体现在以下几个方面：

1. **仁爱救人　一心赴救**　历代医家都认为“人”和“生命”有着至重的价值，强调对人类生命的尊重。《黄帝内经》指出“天覆地载，万物悉备，莫贵于人”。孙思邈认为“人命至重，贵于千金，一方济之，德逾于此”，故而把自己的著作取名为《千金要方》。他认为医家必须以尊重生命、救人疾苦为己任，以仁爱精神为准则，一心赴救。历代医家都认为仁爱是医生必须具备的基本德性，强调仁爱品格。医家杨泉在《物理论・论医》指出：“夫医者，非仁爱之士，不可托也。”宋朝林逋在《省心录》中指出：“无恒德者，不可以作医，人命死生之系。”

2. **廉洁正直　行为端庄**　历代优秀医家都认为“医乃仁术”，“活人性命”的医生，不可追名逐利、贪图钱财、沽名钓誉、欺骗病人，绝对不可以一技之长，一味攫取钱财。医生必须具备和始终保持廉洁正直的品行，以解除病家疾苦为己任，关心、体贴、爱护病家。孙思邈强调“医人不得恃己所长，专心经略财物，但作救苦之心”，“凡大医治病，必当安神定志，无欲无求”，“医者，救人心，做不得谋生计”。李挺认为“治病即愈，亦医家分内事也”，不可“过取重索”。费伯雄提出“欲治人，学医则可，欲谋利，学医则不可”。历代优秀医家还十分重视行医的仪表和言谈举止。要求医家必须仪表端庄，谈吐和蔼，举止有度，讲究礼貌。认为肆欲轻言、举止浮夸，都会失去病家的尊重与信任。

3. **精研医术　一丝不苟**　历代优秀医家都认为实现“医乃仁术”的愿望，不能光有仁爱之心和廉洁的医德，更必须有精湛高超的医术。医学深奥广博，疾病千变万化，为医者必须刻苦学习，精心钻研医术，否则就会贻误人命。徐春甫在《古今医统》指出，“医本活人，学之不精，反为夭折”，“医学贵精，不精则害人匪细”。孙思邈指出，“学者必须博极医源，精勤不倦，不得道听途说，而言医道已了，深自误哉！”做到“无一病不穷究其因，无一方不洞悉其理，无一药不精通其性”。历代医家认为治疗疾病是一个复杂的过程，必须要做到认真负责、一丝不苟，绝不能有半点粗心大意，敷衍马虎。医界历来就有“临病胜临敌”“用药如用兵”“用药如用刑”之说。

4. **不分尊卑　一视同仁**　历代优秀医家从“医乃仁术”和“广济苍生”的医学仁爱思想出发，强调治病不分亲疏贵贱，对任何病人都要一视同仁地关心爱护。孙思邈对此尤有精辟论述："若有苦厄来求救者，无论贵贱贫富，长幼妍媸，怨亲善友，华夷愚智，普同一等，皆如至亲之想。"只要是患者来求救，医生不得以任何理由拒绝为之治疗，把所有病人都当作自己的至亲好友来对待。不分尊卑贵贱，病人一律平等，这是我国古代医德中又一优秀传统。

历代优秀医家坚持一视同仁地对待病人。北宋唐慎微医术十分高超，"治病百不失一"，凡病家来请，"不以贵贱，有所召必往"。明代医家缪希雍，不仅医术高，经验多，而且不管病人富贵贫贱，他都一样看待，特别是对贫苦和地位低下的病人更是同情怜悯，认真医治。

5. **尊重同道　谦和谨慎**　历代优秀医家本着"医乃仁术"和"济世活人"的共同医学目的，高度重视同行之间的关系，形成了互相尊重、谦和谨慎、共同提高的优良传统。明代医家陈实功在《医家五戒十要》中指出："凡乡井同道之士，不可生轻侮傲慢之心，切要谦稳谨慎。年尊者恭敬之，有学者师事之，骄傲者逊让之，不及者荐拔之。"龚廷贤在《万病回春》一书的"医家十要"篇中，还专列了"莫嫉妒"一条，将之作为处理同行关系的准则。

二、古代国外医德思想的孕育和发展

世界上其他古代文明也包含丰富的医德思想，大致可以分为以古埃及、古巴比伦和古印度为代表的古代东方医德思想体系和以古希腊、罗马为渊源的古代西方医德思想体系。

（一）古代东方医德思想

1. **古埃及医德**　古埃及约在公元前4000年进入奴隶制社会，当时的科学、文化相当发达。在医学方面，已经掌握解剖学方面的一些知识，在灌肠和放血等技术上也有所掌握，医生也在相当程度上出现了专科化。古埃及的医德思想大多是通过法典形式表现的，规定奴隶主享有最好的医疗。当时出现的比较先进的医疗技术，如美容、按摩、水疗，使用贵重药品和复杂处方以及尸体防腐（制作木乃伊）等，都是供奴隶主专用的，奴隶则没有资格享受。

2. **古印度医德**　古印度约在公元前4000年末至公元前3000年初进入奴隶社会。印度医学发展得很早，当时称医学为"关于生命的知识"，作为医学重要部分的医学伦理道德问题，自然也是源远流长。最古老的医学经典是《阿育吠陀》（又译《寿命吠陀》《生命经》），在许多篇章中都记载了印度当时的医德思想。印度医学上的辉煌成就集中反映在两部医学著作中，一部是外科书《妙闻集》，一部是内科书《阇罗迦集》，均是具有世界影响的两部医学巨著。

公元前5世纪印度外科鼻祖名医妙闻的医德思想可以归纳为：①从医疗工作的总体上对医生提出了"四德"要求，即医生要有"正确的知识，广博的经验，聪敏的知觉和对患者的同情"；②在医患关系上强调"医生需要有一些必要的知识，要洁身自爱，使患者信赖，并尽力为患者服务，甚至牺牲自己的生命也在所不惜"；③强调医生要有一个好的仪表、习惯和作风；④强调医生要全面掌握医学知识与医学技术，"只通晓手术技巧而忽视医学知识的医生，不值得尊敬，因为他危害人命"；⑤在外科治疗中，他特别强调医生和助手的密切配合；⑥对军医专门提出了要求，提出凡遇君王征战的时候，应该有医师随行，强调军医的职责和任务。

公元前 1 世纪的印度内科鼻祖阇罗迦，极力反对医学商业化，鄙视那些知识贫乏、只图钱财的医生。提出了为人类谋幸福的行医目的和一系列医德标准，要求医生要持续学习，听取有益的指导。要求医生全心全意为病人努力，不能伤害病人，“不论是白日黑夜，不管你繁忙与否，你都必须全心全意地为了你的病者的解脱而努力”。这些论述体现了朴素的医学人道主义思想。阇罗迦的医德思想，一直受到印度医生的崇敬，并作为职业理想人格的镜子和行医遵循的规范，对当时印度医德发展影响很大。

此外，印度的医德有些也是用法律体现的，如《摩奴法典》规定，医生给患者治病，引起医疗差错，根据病人的阶级地位不同，所受处罚也不同。

3. 古巴比伦医德 古巴比伦王国约在公元前 3000 年末至公元前 2000 年初出现在现在的伊拉克的两河流域。著名的《汉谟拉比法典》突出特征是内含医学伦理规范，阐述了医生的行医准则、报酬和处罚条例。有七章写到医生的地位、报酬和处罚规定，体现了较系统的医德规范。《汉谟拉比法典》规定：医生用青铜刀治上等人的病而致死亡，应处以断手之罪，而使奴隶死亡则只需赔偿一个奴隶；治上等人的眼白内障引起的伤害，也以断手处之，而使奴隶失明，只要罚奴隶身价的一半等等。这些记载是最早规定医生的刑事和民事责任的文献。

（二）古代西方医德思想的孕育和发展

1. 古希腊医德 古希腊是欧洲的文明发源地，古希腊医德约在公元前 6 世纪至公元前 4 世纪形成，是欧洲医德思想的源头。古希腊医德思想的奠基人希波克拉底（Hippocrates，公元前 460—前 377 年），是西方医学的创始人之一，在杰出的医学实践中对医德进行了系统的概括和总结。《希波克拉底文集》中《希波克拉底誓言》《论法规》《论艺术》三篇文章集中体现了他的医德思想，对医生和病人之间、医生相互之间的行为准则和规范，对医生的仪表和品质以及诊治病人的具体行为都做了详细系统的阐述。

《希波克拉底誓言》强调了“为病人谋利益”的医学宗旨：“我愿尽余之能力与判断力所及，遵守为病家谋利益之信条。”“医术是一切技术中最美和最高尚的，它的目的是解除病人的痛苦，或者至少减轻病人的痛苦。”强调医生的品行修养：“永不存一切邪恶之念，即使受人请求，我也决不给任何人以毒药。”“无论至于何处，遇男或女，贵人及奴婢，并检点吾身，不作各种害人及恶劣行为，尤不作诱奸之事。”强调尊重老师同行和医学传承：“凡授我艺者，敬之如父母，作为终身同业伴侣，彼有急需，我接济之。视彼儿女，犹我兄弟，如欲受业，当免费并无条件传授之。”强调保守医学秘密：“凡我所见所闻，无论有无业务关系，我认为应守秘密者，我愿保守秘密。”强调医生“应具有优秀哲学家的一切品质：利他主义，热心、谦虚、高贵的外表，严肃、冷静的判断，纯洁的生活，简朴的习惯，对生活有用而必备的知识，摒弃恶事、无猜忌心”。

《希波克拉底誓言》是希波克拉底及其学派，在长期的医学实践中总结出来的道德行为准则，是历史上倡导医学道德最早、最系统、最重要的文献，为后来形成的医学道德起了不可磨灭的奠基作用。后来欧洲人学医，都要按《希波克拉底誓言》进行宣誓，以示忠于医生的职业道德。1948 年，世界医师协会在这个誓词的基础上加以修改并定名为《日内瓦宣言》，将其作为国际医德规范。《希波克拉底誓言》至今还被不少医学院作为学生毕业时必须宣读的誓词。

2. **古罗马医德** 公元前 2 世纪上半叶，希腊被罗马灭亡，从此直至公元 4 世纪，罗马成为欧洲、亚洲西部及非洲北部的中心。当时的罗马科学文化有很大发展，医学也比较发达。古罗马时期最早记载医德的是公元前 450 年颁布的《十二铜表法》中的"禁止将死者埋葬于市之外壁以内"和"孕妇死时应取出腹中之活婴"。公元前 160 年安东尼奥所颁布的法令中列有关于任命救治贫民医师的条文。公元 533 年制定的《查士丁尼帝王法典》劝告从医者力戒侍奉富贵者之阿谀献媚，应将救治贫民视为乐事。

罗马人继承了古希腊的医学和医德思想，并在希波克拉底的医学和医德的观点上有了发展。原籍希腊的盖伦（Galen，公元 130—220）是古罗马杰出的医生、自然科学家和思想家。他继承了希波克拉底的体液学说，发展了机体的解剖结构和器官生理概念，创立了医学和生物学的知识体系。在医德方面也很有建树，他在《最好的医生也是哲学家》一文中认为："医生应力求掌握哲学及其分科逻辑学、科学和伦理学。""作为医生不可能一方面赚钱，一方面从事伟大的艺术——医学。"他说："我研究医学，抛弃了娱乐，不求身外之物。"盖伦的医德思想，尤其是他提出的轻利的观点，深为人民敬仰。但是盖伦的朴素唯物主义医学观点中，混有唯心主义的目的论，认为自然界中所进行着的一切现象都是有目的的，是非物质力量所使然，被宗教神学所利用和歪曲，奉为教条，对后世医德思想产生了消极影响。

3. **中世纪的医德** 公元 5—14 世纪欧洲进入封建社会时期。中世纪的欧洲基督教神学统治了西方的一切意识形态领域，医德也披上了宗教的外衣。宗教为医生制定了许多内容繁杂、条目细致的带有宗教色彩的规范，限制了人们的理性思考，阻碍了医德思想的发展，使西方医德思想长期处于停滞状态。

4. **阿拉伯和犹太医德** 当欧洲医德思想停滞不前时，公元 6—13 世纪，阿拉伯医德继承了古希腊以来的医学和医德传统，异军突起，成为世界医学史和伦理学发展史上的一个重要阶段。阿拉伯犹太名医迈蒙尼提斯（Maimonides，公元 1135—1204）就是这个时期医学和医德思想的杰出代表。他的著作《迈蒙尼提斯祷词》是当时重要的医德文献，其中心思想是：为了人类生命与健康，要时时刻刻有医德之心，不要为贪欲、虚荣、名利所干扰而忘却为人类谋幸福的高尚目标。"启我爱医术，复爱世间人，愿绝名利心，尽力为病人，无分爱与憎，不问富与贫，凡诸疾病者，一视如同仁。""存心好名利，真理日沉沦。愿绝名利心，服务一念诚。神清求体健，尽力医病人。"他的行医动机、态度和作风，体现着崇高道德标准和令人感动的奉献精神，至今仍值得效仿。《迈蒙尼提斯祷词》可以和《希波克拉底誓言》媲美，在阿拉伯和世界医学生活中都有重大影响。

第二节 近现代医学伦理学的诞生和发展

医学伦理学作为一门学科的确立和发展,一方面根植于社会生产力的发展,社会化大生产得以形成;一方面根植于实验医学的兴起和生物医学科学的进步,医学的社会分工与协作化。以集体行医为根本特征的医院的诞生和发展,集体医学活动的规范和研究,国际文明的交流互动,推动了近现代医学伦理学的诞生,实现了古代医德向近代医学伦理学的转换。

一、西方近现代医学伦理学的诞生和发展

古代的医德学只不过是一些道德准则和行为规范的积累,并不能视为一种学科,近现代的医学伦理学,伴随着14世纪到16世纪的欧洲文艺复兴,伴随着实验医学的发展,伴随着医学发展为社会化的事业,伴随着医学伦理关系的内涵的扩展,首先诞生于西方。

(一)西方近代医学伦理学的诞生

17世纪至19世纪末,是西方医学伦理由古代医德学向近代医学伦理学转变的重要时期。古代医德学向近代医学伦理学的转变来自两方面因素的影响,其一是近代社会结构的巨大变化所引起的政治、经济、文化的重构,势必改变社会思想和人们的道德观念。文艺复兴运动冲破了中世纪封建宗教统治的黑暗,资产阶级思想家们提出的人道主义(humanitarianism)思潮兴起,自由平等博爱的伦理思想渗透到医学领域,为医学伦理学的建立提供了理论基础。其二为科学技术与科学文化事业进入了一个划时代的发展时期,尤其是医学技术的革命使以实验医学为基础的医学科学迅速发展和医学服务的社会化,为近代医学伦理学的形成提供了物质基础。

1.近代医学伦理学摆脱了神的影响,人道主义成为医学义务核心 德国柏林大学教授胡弗兰德(Hufeland,1762—1836)提出了著名的《医德十二箴》,对于医生从医的目的、如何处理医患关系以及与同仁的关系,提出了更为明确具体的要求。他指出:"医生活着不是为了自己,而是为了别人,这是职业的性质所决定的。不要追求名誉和个人利益,而要忘我地工作来救治别人,救死扶伤,治病救人,不应怀有别的个人目的。"人道主义被鲜明地引入医学道德领域。从此强调医务人员对病人的道德责任,强调医生对病人的治疗是自主的,不接受非医学需要的干扰。人道主义的"义务论"成为医德行为的指导思想。

2.近代医学伦理学由对医生个人规范发展到对集体行医的道德要求 随着实验医学迅猛发展,近代医学在生物科学技术的基础上发展起来,医学的发展又推动了医疗卫生服务事业的社会化。随着医院的出现和发展,医疗活动的主要形式也从医生个人行医发展到集体行医,医学的发展对医德提出了一系列新的要求,医学道德由对医生个人规范发展到对集体行医中的道德要求,为近代医学伦理学的产生创造物质条件。

3. 医学伦理学作为一门独立的学科首先诞生于英国 这是由于英国社会政治经济文化科学的背景，以及 John Gregory 和 Thomas Percival 等人努力的结果。1772 年，英国爱丁堡大学医学教授 John Gregory(1724—1773)出版了《关于医生的职责和资格的演讲》，强调应将对医生的道德判断建立在道德哲学(伦理学)的基础上。把道德情感论应用于医学伦理学，不仅为近代医学伦理学提供了道德哲学的基础，而且还创建了一个至今仍充满活力的观点，即在疾病的治疗过程中，医生理解病人的情感与医学科学的作用同样重要。因此，Gregory 被认为是近代西方医学伦理学的奠基人，是现代生命伦理学的先驱。

1791 年英国医学家托马斯·波茨瓦尔(Thomas Percival,1740—1804)为曼彻斯特医院起草了《医院及医务人员行动守则》，以后又在向医生、律师、神学家以及普通公众等 25 人征求意见后进行补充和修改，于 1803 年再次出版并更名为《医学伦理学》。此书最大的特点是为医院而写的。它对医学伦理学的重大贡献在于:突破了医德学阶段仅有的医患关系的内容，引进了医际关系，即医务人员之间的关系、医务人员与医院的资助人之间的关系等。这是医学伦理学开始作为一门独立学科的标志。波茨瓦尔继承了 Gregory 的道德情感论，但他的理论侧重于实际操作，更适合于当时医学界的需要，并对西方医学伦理学界产生长达一个多世纪的影响。

此后，各国医德理论发展更加迅速，其理论体系日趋完善。1847 年美国医学会成立，以波茨瓦尔《医院及医务人员行动守则》为基础，制定颁布了包括“医生对病人的责任和病人对医生的责任;医生对医生同行的责任;医学对公众的责任和公众对医学的义务”等为主要内容的《医德教育标准和医德守则》。

1864 年由南丁格尔发起，在瑞士日内瓦成立了“万国红十字会”，订立了《日内瓦国际红十字会公约》。该公约主要内容有:一是白底红十字的标志;二是改善战场伤病员境遇的国际通则;三是各国伤兵救护组织有保护和使用红十字标志的特权，战时应保护有关战地和战俘救护的组织机构;四是医护人员在敌对双方保持中立。对在战争中医护人员如何救护战地伤员、如何以人道主义精神对待放下武器的战俘做出了明确国际规定。红十字会开始只是一种志愿的、国际性的救护救济团体，只从事战时救护，后来发展到包括自然灾害救济和平时社会福利、输血、急救护理等任务内容。可见，近代医学伦理思想从内容到形式都有了新的发展。

(二)现代医学伦理学的形成和发展

医学伦理学作为一门独立完整的学科的真正确立是在二战后。二战中，纳粹医生不顾医务人员最基本的职业道德，用毒气屠杀战俘和大批无辜的妇女、儿童，用人进行毒剂和细菌武器实验，犯下了不可饶恕的罪行。传统的人道主义医学伦理原则受到法西斯主义的粗暴践踏，其反人道的罪行令世人震惊。战后，全人类对法西斯分子医学暴行进行伦理反思;并随着医学科学的发展以及医学的日益社会化、国际化，生物医学模式向生物、心理、社会医学模式转变，医学道德在保障人类健康事业中的重要作用日益突显，一系列的国际医德规范和法律文献相继产生。

1. **成立了世界医学会,通过并发布了系列宣言,医德规范国际化、系统化** 1946年,世界医学会在德国纽伦堡对纳粹医生进行审判的基础上,制定发表了著名的《纽伦堡法典》,为医学人体试验制定了国际基本原则,核心强调医学人体试验“一是必须有利于社会;二是应该符合伦理道德和法律”。1948年,世界医学会制定了《医学伦理学日内瓦协议法》,将其作为全世界医务人员共同遵守的行为准则。1949年,世界医学会在伦敦通过《国际医德守则》,进一步明确了医生的一般守则、医生对病人的职责、医生对医生的职责。1953年,国际护士会议制定了《护士伦理学国际法》,1965年在德国法兰克福通过了《国际护士守则》,此后1973年又对其作了修改与补充。1964年,在芬兰赫尔辛基召开的第18届世界医学大会通过的《赫尔辛基宣言》,制定了指导试验研究的重要原则,强调人体试验必须知情同意。现在已修改五次。1968年,世界医学会第22次会议又制定了《悉尼宣言》,对人的死亡的概念、死亡的诊断、死亡的确定和器官移植的道德原则给予原则性的规定。1975年第29届世界医学大会通过并颁布了《东京宣言》,规定了“对拘留犯和囚犯在给予折磨、虐待、非人道对待时医生的行为准则”。1977年第6届世界精神病学大会通过了《夏威夷宣言》,提出了“精神病医生道德原则”。1977年,第三十届世界卫生大会提出“使全世界人民获得最高可能的健康”,主张通过加强国家协作,在居民中间均匀地分配卫生资源,使所有居民都能够享受基本卫生保健。1981年,世界医学大会通过了《病人权利宣言》,在世界范围内明确了患者的基本权利。2000年,世界生命伦理学大会在西班牙吉汉市召开并通过《世界生命伦理学宣言》,坚决主张科技必须考虑公共利益,提出人类共享生命科学技术成果,每个人都有获得最佳医疗保健的权利。并对人类基因组研究、辅助生殖技术的应用、临终关怀、遗传食品的生产等做出了规定。明确提出禁止人体克隆,禁止人体器官买卖。这些文件从不同的方面对医务人员提出了明确的国际性医学道德原则。国际宣言和准则的制定,使现代医学伦理学文件和文献初步体系化,医学伦理学的基本原则逐渐完善深入。1949年世界医学协会采纳了《医学伦理学日内瓦协议法》,标志着现代医学伦理学的诞生。

2. **世界各国对医德思想的教育和研究进一步系统化、规范化** 各个国家特别是发达国家十分重视医学伦理道德的教育,有计划有组织地对医学生、医务人员进行医学伦理教育。美国、英国、日本、加拿大等国家的医学院校普遍开设了医学伦理课程。美国的一些医科大学把医学伦理课程由选修课改为必修课。为了提高医德思想教育质量,有的国家很重视师资培训,如英国医学伦理学研究会与医学院的人文科学系,为医学和护理学教师举办医学伦理学讲习班,帮助教师从多方面提高对医学伦理学的认识和思考。许多国家还十分重视对医学伦理学的研究。美国自1947年通过了《医学伦理学原则》以来,先后讨论修订五次。他们提出医学伦理学的内容应由三部分组成,即关于善的理论,关于义务的理论,关于公益的理论。1976年肯尼迪伦理学研究所主办了季刊《医学与哲学杂志》。美国《在版图书总目1979—

1980年》一书收集的医学伦理学书籍已经多达96种。医学伦理学的深入研究使其日臻成熟，而且成为医务人员和生命科学工作者的一门必修课。

3. 医德的核心理论开始由义务论向公益论转化 以往的不同历史时期，医德的核心思想都是义务论，要求把病人的利益放在第一位。但是义务论在注重人的生命价值的同时，往往忽视或不顾社会价值，不考虑社会责任和社会后果。这就难以解决在当今医学科学发展条件下出现的许多伦理学难题。所以，要求医务人员，不仅要对病人负责，也要对社会负责。在治疗疾病的同时，要考虑到昂贵的费用对社会经济带来的沉重负担，以及社会公益的价值。要使医学科学的成果提供的益处能够公平合理地分配，不只是落到少数人身上，使有限的资源，得到最合理的分配等。公益论绝对不是对义务论的简单否定，而是医德思想发展过程中对义务论的新认识、新发展，要求医务工作者更多地注意社会公益的同时，并不摒弃义务论。

4. 医德实践发展进程对法律的依赖性越来越大 在西方社会，道德是多元的，不同的价值观，可以产生不同的道德标准，医德也是如此。然而，医德的实践是涉及全社会人们普遍利益的一项系统工程，所以，医德思想的原则越来越需要以法律的形式加以体现和推行。而医德思想的发展则必然对法律的制定和修改产生影响。如安乐死问题，荷兰通过了安乐死法案；脑死亡问题，美国已通过承认脑死亡的法律和实施程序，越来越多的国家正在加快本国的医学法规建设。

二、中国近现代医学伦理学的历史发展

（一）中国近代的医学伦理思想

鸦片战争以后，在中国沦为半殖民地半封建社会的过程中，西方医学知识连同西方文化广泛传入中国，中国近代医学伦理学思想是伴随着反帝、反封建的革命斗争革新发展的，具有浓厚的救国救民的倾向，以民族主义、爱国主义和人道主义为特征，孕育形成了民族主义和人道主义相结合的旧民主主义医德，更孕育了革命人道主义的新民主主义医德。

1. 旧民主主义革命时期的医学伦理思想 近代中国由于特定的社会历史背景，医学伦理思想、医学人道主义中的爱国主义革命色彩浓厚。

晚清时期，许多具有爱国主义和民族主义思想的知识分子和医生，在探索救国救民的道路的过程中，为近代中国医学伦理思想的发展做出了杰出贡献。孙中山1892毕业于香港西医书院，他怀着“医亦救人之术”的目的去学医，怀着“仁爱”“济世为怀”的精神去行医，“粟金不受，礼物仍辞”，被人奉为“活菩萨”。鲁迅也怀着“医学不仅可以给苦难的同胞解除病痛，但愿真的还可以成为我们民族进行社会改革的杠杆”的希望学医。他们后来从医家转为革命家，从医人转为医国，从重医德转为重政德的杰出代表，不仅推动了医学伦理思想的发展，而且推动了社会伦理道德的进步和解放。秋瑾在《中国女报》译述的《看护教程》序言中明确指出：“看护为社会之要素……健者扶掖病者，病者依赖健者，斯能维持社会安宁。”深刻阐释了

医疗扶助的社会价值。

民国时期，随着西方医学在我国的进一步传播和发展，对我国医学界提出了"如何对待中西医学"以及"中国医学如何发展"这样一个十分严肃的问题。当时主要有三派主张：一派主张全盘西化；一派主张完全尊古；一派主张中西汇通。这场论争，既是医学观之争，又是医德观之争，也是一场维护传统医德和发展传统医德的斗争。1926 年的《中国医学》刊有中华医学会制订的《医学伦理学法典》，其中涉及对一般医疗行为的论述，并论及经验不足的中国医生和经验丰富的外国护士之间的关系，这在 20 世纪早期全世界的医德规范中是少有的，体现了当时的中国所特有的医学伦理观。法典明确规定：医生的职责应是人道主义的，而非牟取利益。这表明中国近代医学伦理学已开始与国际上的近代医学伦理学接轨。1932 年 6 月，上海出版了由我国知名的医学教育家和医学伦理学的先驱宋国宾主编的《医业伦理学》，这是我国第一部较系统的医学伦理学专著。其医学伦理体系是以"仁""义"的传统道德观念为基础，阐发医生人格、医患关系、同业关系和医师与社会关系的"规己之规"，属义务论的医德理论。

2. 新民主主义革命时期的医学伦理思想 新民主主义革命时期，在中国共产党的领导下，以马克思主义世界观和历史观为基础，在清除封建主义腐朽的道德观念和批判资产阶级人道主义的基础上，继承中外历史上优良的医德传统，把爱国主义和国际主义结合起来，大力倡导救死扶伤的革命人道主义精神，我国医学道德跨入了一个新的历史阶段。

土地革命时期，我党我军就积极倡导医务人员要医德医术并重，逐步形成了以"政治坚定"和"技术优良"为两个基本点，以"一切为了伤病员"为主线的"两点一线"医德模式。在医德认识与实践方面具有重大创新意义。在党的领导教育下，红色根据地的医疗领域形成了亲如手足同志式的医患关系、平等合作的医护关系以及医院群众之间的鱼水关系。这些著作、指示和实践，为革命人道主义的提出，做好了思想理论上的准备。抗日战争时期，一方面，我党我军医务工作者发扬了自力更生、艰苦奋斗的精神，英勇顽强、不怕牺牲的精神，尊重科学、讲求实际的精神和军民一家、依靠群众的精神，突出了爱国主义、革命英雄主义、革命乐观主义精神，有力推动了我军医德发展；另一方面，随着白求恩、马海德、罗生特、傅莱等国际友人带着先进的医疗技术投入我军医疗卫生工作，同时从医学人道主义和国际主义的角度，丰富了我军医德思想的内涵。特别是随着《纪念白求恩》《为人民服务》等光辉文章的发表，为丰富提升我军医德思想奠定了基础，坚持"救死扶伤，实行革命的人道主义"，坚持"全心全意为人民服务"，坚持"防治结合，预防为主"等重要指导原则的提出，形成了我军医德原则的基本框架和我党领导的抗日根据地的整个医疗卫生工作的医德指导思想。解放战争中我军的医德思想和医德建设也达到了新的水平。加强了思想教育和法规、制度等规范建设，积极整顿医疗卫生单位的思想作风和服务态度；医疗卫生系统作为体现革命人道主义和落实处俘政策的重要窗口，充分展示了我军的革命人道主义精神。以上反映出我军医德建设走上了较为成熟的阶段。

总之,从土地革命、抗日战争到解放战争的新民主主义革命时期,在长期防病治病和抢救伤病员的实践中,我军形成了“救死扶伤,实行革命的人道主义”“全心全意为人民服务”“一切为了救治伤病员,一切为了战争的胜利”具有战争特色的闪烁着共产主义思想的医学道德,充分展示了医务工作者的革命人道主义与革命英雄主义相结合的精神。新民主主义时期的医德思想是我国社会主义医学道德的基础。

(二)社会主义医学伦理思想

新中国成立后,随着社会主义生产关系的确立和卫生工作方针的制定,为广大人民群众服务成为医疗卫生工作的明确方向。在弘扬优秀医德传统的基础上,大力进行社会主义、共产主义、爱国主义和为人民服务的宗旨教育,大力倡导集体主义的道德价值观,在全社会逐步树立和确立了社会主义的医德观。大体说来,社会主义医学伦理思想的完善和发展经历了两大历史时期。

一是新中国成立至改革开放前:防病治病、救死扶伤、全心全意为人民服务的医学伦理思想和伦理原则,在全国范围内确立、体现和发展。1950 年第一届全国卫生工作会议上,确立了我国卫生工作“面向工农兵,预防为主,团结中西医”的方针。在 1952 年第二届全国卫生工作会议上,根据周恩来的建议提出了“卫生工作和群众运动相结合的原则”,从而构成了新中国卫生工作的四大原则方针。但后来在“文化大革命”阶级斗争为纲和“破四旧”思想的冲击下,医疗服务领域一些行之有效的制度被视为“条条框框”,被“砸烂”废除,甚至医护人员的分工都被取消,混乱的医疗服务秩序严重影响了医疗质量,对人民的生命健康造成了不应有的损害,社会主义医学人道主义受到了干扰。

二是改革开放以来:党的十一届三中全会以来,职业道德作为社会主义思想道德建设的重要内容被重新确立,尤其是在邓小平提出的“两个文明一起抓”“两手都要硬”思想的指导下,在医学高等院校开始了医学伦理学的教学和研究,开设课程、编写教材。医学伦理学的研究和指导作用,日益得到党和国家卫生部门的重视,医学伦理学得以复兴发展。在原国家卫生部的领导和支持下,1981 年 9 月人民卫生出版社出版了新中国成立以来的第一本医学伦理学教材《医德学概论》。1981 年 6 月,在上海举行了第一次医学伦理道德学术讨论会,会议的主要成果,一是在全国医药院校倡议普遍开设医学伦理学课程,二是确定了“救死扶伤、防病治病、实行社会主义人道主义、全心全意为人民服务”的社会主义医德原则。同年 10 月 18 日,国家卫生部制定颁发了《医院工作人员守则和医德规范》,标志着我国社会主义医学道德的形成。此后,一方面全国性的学术会议蓬勃发展,医学道德理论的研究交流不断深化,对医德的基本理论、基本原则、医德教育、卫生改革和医学科学发展实践中的伦理问题进行了系统广泛的探讨,促进社会主义医学伦理学体系的发展完善成熟。另一方面,随着对外开放和国际医学科技和伦理交流对话日益频繁,尤其是随着我国现代医学技术的发展和应用,价值论、公益论和人道论、义务论的冲突融合,死亡定义和标准、安乐死、器官移植、产前诊断、人工生殖、行为控制、胚胎干细胞研究、卫生资源分配等人类社会普遍关注的敏感伦理问题的出现，使我国医学伦理研究由一般的理论和临床医疗扩展到预防、科研、管理政策等所有医学领域，促进了我国生命伦理问题的研究，使我国医学伦理学的发展步入一个新的阶段。

1988年，国家卫生部颁布了《医务人员医德规范及其实施办法》，明确了医疗卫生服务的道德要求和标准。1988年，中华医学会医学伦理学分会成立，发表了中华医学会医学伦理学会宣言，提出了卫生改革的道德原则：医患利益统一，患者利益居先；医疗数量质量统一，医疗质量居先；社会效益经济效益统一，社会效益居先；义利统一，信义声誉居先。委员会还起草了《中华医学会会员职业道德公约》。同时，各级医疗机构的医学伦理机构建设日益得到重视。1995年，起草了《中国医院伦理委员会组织规章（草案）》，引导有条件的医院成立医院伦理委员会，推动医院医学伦理建设发展。进入21世纪，为更好地满足人民日益增长的医疗卫生保健需求，更好地服务人民健康事业，中国医学界凝聚共识，大力塑造新时代的医学职业精神。2011年中国医师协会发布了《中国医师宣言》，并在此基础上制定了新时代《中国医师道德准则》。2016年召开的全国卫生与健康大会，再次强调了健康是促进人的全面发展的必然要求、是经济社会发展的基础条件、是民族昌盛和国家富强的重要标志、是广大人民群众的共同追求的“健康中国”建设发展理念，提出了“敬佑生命、救死扶伤、甘于奉献、大爱无疆”的医务人员职业精神。

随着疾病谱、生态环境、生活方式的变化，我国仍面临着多重疾病威胁并存和多种健康影响因素交织的复杂局面，既面对着发达国家面临的卫生健康问题，也面对着发展中国家面临的卫生健康问题。在推进健康中国建设的进程中，我们要始终坚持中国特色卫生与健康发展道路，始终坚持基本医疗卫生事业的公益性，正确处理政府和市场的关系。广大医务人员要大力弘扬社会主义核心价值观，强化医德医风建设和行业自律，为人民提供最好的卫生与健康服务。

随着社会经济的发展、医疗卫生技术的进步和人民医学需求的增加，医学伦理学会面临着更多不断出现的新问题，医学伦理学也正是在不断解决新问题的过程中得以发展进步。

第三节　当代生命伦理学的兴起和发展

西方近现代医学伦理学早期以人道主义、义务论和美德论为其理论基础，并对医德建设产生了重要影响。随着医学科学的发展、环境污染、医疗卫生资源短缺、人口老龄化、新技术应用带来的新课题等现实问题的挑战，使得以功利论为特征的人道主义逐步成为西方医学伦理学的理论核心。此外，人权论与公益论也成为西方医学伦理学的重要理论来源，丰富了医学伦理学的理论基础。20世纪60年代以来，西方医学伦理学跨入了一个新阶段，即生命伦理学阶段。

一、生命伦理学的兴起及背景

20 世纪 60 年代以来，一方面生物医学技术发展应用十分迅速，另一方面以“人权”为核心的各种社会文化运动和伦理思潮接连不断，在医学实践中出现了前所未有的技术伦理难题和思想观念冲突，激发了人们对生命伦理的思考研究。

（一）新生命科学技术的发展应用

医学高技术的迅猛发展和广泛应用，使医学从传统意义上的防病治病，逐渐兼容了人类的享乐、完善和发展自我，同时又进一步刺激着医学的潜能，医学逐渐向复杂的社会生活和多样的生存嗜好延伸，如美容、变形、长寿等与高新技术结合成为医学的社会图景。器官移植、精神控制、克隆和胚胎干细胞技术、基因医学技术、人工辅助生殖技术、冷冻复苏和生命支持技术等的研究应用，既开启了人类医学的新阶段，更带来了复杂深刻的伦理问题。

（二）权利运动和病人的权利

战后美国兴起了女权运动，不仅把人们的注意力引到对女患者的关心，更影响人们对生育控制和人工流产问题以及家庭和人口政策问题的看法。其中节育和生育控制成为运动的重要问题之一，到 20 世纪 60 年代流产堕胎问题更成为争论的中心。20 世纪 50 年代美国国立卫生研究院开始成立并支持临床科研，把科研引进医学教育和对患者的照护之中，试验受试者数量范围扩大，涵盖了患者和健康的志愿者。1965—1971 年纽约 Willowbrook 医院发生了把肝炎疫苗注射到弱智儿童身上进行研究的事件。1966 年布鲁克林的犹太慢性病医院，在未经病人同意的情况下，把活的癌细胞注射到老年人身上。这些都引发了人们对人体试验和病人权利的关注。起始于 20 世纪 60 年代对低劣食物的抗议的消费者权益运动，开始频繁地影响医疗领域，病人权利问题成为公民权利运动中一个备受关注的领域，70 年代的“病人权利运动”成为更大的民事权利的一部分，最终促成 1973 年美国医院联合会通过《病人权利法案》，病人的“医疗、护理、康复、转院、知情、同意、资料、保密、试验、查账”的十大权利得到保证。此外，反战和平运动和瑞彻尔·卡尔逊（Rachel Carson）的《寂静的春天》出版而掀起的环境保护浪潮，把人们的注意力引到由于战争、环境污染问题等而引发的国际健康问题上。

（三）卫生资源分配的矛盾与困境

社会经济的迅速发展，医学高新研究不断获得大规模资金支持，医疗技术的突飞猛进，医疗机构不断扩大规模并提升服务层次，医学高新技术广泛使用，医疗服务成本急剧上升，同时社会贫富之间的差距和严重的社会分配不公现象大量存在，民众购买保险的能力减弱，大部分的美国人仍不能得到足够的医疗照护。器官移植、肾透析、生命支持技术等稀有卫生资源的分配中，为谁治疗成为伦理选择的难题，美国当时的社会标准筛选方式引起了巨大的反响。复杂的医学技术与其人道的使用之间；城市化的迅速增长和随之而来的人口分布不均匀，增加了人们享受医疗服务的障碍；富人医学、奢侈医疗和社会普通人群的基本医疗在资源分配上的冲突引发社会的高度关注。

(四)死亡标准和方式的变革

高技术生命支撑疗法,在延续人的生命的同时,生命质量的低水平存活成为客观的现实问题。什么是死亡、如何对待濒临的死亡、如何对待安乐死等问题被提上了社会议程。在由生命维持技术和移植技术引发的社会压力下,哈佛大学1968年提出了脑死亡的标准。1975年Karen Ann Quinlan案件,即新泽西州法官同意患者父母撤出其呼吸机,就是在社会对死的权利和主、被动安乐死广泛讨论后,依据哈佛标准做出的决定。案件引发的对"安乐死"等问题的讨论,是美国生命伦理学历史上的里程碑事件。1976年,美国加利福尼亚州首先通过了自然死亡法案。

(五)医学模式的更新转变

随着医学科学和技术的分工细化,很多医生走进越来越细分的领域,加之医生的社会和经济地位明显提高,造成了医生和很多患者在生活态度和生活方式等方面大不相同,最终导致了医疗照护的物化、片面化倾向,医疗的社会、行为、环境和人性化方面被忽视,疾病的生物和生理方面被强调到不适当的地步。患者抱怨医生已失去对他们整体方面照护的能力,从以前密切的关系转变成陌生的关系。随着社会文化的进步,随着人类对于自己生存状态的反思和审视,再次把医学作为人的文化哲学看待研究成为必然的趋势和结果。医学模式作为人们观察、处理疾病健康的基本思维方法和行为方式,必然随之改变。

正是社会和文化方面的态势和生物医学科学的发展共同构成了20世纪60年代末开始的生命伦理学运动。

二、生命伦理学的学科内容

(一)生命伦理学的含义

1971年,美国威斯康星大学的教授波特在所著的《生命伦理学:通向未来的桥梁》一书中创造性地使用了"生命伦理学"(bioethics)一词。用意在于建立一门新的"把生物学知识和人类价值体系知识结合起来的学科",作为科学与人文学科之间的桥梁,帮助人类生存,维持并促进世界文明。波特指出:"生命伦理学是利用生物科学以改善人们生命质量的事业,同时有助于我们确定目标,更好地理解人和世界的本质,因此,它是生存的科学,有助于人类对幸福与创造性的生命开具处方。"他认为生命伦理学要研究以往医学伦理学的全部问题,但又超出原有的范围。

肯尼迪伦理研究所《生命伦理学百科全书》把生命伦理学定义为"对生命科学和卫生保健领域中人类行为的系统研究,用道德价值和原则检验此范围内人的行为"。随着生命伦理学深入发展,学者们也使用和借鉴其他学科的研究方法与伦理研究方法共同研究生命伦理学问题,以解决生命科学与人的需求、人与社会、人与自然、人与人的冲突。

由于生命伦理学本身还处于发展过程中，其定义还无法统一。我们可以认为：生命伦理学是对生命诸问题的道德哲学注释，是对人类生存过程中生命科学技术和卫生保健政策以及医疗活动中道德问题的伦理学研究，是有关人和其他生命体生存状态和生命终极问题的学科，它应包括"理论生命伦理学"和"应用生命伦理学"两部分。

（二）生命伦理学的研究范围

生命伦理学的研究内容广泛，关注领域非常宽阔，并且始终处于开放的态势。由于研究者处于不同的视角，划分方法不尽相同。综合伦理学界的意见，可划分为理论生命伦理学和应用生命伦理学两大部分四个方面。

1. **理论生命伦理学** 理论生命伦理学包括元生命伦理学和文化生命伦理学。元生命伦理学主要研究生命伦理学的道德哲学基础、学术思想渊源、发展史、基本原则等，是生命伦理学的学术基础。文化生命伦理学主要探究宗教、民族心理、习俗、社会经济形态等社会生态和自然生态等因素对生命伦理思想和生命伦理学学科的影响，同时研究生命伦理学与其他学科之间的关系等。

2. **临床伦理学** 临床伦理学与传统医学伦理学研究领域一致，主要是研究临床医疗保健工作中面临的伦理问题，包括临床决策和行为的伦理原则，病人及医生的权利（或权力）与义务，医患及医际关系，医务人员的道德修养等。

3. **生命研究伦理学** 生命研究伦理学主要研究生命科学技术的发展与道德进步的内在联系，以及生命医学发展中出现的一系列新的伦理问题，如流行病学、临床药理试验、基因普查和分析干预试验，以及其他人体研究如何尊重和保护受试者及其亲属和相关群体的权益等问题。

4. **社会生命伦理学** 社会生命伦理学是在社会层面研究生命科学和医学中出现的生命伦理学问题，包括卫生经济伦理问题、卫生事业行政伦理问题、医疗改革、医疗保险与医院工作、社会卫生政策与法制建设等。

（三）生命伦理学的核心问题

作为一门学科，生命伦理学中有三个普遍性的核心问题：一是生命个体为了自己"健康美好生命"而实施的行为，在什么范围之内符合德行的原则要求；二是生命个体或群体为了群体或人类社会的"公共生命利益"而实施的行为，在什么范围之内符合德行的原则要求；三是当这些行为可能影响其他生命的状态和健康时，行为者的责任和义务是什么。生命伦理学正是基于对以上三个问题的思考，确立了其基本的伦理原则：自主性原则、不伤害原则、行善原则和公正原则。生命伦理学的核心问题就是围绕人类的生死和健康问题而展开的生命神圣性与生命质量的关系、生命价值与社会价值的关系、对病人的义务与社会公益的关系。在这些核心问题的处理上，始终存在着不同价值观念的冲突，这种冲突在当今主要表现为生命神圣论与生命价值论和生命质量论的交叉和矛盾。生命伦理学的实践就是要不断地把它们统一起来，并使之符合在一定的国情和文化背景以及大多数人的心理承受能力的基础上，发展人们的观念，规范人们的行为，最终使人类更好地生存和发展。

（四）生命伦理学的基本问题

生命伦理学研究的基本问题，不仅存在于科研临床及医药领域，而且存在于卫生决策领域。大体可概括为：生命控制、死亡控制、行为控制、人体试验和医疗卫生资源分配。生命控制包括避孕、流产、人工授精、体外受精、无性繁殖，遗传和优生方面的产前诊断、性别选择、遗传咨询、基因治疗、DNA 重组、优生和人体器官移植等。死亡控制包括脑死亡和心肺死亡标准，主动、被动安乐死，植物人的处置，有缺陷新生儿的处置等。行为控制主要指对精神病患者的行为干预，包括药物控制、器械控制、手术控制等。资源分配包括稀有卫生资源的宏观和微观分配，卫生政策和医疗保障的公正等。

思考题

1. 中国古代医家的重要思想有哪些？
2. 中国古代医德思想包含哪些优良传统？
3. 近现代医学伦理学的区别与联系是什么？
4. 生命伦理学的背景和研究内容分别是什么？
5. 简述中国近现代伦理学的发展。

（吴　雁　马长永）

第三章 3 医学伦理学的原则与范畴

医学道德规范体系一般由基本原则、基本规范、基本范畴、特殊规范等四个不同层次的内容构成。其中基本原则在整个医德体系中，占据核心和主导的地位，发挥着统帅和灵魂的作用。

第一节 国际生命伦理学的基本原则

国际生命伦理学的基本原则是指在医学实践活动中调节医务人员人际关系以及医务人员、医疗卫生保健机构与社会关系的最基本出发点和指导准则，也是衡量医务人员职业道德水平的最高尺度。基本原则有着深厚的伦理文化或道德哲学思想的支持，是医学伦理学基本理论相互影响与整合的产物。它以医学伦理学及普通伦理学的理论，例如生命论、义务论、美德论、人本论、功利主义等作为思想来源，集中体现了人类仁爱理念和医学人道精神。1989年，美国的比彻姆和查尔瑞斯在《生物医学伦理学原则》一书中提出了四个原则：尊重、不伤害、有利和公正，并逐渐被国际上广泛接受，也被我国医学伦理学界引入并接纳。

一、尊重(自主)原则

(一)尊重原则的含义

在医护实践中，尊重原则是指对患者的人格尊严及其自主性的尊重。患者的人格尊严是生而有之，应该得到肯定和保护，并且具有主体性，不能仅被当作工具或手段。患者的自主性是指患者对有关自己的医疗问题，经过深思熟虑所做出的合乎理性的决定并据以采取的行动。像知情同意、知情选择、要求保守秘密和隐私等均是患者自主性的体现。

(二)患者自主的条件

患者的自主性不是绝对的，而是有条件的。临床实践中患者自主性实现的前提条件主要有以下几方面：

一是建立在医护人员为患者提供适量、正确并且患者能够理解的信息基础之上的。对患者缺乏必要的信息公开，那么患者难以实现其自主性。

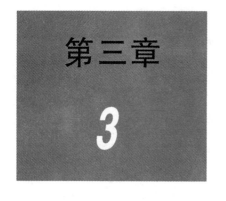

二是患者必须具有一定的自主能力。对于丧失自主能力(如精神病患者的发作期、处于昏迷状态和植物状态的患者等)或缺乏自主能力(如婴幼儿、少年患者、先天性严重智力低下患者等)是不适用的。他们的自主性由家属、监护人或代理人代替。

三是患者做出决定时情绪必须处于稳定状态。患者虽有自主能力,但由于情绪处于过度紧张、恐惧或冲动状态,往往失去自制力或难以做出自主性决定。

四是患者的自主性决定必须是经过深思熟虑并和家属商讨过的。也就是说,患者在做出决定时,知道医护问题的种种选择办法及它们的可能后果,并且对这些后果进行利弊评价,最后经权衡并和家属商讨后做出抉择。如果患者未经周密思考而轻率地决定,往往不能反映患者的真实自主性;或者不与家属商讨,有时也难以实现。

五是患者自主性决定不会与他人、社会的利益发生严重冲突。也就是说,当患者的自主性会对他人、社会利益构成严重危害时,也要受到必要的限制。

(三)尊重原则对医务人员的要求

一要平等尊重患者及其家属的人格与尊严。医患双方是平等的社会主体,在医疗救治过程中理应受到尊重。相互尊重是医患和谐的基本前提。

二要尊重患者知情同意和选择的权利。对于缺乏或丧失知情同意和选择能力的患者,应该尊重家属或监护人的知情同意和选择的权利。然而,在生命的危急时刻,家属或监护人不在场而又来不及赶到医院时,医务人员出于患者的利益和责任,可以行使家长权。

三要履行帮助、劝导,甚至限制患者选择的责任。为了使患者知情同意和选择,医务人员要帮助患者,如提供正确、适量、适度的信息,并让患者能够理解,在此前提下让患者自由地同意和选择。如果患者的选择不当,此时应劝导患者,不要采取听之任之、出问题自负的态度,劝导无效仍应尊重患者或家属的自主权。但是,有时出自各种各样的原因,患者的选择与他人、社会的利益发生了矛盾,医务人员要协助患者进行调整,以履行对他人、对社会的责任,同时使患者的损失降低到最低限度。如果患者的选择会对他人的健康和生命构成威胁或对社会造成严重危害,医务人员对患者选择的限制是符合伦理的。

二、不伤害原则

(一)不伤害原则的含义

在医学实践中,不伤害是指在诊治、护理过程中不使患者的身心受到损伤。一般来说,凡是在医疗、护理上必需的,或者是属于适应证范围内的,所实施的诊治、护理手段是符合不伤害原则的。相反,如果实施的诊治、护理手段对患者是无益、不必要的或是禁忌的,而有意或无意地去勉强实施,从而使患者受到伤害,也就违背了不伤害原则。

(二)不伤害原则的相对性

不伤害原则不是绝对的,有些诊治、护理手段即使符合适应证,也会给患者带来躯体上或心理上的一些伤害，如肿瘤化疗既能抑制肿瘤发展或复发，又会对造血、免疫系统产生不良的影响。因此，符合适应证不意味着可以忽视对患者的伤害，应努力避免各种伤害的可能或将伤害减少到最低限度。另外，在临床上有些诊治手段具有双重效应，即一个诊治手段的有害效应并不是直接的、有意的效应，而是间接的、可预见的。如当妊娠危及胎儿母亲的生命时，可进行人工流产或引产，这种挽救母亲生命的行为的后果是直接、有益的效应，而造成胎儿死亡是间接的、可预见的效应。这种情况下对胎儿所产生的伤害，在伦理上是能够得到辩护的。

（三）临床伤害的分类

临床上可能对患者造成的伤害包括躯体伤害、精神伤害和经济损失。这些伤害依据与医务人员的主观意志的关系，又可划分为有意伤害与无意伤害、可知伤害与意外伤害、可控伤害与不可控伤害、责任伤害与非责任伤害。

1. **有意伤害与无意伤害** 有意伤害是指医务人员出于极不负责或打击报复等给患者造成的直接伤害；相反，无意伤害是指医务人员非故意而是在正常的诊治、护理过程中给患者造成的伤害。

2. **可知伤害与不可知伤害** 可知伤害是指医务人员预先知晓或应该知晓给患者带来的伤害；相反，不可知伤害是指医务人员无法预先知晓而给患者带来的伤害。

3. **可控伤害与不可控伤害** 可控伤害是指医务人员经过努力可以也应该降低或杜绝给患者造成的伤害；相反，不可控伤害是指超出了医务人员的控制能力而给患者造成的伤害。

4. **责任伤害与非责任伤害** 责任伤害是指医务人员的有意伤害以及虽然无意但属于可知、可控而未加认真预测与控制、任其发生对患者造成的伤害；相反，非责任伤害是指意外伤害或虽医务人员可知而不可控而给患者造成的伤害。

（四）不伤害原则对医务人员的要求

为预防对患者的蓄意伤害，或为使伤害减少到最低限度，医务人员一要培养为患者利益和健康着想的动机和意向，杜绝有意和责任伤害；二要尽力提供最佳的诊治、护理手段，防范无意但却可知的伤害，把不可避免但可控的伤害控制在最低限度；三要对有危险或有伤害的医护措施要进行评价，要选择利益大于危险或伤害的措施等。

三、有利（行善）原则

（一）有利原则的含义

有利原则又称有益原则。在医学实践中，有利原则有狭义和广义之分。狭义的有利原则是指医务人员履行对患者有利的德行，即医务人员的诊治、护理行为对患者确有助益，既能减轻痛苦同时又能促进康复；广义的有利原则不仅对患者有利，而且医务人员的行为有利于医学事业和医学科学的发展，有利于促进人群、人类的健康和福利。通常有利原则首先是指狭义的说法。有利原则比不伤害原则的内容广泛，层次也高。

(二)有利原则对医务人员的要求

有利原则要求医务人员的行为对患者确有助益,而且可在利害共存的情况下进行权衡。为使医务人员的行为对患者确有助益,要求医务人员的行为一要与解除患者的痛苦有关;二要可能减轻或解除患者的痛苦;三是利害共存时,要使行为给患者带来最大的益处和最小的危害;四是必须使患者受益而不会给他人带来太大的伤害等。

四、公正原则

(一)公正原则的含义

公正是指公平正直没有偏私。其作为医学论理原则是指医务人员要公正地对待每一位患者,一视同仁。

公正分为报偿性公正、程序性公正和分配性公正,而分配性公正又包括公正的形式原则和公正的实质原则。

公正的形式原则是指分配负担和收益时,相同的人同样对待,不同的人不同对待;医护实践中公正的形式原则是指类似的个案以同样的准则处理,不同的个案以不同的准则处理,在我国仅限于基本的医疗和护理。公正的实质原则是指根据哪些方面来分配负担和收益,如人们提出公正分配时可根据需要、个人能力、对社会的贡献、在家庭中的角色地位等分配收益和负担。现阶段我国稀有卫生资源的分配,主要依据公正的实质原则。

(二)公正原则对医务人员的要求

一要公正地分配卫生资源。医务人员既有宏观分配卫生资源的建议权,又有参与微观分配卫生资源的权利,那么应根据公正的形式和实质原则,运用自己的权利,尽力实现患者基本医疗和护理的平等。

二要平等地对待患者。医务人员不仅要在卫生资源分配上,而且要在态度上公正地对待患者,特别是老年患者、精神病患者、残疾患者、年幼患者等。

三要公平地解决医患纠纷。在医患纠纷、医护差错事故的处理中,要坚持实事求是,站在公正的立场上。

总之,四个医学伦理学基本原则在具体运用过程中相互间可能发生冲突,此时需要进行权衡,视具体情况中哪个原则更为重要。一般地说,不伤害原则与尊重原则是底线原则。

20 世纪 90 年代,美国生命伦理学家恩格尔哈特在《生命伦理学的基础》一书中提出"允许原则"为现代生命伦理学的首要伦理原则。他在阐释这一原则时指出:"在一个世俗的多元化社会中,涉及别人的行动的权威只能从别人的允许得来。"这一原则提出后,引起了国际医学伦理学界与生命伦理学界的广泛关注,也出现了一些异议。目前我国多数学者认为,无论在一国之内,还是各国之间,包括医学道德在内的道德多元化现象,即"道德异乡人"是普遍存在的客观现实,"允许原则"作为化解"道德异乡人"多元道德矛盾的一种探索,不仅是有益的，而且是必要的，但要注意与生命伦理学的相对主义划清界限，也不能走向绝对主义的医学伦理学。

第二节 社会主义医德的基本原则与规范

医德基本原则与规范，是立足医学发展的某一阶段，对特定社会制度条件下的医学道德关系及其本质精神的高度概括，是调节各种医学道德关系都必须遵循的普遍准则、根本指导思想和基本规范。社会主义医德基本原则与规范，是在马克思主义指导下，对社会主义条件下医学道德关系及根本道德价值观的概括，是调整社会主义医德关系的核心原则和基本遵循。

一、社会主义医德基本原则

社会主义医德基本原则贯穿医德的各个方面，它能够支配和制约医德的一切规范、范畴和其他特殊的道德要求；它是社会主义医学职业活动中调整医务人员与患者之间，医务人员之间，医务人员与集体、社会之间关系所应遵循的根本原则；也是对每个从业人员的职业行为进行职业道德评价的最高标准。

（一）社会主义医德基本原则的概括

1981 年，在上海举行的"全国第一届医德学术讨论会"首次明确提出了我国的"社会主义医德基本原则"。其内容表述为："防病治病，救死扶伤，实行革命的人道主义，全心全意为人民服务。"80 年代中期，经修改，把上述提法确定为："防病治病，救死扶伤，实行社会主义人道主义，全心全意为人民身心健康服务。"根据汉语表达所追求的由繁到简、高度凝练的习惯，后来有些学者将其简称为社会主义医学人道主义。

医德原则的提出和确立是我国当代医学伦理学建设所取得的一个具有划时代意义的理论成果。以此为契机和基础，广泛、深入地展开了医学伦理学的理论研究，很快扭转了我国整个医德建设长期存在的实践性强、理论性弱的"跛足"状态。这是我国当代医学伦理学界对医学伦理学理论建设和学科构建的一个伟大贡献。

（二）社会主义医德基本原则的内涵

1. **救死扶伤**　"救死扶伤"原则，明确规定了临床医学服务的核心道德责任。医学工作是一种维护人的生命和增进人类健康的特殊服务工作，关系到人民群众的生命安危，涉及千家万户的健康幸福。所有临床医务人员都应把患者的生命和健康放在第一位，为患者谋利益。"救死扶伤是临床医务人员的天职"这一医德思想，是古今中外先进医家的共识。"人命至贵，贵于千金"，病家就医，寄以生死。因此，医务人员在自己的职业道德上负有"医乃活人"的重大责任，救死扶伤是医务人员的神圣使命。

2. **防病治病**　防病治病从宏观层面指明了医学服务必须承担的完整医德责任，即无论医务人员身在哪一个工作岗位，无论医疗卫生单位属于何种性质，都必须肩负起防病治病的使命。这就要求医务人员克服狭隘的传统义务论，树立和形成由传统义务论与现代公益论整合而成的全新的医德义务观，正确认识和处理对患者个人、对健康人群、对生态环境、对每个人全面健康需求等多重义务之间的关系，在预防疾病、健康保健等方面将承担更多的社会责任，把道德观念由个体患者扩大到面向群体，面向整个社会，在消除疾病，预防疾病，提高人口素质，促进人类发展的意义上充分地体现医务人员的道德感和使命感，彻底实现医学目的。医德基本原则把全面的医德责任作为其首要内容，这是社会主义制度和现代医学发展等多因素综合作用的必然要求。

3. **实行社会主义人道主义**　实行社会主义人道主义是这个原则中处理好医学人际关系必须遵循的最普遍、最现实的底线要求，是对医疗机构从业人员的最基本、最起码的职业道德要求。发扬人道主义精神，要求医疗机构从业人员尊重病人的人格和权利，关心、同情和救助病人。社会主义人道主义是建立在集体主义原则和人民利益高于一切的思想基础上，集古今中外医学人道主义精神之大成，也是对革命人道主义传统的继承和发扬。它要求对人的生命加以敬畏和珍爱，对人的尊严予以理解和维护，对病人的权利给予尊重和保护，对病人的身心健康投以同情和关爱。是以关心人民身心健康、同情爱护患者、尊重人的尊严和价值，为患者消除疾病和痛苦为主旨的最真实的人道主义。

4. **全心全意为人民身心健康服务**　全心全意为人民身心健康服务明确了医学服务的根本价值目标和道德境界，是社会主义医德基本原则的最高要求，也是社会主义医德的核心内容。“全心全意为人民身心健康服务”是“全心全意为人民服务”的具体化要求，是医疗卫生行业与其他行业在价值目标上相区别的明确标志，规定了广大医疗机构从业人员的职业目标，为医疗机构从业人员专业知识才能的施展指明了方向。

一是坚持以人民为中心的价值理念，为广大人民和全体社会人群服务。在社会主义中，最大多数人的利益以及全社会、全民族的积极性、创造性，对党和国家事业的发展始终是具有决定性的因素。广大人民群众是社会物质财富和精神财富的创造者，是推动社会历史前进的根本力量，也是整个医疗卫生事业的拥有者和卫生服务的享有者，是我们必须满腔热情为之服务的社会对象，我们的医疗服务对象范围，不是少数人或某阶层，而是全社会的广大人民群众。

二是贯彻以患者为中心的服务理念，体现到服务内容上是全方位的。要求要从以“疾病”为中心转变到以“患者”为中心，医学服务既要认真看病，更要真诚关心患者；既要给予生物学方面的救助，更要给予心理学、社会学方面的照顾，从而满足人民大众不断增长的健康需求，使他们保持生理、心理、社会、道德诸方面的良好适应能力和状态。

三是练就全心全意的道德境界。全心全意作为最高职业道德境界，就是要“我将无我，不负人民”；就是要始终把广大人民群众的健康利益放在第一位，把救死扶伤作为自己的理所当然之事和义不容辞之责；就是发扬集体主义精神，坚持以患者为中心，正确处理个人和患者、集体、社会的关系，始终把患者、集体、社会的利益放在首位。在个人利益和患者、集体、社会利益发生矛盾时，要能顾全大局、识大体，勇于牺牲个人利益，发扬白求恩同志“毫不利己，专门利人”的精神。要一切从患者的利益出发，急患者之所急，想患者之所想，满腔热情，积极主动，不计较个人得失，任劳任怨，无私奉献，确保广大人民群众的身心健康。就是在救死扶伤和防病治病的过程中，在任何地点、任何时间和任何条件下，医疗机构从业人员都能竭尽所能、毫无保留、无微不至地对待任何服务对象。

（三）社会主义医德基本原则的理论地位和实践意义

社会主义的医德基本原则作为社会主义医德观的核心内容，集中反映了社会主义医德的本质属性，无论在理论上还是在实践上都具有十分重要的意义。

从理论上看，社会主义医德的基本原则是社会主义医德规范体系的总纲和精髓，是处理医疗实践中各种医德关系的最高标准。无论是医德范畴的确立，还是医德规范和准则的制定，都必须贯穿“救死扶伤，防病治病，实行社会主义人道主义，全心全意为人民身心健康服务”这一基本原则。社会主义医德的基本原则作为医德规范体系的总纲，它是制约着社会主义医德各个方面的总方向。离开它，医德规范体系就不可能建立起来。本书以后各章节阐述的内容，都可以视为医德基本原则在每个医学道德领域的具体展开和深化。

从实践上看，社会主义医德的基本原则为我国医疗事业发展提供了积极、向上和超前的价值导向。社会主义医德的基本原则，不是先验的理性抽象，而是对医德实践的科学总结，是社会主义医疗卫生事业宗旨的体现。它既有强烈的现实针对性又有一定的未来前瞻性，是发展我国医疗卫生事业和医务人员切实可行的指导原则。从一定的意义上讲，道德的重要作用就是要通过崇高的道德理想这个精神力量，来鼓舞、动员人们去做各种从善的努力。社会主义医德的基本原则作为先进的崇高的医德原则，它能为医疗卫生事业改革与发展提供积极、向上和超前的价值导向。积极是指它的进取性，能够增强广大医务人员为人民健康服务的意识；向上是指它的先进性，反映了人民群众的要求；超前是指它的生命力，代表着社会发展的规律和趋势，在更高的层次上反映着社会和人民的要求。因此，社会主义医德的基本原则在实践中不仅对于处理和协调好医患关系、医际关系、医学与社会的关系有着重要的规范性作用，而且对于帮助医务人员和医疗单位确立正确的价值目标，保证医疗卫生事业改革沿着正确的方向发展，具有十分重要的指导性作用。

二、社会主义医德基本规范

规范就是一种标准或准则。这种标准或准则，既可以是人们约定俗成的，也可以是人们有意识制定的。规范是人类社会生活中普遍存在的现象，最常见于法律生活、道德生活等领域内。

（一）医德基本规范的含义

医德的规范是指在医学伦理学基本原则指导下协调医务人员人际关系及医务人员、医疗卫生保健机构与社会关系的行为准则或具体要求，以“应该做什么、不应该做什么以及如何做”的形式出现，所以也是培养医务人员医学道德品质的具体标准。医德的基本规范是对医疗卫生保健机构所有从业人员的共同要求。

（二）医德基本规范的形式

医学伦理学规范（含基本规范）一般采用条文式的语言出现。如明代李挺在《医学入门》中提出的“习医规格”；龚廷贤在《万病回春》中提出的“医家十要”；陈实功在《外科正宗》中提出的“医家五戒十要”；我国现行的医学伦理学规范等都是条文式的。国际上，一些国家政府、医学会和世界医学会等制定的一系列守则、法规、法典、宣言等，也都包含一定的医学伦理规范内容。另外，医学伦理学规范还采用“誓言”或“誓词”的特殊形式，如古希腊的《希波克拉底誓词》、苏联的《苏联医师誓言》、印度的《印度医师誓言》、英国的《南丁格尔誓言》和我国的《医学生誓言》等。

（三）我国主要的医学道德规范

古今中外有很多医德规范，不同历史时期、不同国家的医德规范既有共性，也有个性，而且显示出演变趋势。由于经济关系、文化背景、医学发展、政治和法律制度等的差异，医德规范也不尽相同，现把我国主要医学道德规范及其基本内容做一重点介绍。

1.**《医务人员医德规范及实施办法》** 1988年，我国卫生部公布的《医务人员医德规范及实施办法》提出了医务人员应遵循的7条准则，主要内容是：

（1）救死扶伤，实行社会主义的人道主义。时刻为病人着想，千方百计为病人解除病痛。

（2）尊重病人的人格与权利，对待病人，不分民族、性别、职业、地位、财产状况，都应一视同仁。

（3）文明礼貌服务。举止端庄，语言文明，态度和蔼，同情、关心和体贴病人。

（4）廉洁奉公。自觉遵纪守法，不以医谋私。

（5）为病人保守医密，实行保护性医疗，不泄露病人隐私与秘密。

（6）互学互尊，团结协作。正确处理同行同事间的关系。

（7）严谨求实，奋发进取，钻研医术，精益求精。不断更新知识，提高技术水平。

2.**《医疗机构从业人员行为规范》** 2012年，由我国卫生部、国家食品药品监督管理局和国家中医药管理局联合发布了《医疗机构从业人员行为规范》，提出了医疗机构从业人员的8条准则：

（1）以人为本，践行宗旨。坚持救死扶伤、防病治病的宗旨，发扬大医精诚理念和人道主义精神，以患者为中心，全心全意为人民健康服务。

（2）遵纪守法，依法执业。自觉遵守国家法律法规，遵守医疗卫生行业规章和纪律，严格执行所在医疗机构各项制度规定。

（3）尊重患者，关爱生命。遵守医学伦理道德，尊重患者的知情同意权和隐私权，为患者保守医疗秘密和健康隐私，维护患者合法权益；尊重患者被救治的权利，不因种族、宗教、地域、贫富、地位、残疾、疾病等歧视患者。

（4）优质服务，医患和谐。言语文明，举止端庄，认真践行医疗服务承诺，加强与患者的交流与沟通，积极带头控烟，自觉维护行业形象。

（5）廉洁自律，恪守医德。弘扬高尚医德，严格自律，不索取和非法收受患者财物，不利用执业之便谋取不正当利益；不收受医疗器械、药品、试剂等生产、经营企业或人员以各种名义、形式给予的回扣、提成，不参加其安排、组织或支付费用的营业性娱乐活动；不骗取、套取基本医疗保障资金或为他人骗取、套取提供便利；不违规参与医疗广告宣传和药品医疗器械促销，不倒卖号源。

（6）严谨求实，精益求精。热爱学习，钻研业务，努力提高专业素养，诚实守信，抵制学术不端行为。

（7）爱岗敬业，团结协作。忠诚职业，尽职尽责，正确处理同行同事间关系，互相尊重，互相配合，和谐共事。

（8）乐于奉献，热心公益。积极参加上级安排的指令性医疗任务和社会公益性的扶贫、义诊、助残、支农、援外等活动，主动开展公众健康教育。

与1988年《医务人员医德规范及实施办法》相比，新医德准则突出了以人为本、敬畏生命、医患和谐、更加强调医疗服务的公益性和公平性、医德要求的理想性和底线性，以及实践应用的针对性和高效性。

3.**《中国医学生誓言》** 1991年，国家教育委员会颁布了《中国医学生誓言》。全文如下：

健康所系，性命相托。当我步入神圣医学学府的时刻，谨庄严宣誓：我志愿献身医学，热爱祖国，忠于人民，恪守医德，尊师守纪，刻苦钻研，孜孜不倦，精益求精，全面发展。我决心竭尽全力除人类之病痛，助健康之完美，维护医术的圣洁和荣誉，救死扶伤，不辞艰辛，执着追求，为祖国医药卫生事业的发展和人类身心健康奋斗终生。

4.**《中国医师道德准则》** 2014年6月25日，中国医师协会正式公布了《中国医师道德准则》，《准则》共40条，在基本准则的基础上，分门别类明确了医师与患者、同行、社会、企业的关系，为医师划出了道德指向和道德底线。

基本准则方面：

（1）坚持患者至上，给予患者充分尊重。

（2）敬畏生命，以悲悯之心给予患者恰当的关怀与照顾。

（3）不因任何因素影响自己的职业行为，拒绝参与或支持违背人道主义的行为。

（4）在临床实践、教学、研究、管理或宣传倡导中，承担符合公众利益的社会责任。

（5）终身学习，不断提高专业知识和技能。

（6）以公平、公正的原则分配医疗资源，使其发挥最大效益。

(7)维护职业荣耀与尊严,保持良好执业状态。

与患者关系方面:

(1)不因患者年龄、性别、婚姻状况、政治关系、种族、宗教信仰、国籍、出身、身体或精神状况、性取向或经济地位等原因拒绝收治或歧视患者。

(2)耐心倾听患者陈述,建立相互尊重的合作式医患关系。

(3)以患者可以理解的语言或方式与之进行交流,并尽可能回答患者提出的问题。不以不实的宣传或不正当的手段误导、吸引患者。

(4)不以所学的医学知识和专业技术危害患者或置患者于不必要的风险处境。

(5)医师不应将手术、特殊检查和治疗前的知情同意视为免责或自我保护的举措,更不应流于形式或视为负担,而应重视与患者的沟通和宣教。

(6)医师享有对患者处方、治疗或转诊等技术决策的自主权,当患者利益可能受到损害而医师本人无力解决时,应主动通过相关途径寻求解决。

(7)选择适宜的医疗措施,对于经济困难的患者尽量给予医疗帮助或协助其寻找救助途径。

(8)追随医学进步,不断更新知识,通过自我提升,更好帮助患者。

(9)在医疗实践中,严格区分治疗行为与实验行为,恪守职业道德。

(10)正确评价自己的医疗能力,在个人技术有局限性时,应与同事商讨或寻求帮助,以求得到合理诊疗方案。

(11)在临床实践中应时刻关注可能威胁患者安全的危险因素,并积极向管理者提出危险预警和改进建议。

(12)在指导医学生临床诊疗活动中应避免给患者带来身心损害。

(13)慎重对待患者对于维持生命治疗的选择。尊重丧失能力患者在其丧失能力之前所表达的意愿,可通过生前遗嘱、替代同意等方式,最大限度地保护患者的权益。

(14)为患者保守秘密,避免在公共场合讨论或评论涉及患者隐私或有身份识别的信息。

(15)除信息公开可能对患者造成伤害而需要隐瞒信息的情况外,患者有权知道病历上与其相关的信息及健康状况,但病历上如涉及第三者的保密信息,医师则应征得第三者同意才可以告知患者。

(16)尊重患者的合理要求和选择,尊重其接受或拒绝任何医疗建议的权利。

(17)面对失去意识的急危患者,应寻求法定代理人的同意,在无法联系患者法定代理人时,医师可默认为患者同意,报经医疗机构管理者或授权负责人同意后施救。对自杀患者,也应挽救其生命。

(18)对行为能力受限的患者,应尽量让其在诊疗过程中参与决策。

(19)如果患者法定代理人或授权人禁止为患者提供必要的治疗时,医师有义务提出异议,如在危急时则以患者利益至上而从事医疗行为。

(20)发现患者涉嫌伤害事件或者非正常死亡时,应向有关部门报告,并应特别关注对未成年人、妇女和精神障碍者的人身保护。

(21)在宣告患者死亡时,要严格按照临床死亡标准和相关医疗程序施行。在患者死亡后,应当安慰家属,告知其善后事宜。

与同行关系方面:

(1)医师应彼此尊重,相互信任和支持;正确对待中医、西医各自的理论与实践。

(2)公正、客观评价同行医师的品格和能力,不包庇和袒护同行,积极参与医疗技术鉴定和出庭作证等法律程序。

(3)医师不应相互诋毁,更不得以不正当方法妨碍患者对其他同行的信赖。

(4)医师应与同行相互学习与交流,并将自己的技术和知识无私地传授给年轻或下级医师。

与社会关系方面:

(1)给予急需医疗帮助的人提供适当的医疗帮助并负有专业责任。

(2)对社会负有解释科学知识的专业责任,医师应成为公众健康的倡导者、健康知识的传播者和公众健康危险的警示者。

(3)要意识到团体、社会和环境在患者个人健康方面的重要影响因素。要在公共健康、健康教育、环境保护、生态平衡、社会福利以及相关立法等方面发挥积极作用。

(4)应确保所参与的项目研究符合科学和伦理道德要求。

与企业关系方面:

(1)不得因医药企业的资助而进行有悖科学和伦理的研究,不能为个人利益推销任何医疗产品或进行学术推广。

(2)对于医药企业资助的研究,医师应该在公布、展示研究成果或宣教时声明资助事实。

(3)医师不得参与或接受影响医疗公正性的宴请、礼品、旅游、学习、考察或其他休闲社交活动,对于企业的公益资助、临床研究或学术推广应按规定申报和说明。

(4)应当抵制医药企业假借各种名义向医师推介的处方药品搭售、附赠等促销活动。

第三节　医学道德的基本范畴

如果把全部道德体系比作网,那么道德原则就是网的纲,道德准则就是网上的经纬线,道德范畴就是网上的纽结。道德范畴,是反映道德现象的基本概念,是人与人道德关系中某些本质方面的概括和总结。医德范畴是一般道德范畴与医学实践相结合的产物,是一般道德范畴在医学职业中的具体应用,也是对医德实践的概括和总结。

一、权利与义务

(一)权利

权利作为一个法律范畴,是法律主体依法行使的权力和享受的利益。作为一个道德范畴,是道德主体依道义允许行使的权力和应享受的利益。所谓医德权利就是医生和患者在医疗活动中所行使的权力和享受的利益,它有两方面的含义:一是患者的权利,二是医务人员在医疗工作中的权利。两者是相辅相成的关系,患者权利是医务人员权利的前提和基础,医务人员权利是患者权利的保证。

1. **患者的权利** 即患者对医疗卫生事业享有的权利,主要是指患者在患病和接受医疗服务期间应有的权力和必须保障的利益。最早的病人权利运动,始于 1793 年法国资产阶级大革命时期。1973 年美国医院协会发布《病人权利典章》,1981 年第三十四届世界医学会通过《病人权利宣言》,1986 年第三十八届世界医学会通过的《医师专业的独立与自由宣言》中也提到病人的权利。结合我国国情,参照《病人权利宣言》,患者的权利包括以下几个方面的内容:

(1)平等的医疗权:人类生存的权利是平等的,因而医疗保健享有权也是平等的。任何患者都享有基本的、合理的诊治、护理的权利和获取健康的权利,而且是平等的。

生命是人最宝贵的东西,当人的生命受到疾病的折磨和威胁时,都有继续生存的愿望和得到医疗的权利,因而人人享有医疗的权利。这不仅是几千年来医疗实践形成的人道主义传统,而且是被现代社会的法律所规定和明确的。如我国宪法在“公民的基本权利和义务”一章中明确规定:“中华人民共和国公民在年老、疾病或者丧失劳动能力的情况下,有从国家和社会获得物质帮助的权利。国家发展为公民享受这些权利所需要的社会保险、社会救济和医疗卫生事业。”

生存权、医疗权是每个社会成员最基本的权利,这既是社会公正性的要求,也是医学人道主义精神的体现。医务人员必须树立起“平等待患”的观念,不能因患者的地位高低、权力大小、财富多少、容貌美丑、关系亲疏的差别而在尽职尽责上有所不同。需要说明的是,在我国社会主义初级阶段,由于物质生活条件的限制,人们在医疗权利的实际享受上还存在着事实上的差别,但医务人员决不能把医疗资源的贫乏所造成的医疗条件上的差别理解为患者享受医疗权利上的不同,患者应该享有平等的医疗权利与患者实际得到的医疗条件是两个不同的概念。

(2)知情同意权:所谓知情同意权,是指患者享有的知晓自己病情、医方诊治决策等医学信息,并以此做出同意或拒绝诊治之理性选择的自主权利。知情同意权是由知情和同意两要素构成的统一体。作为前提和保障,知情是指患者有权充分了解所患疾病及检查、诊断、治疗、处理及预后,医务人员的身份、专业特长、医疗水平,医疗费用,医疗记录、病历信息等,并有权复印病历。作为实质和表征,同意是指患者或其家属有权表达自己的真实意愿,即接受或拒绝某项治疗方案及措施。对患者来说,知情同意是其享有的一项自主权;对医务人员来说，知情同意是其必须遵循的一项伦理准则。

(3)隐私保护权：为了诊治的需要，患者有义务将自己与疾病有关的隐私如实地告知医务人员，但是患者也有权维护自己的隐私不受侵害，对于医务人员已经了解的患者隐私，患者享有不被擅自公开的权利。希波克拉底明确提出："凡我所见所闻，无论有无业务关系，我认为应守秘密者，我愿保守秘密。"我国卫生部制定的《医务人员医德规范及实施办法》规定，医务人员应"为患者保守医密，实行保护性医疗，不泄露患者隐私与秘密。"隐私保护不仅是患者的道德权利，也是患者的法律权利。《中华人民共和国侵权责任法》第六十二条规定："医疗机构及其医务人员应当对病人的隐私保密。泄露病人隐私或者未经病人同意公开其病历资料，造成病人损害的，应当承担侵权责任。"《中华人民共和国执业医师法》第二十二条规定："医师应关心、爱护、尊重病人，保护病人的隐私。"然而，如果患者的"隐私"涉及他人或社会的利益，对他人或社会具有一定的危害性，例如患有甲类传染病，则医务人员有疫情报告的义务，应当如实上报，但应对无关人员保密。

(4)损害索赔权：在医疗活动中，因医疗机构及其医务人员违反医疗卫生管理法律、行政法规、部门规章和诊疗护理规范、常规，造成患者人身损害、精神损害或财产损害时，患者及其家属有权提出经济赔偿，并追究有关人员或单位的法律责任。对此，《中华人民共和国侵权责任法》已做出明确的规定。这也是对道德正义的维护。

(5)医疗监督权：在就医过程中，患者及其家属有权对医疗活动的合理性、公正性等进行监督；有权检举、控告侵害患者权益的医疗机构及其医务人员的违法失职行为；有权对保护患者权益方面提出批评、咨询和建议。

2. **医务人员的权利**　医务人员的权利是指在医疗卫生服务过程中，医务人员得以行使的权利和应享有的利益。医务人员的主体是医师，《中华人民共和国执业医师法》以法律的形式规定了医师享有以下权利：在注册的执业范围内，进行医学诊查、疾病检查、医学处置、出具相应的医学证明文件，选择合理的医疗、预防、保健方案；按照国务院卫生行政部门规定的标准，获得与本人活动相当的医疗设备基本条件；从事医学研究、学术交流，参加专业学术团体，参加专业培训，接受继续医学教育；在执业活动中，人格尊严、人身安全不受侵犯；获取工资报酬和津贴，享受国家规定的福利待遇；对所在机构的医疗、预防、保健工作和卫生行政部门的工作提出意见和建议，依法参与所在机构的民主管理。

(1)医疗诊治权：在注册的执业范围内，医师有权根据患者的情况进行必要的医学诊疗检查，选择恰当的医疗方案、预防措施、保健方法帮助患者恢复健康；有权依据病情、疫情的需要进行疾病调查或流行病学调查，采取预防措施和必要的医学处置；同时医师有权根据患者的需要和医疗结果出具相应的医学证明。这是医师从事执业活动享有的基本权利。但是，在行使医疗诊治权利时，医师不能超越注册的执业范围，而且不能跨临床医疗、公共卫生、预防、保健等医学类别执业。

(2)设备使用权:医师在医疗执业活动中有权享有使用与执业活动有关的医疗设备基本条件,包括诊疗用品、器械等。各级卫生行政部门和医疗、预防、保健机构要依法为医师配备基本的医疗设施,为医师履行职责、开展诊疗活动创造良好的条件,提供可靠的保障。但是,在实际工作中,由于受国家和区域经济条件及卫生资源状况的限制,卫生行政部门和医疗机构只可能确保基本医疗设备条件的提供,医师绝不能因为条件的暂时不具备而拒绝对患者的诊治工作;当条件实在不具备时,医师应当将患者转到具备条件的医疗机构中去接受诊治。

(3)科学研究权:医师属于科学技术工作者,享有从事医学科学研究、学术交流的权利,并且享有依法参加科学技术专业学术团体的权利。

(4)继续教育权:现代社会和科学技术的不断发展,要求医师及时更新知识,调整知识结构,不断提高道德修养和业务水平,这既是医师的权利,也是医师的义务。医师行使这一权利,必须保证完成本职工作,通过所在机构有组织、有计划地进行,不得影响正常的医疗工作。

(5)人身安全权:医师的执业活动和医疗秩序受法律的保护。在执业活动中,医师的人格尊严、人身安全不受侵犯。人格尊严是公民的一项基本权益。我国宪法第三十八条规定,中华人民共和国公民人格尊严不受侵犯。在执业中,对侵犯自己人格或威胁自己人身安全的言论或行为,医师有权采取必要措施或要求有关部门协助予以制止。一切扰乱医疗秩序、谩骂或殴打医师的行为都是违法行为,应当受到社会舆论的谴责和法律的制裁。侵犯医师人格尊严、人身安全造成损害的,必须依法承担法律责任。

(6)经济待遇权:经济待遇是指社会给予某一职业从业者的物质报酬,包括工资、津贴、福利等。获取工资报酬和津贴,是指医师有权要求所在单位及其主管部门根据国家有关规定,按时、足额地支付工资报酬。这是医师维持个人和家属生活,保持其工作能力的基本保证。工资报酬通常应当包括国家规定的医师职务基本工资以及加班和夜班报酬、奖金等。津贴包括国家对医师行业所专门规定的特殊补贴和其他各种补贴、政府的政策性补贴等在内的工资性收入。享受国家规定的福利待遇是指从事特定医疗业务的人员,例如放射性医疗业务的医师等,应当享受的相应的福利待遇。

(7)民主管理权:医师是医疗卫生队伍的主要力量,在医疗、预防保健第一线工作,熟悉业务,了解情况,他们最有资格对所在机构的医疗、预防、保健工作和卫生行政部门的工作提出意见和建议,并依法对所在机构进行民主管理。规定医师对所在机构的医疗、预防、保健工作和卫生行政部门的工作有批评权和建议权,有利于调动广大医师对搞好医疗卫生工作的主动性和积极性,有利于对医疗机构和卫生行政部门的工作进行监督,及时发现问题和改进工作。医师依法参与所在机构的民主管理,参与讨论决定所在机构有关医师切身利益的重大事项,有助于保障医师的民主权利和社会地位,提高医疗机构的管理水平、医学专业技术水平和诊疗质量,促进医疗卫生事业的健康发展。

医师的权利是一种资格权。《中华人民共和国执业医师法》及其他的卫生行政法规规定了医师的任职条件,如果达到了此条件,就具有了做医师的资格,自然也就有了诊断治疗权、出具诊断证明权等。这些权利是法律赋予医师的职业权利。医师的职业权利不仅是指法律规定他有从事一定行为的能力或资格,而且意味着法律要求他必须从事这一行为,既不能转让,也不能放弃,否则就是失职或违法。例如医师享有诊断治疗权,但如果患者前来就诊,医师不给其诊断和采取必要的治疗措施,那么医师的这种行为就是一种违法失职行为,将要承担其不作为的法律责任。因此,从这个意义上讲,医师所享有的职业权利,同时也是他所必须履行的职责。

实践中医务人员的权利是多方面的,它往往超越法学视野,需要从伦理的角度加以分析。例如医务人员有维护患者身心健康的权利。这一权利是医务人员的专业职权,应不受医学以外的任何因素干扰。对社会或患者有害于健康的活动和行为,医务人员有权向其提出劝告、给予制止或向有关部门反映。对国家或部门不慎下达的有害于健康的政策,医疗部门有权要求撤回或修改。

(二)义务

义务是指人们意识到的、自愿承担的对社会、集体和他人的责任。医学领域中的道德义务可简称为医德义务,是指医学关系中行为主体尤其是医务人员应履行的道德责任。医德义务主要包括医务人员的义务和患者的义务。

1. 医务人员的义务 《中华人民共和国执业医师法》第 21 条对医师的义务做出了明确的规定:遵守法律、法规,遵守技术操作规范;树立敬业精神,遵守职业道德,履行医师职责,尽职尽责地为患者服务;关心、爱护、尊重患者,保护患者的隐私;努力钻研业务,更新知识,提高专业技术水平;宣传卫生保健知识,对患者进行健康教育。另外,"执业规则"中的其他条款还规定了如下义务:合法地填写、保护医学文书;对急危患者不得拒绝急救处置;合理使用药品设备,尤其是毒、麻等特殊药品;如实向患者或者其家属介绍病情,特殊治疗应征得其知情同意,并经医院批准;奉命抗灾防疫;按规定报告疫情、非正常死亡或者涉嫌伤害事件,等等。这既是医师的法律义务,也是其道德义务,法律义务是医德义务的底线和基础。

(1)遵守法律法规及技术操作规范的义务:作为公民,医师首先应遵守国家宪法和法律,还必须遵守有关的医疗卫生管理法律、行政法规、部门规章和诊疗护理规范、常规。这是医师在诊疗服务中最主要的义务,同时也是医师应向医疗机构履行的最基本职责。因为遵守卫生法律法规及各项规章制度、规程是避免医疗过错和医疗事故的第一道防线,也是最低的医德要求。

(2)如实记载和妥善保管病历的义务:病历不仅是解决医疗纠纷时认定责任有无的最直接、最有力的佐证,也是记载患者病史资料、进行医学观察、研究或提供医学证明的重要依据。因此,许多国家都将如实记载病历规定为医师的义务,一旦记载失实被查证属实,医师将承担相应的法律责任。《医疗事故处理条例》第 8 条规定,"医疗机构应当按照国务院卫生行政部门规定的要求，书写并妥善保管病历资料；因抢救急危病人，未能及时书写病历的，有关医务人员应当在抢救结束后6小时内据实补记，并加以注明。”卫生部颁布的《医疗机构管理条例实施细则》第53条规定：“医疗机构门诊病历的保存期不得少于15年；住院病历的保存期不得少于30年。”这些规定确保为病人提供高质量医疗服务。

(3)如实告知和说明的义务：《执业医师法》第26条规定：“医师应当如实向病人或者其家属介绍病情，但应注意避免对病人产生不利后果。”《医疗事故处理条例》第11条规定：“在医疗活动中，医疗机构及其医务人员应当将病人的病情、医疗措施、医疗风险等如实告知病人，及时解答其咨询。”《医疗机构管理条例实施细则》第62条规定：“在实施手术、特殊检查、特殊治疗时。应当向病人作必要的解释。因实施保护性医疗措施不宜向病人说明情况的，应当将有关情况通知病人家属。”这些规定，都充分体现了医疗机构及其医务人员所承担的告知说明义务。

(4)抢救及转诊的义务：《执业医师法》第24条规定：“对急危病人，医师应当采取紧急措施进行诊治；不得拒绝急救处置。”《医疗机构管理条例》第31条规定：“医疗机构对危重病人应当立即抢救。对限于设备或者技术条件不能诊治的病人，应当及时转诊。”抢救急危患者，是医务人员执业时经常会遇到的情况，如果处理不好，可能会造成医疗纠纷或者严重后果，产生不好的影响。1986年卫生部发布的《关于进一步加强急诊抢救工作的补充规定》要求，凡急诊抢救患者不受划区医疗的限制，抢救急、危、重患者在病情稳定以前不许转院，因首诊医院病床、设备和技术条件所限需要转院而病情又允许转院的，必须由首诊医院同有关方面联系获得允许，对病情记录、途中注意事项、护送等都要做好交代，妥善安排。对需要紧急抢救的患者，不能因为强调挂号、缴费等手续延误抢救时机，有紧急手术抢救指征的急诊抢救患者应立即直接送手术室。

(5)保护患者隐私的义务：在医疗活动中，医务人员应当发扬人道主义精神，关心、爱护、尊重患者，不但应医治患者躯体上的病痛，而且应慰藉患者的心灵。由于医疗活动的特点，患者主动或被动地向医务人员介绍自己的病史、症状、体征、家庭史以及个人的习惯、嗜好等隐私和秘密。这些个人的隐私和秘密应当受到保护。而且越来越多的人认为患者的病情、治疗方案也属于当事人的隐私，也应当受到保护。患者找医务人员就医，对医务人员是高度信任的，甚至把自己的性命都交给了医务人员，因此医务人员有义务保护患者的隐私。

医务人员医德义务的突出特点是：在主观上不能以获得某种权益、交换、回报等为条件，而是以或多或少地牺牲个人利益为前提的；它是行为主体自愿履行的义务，即行为主体充分认识和理解义务，将其内化为动力后，再外化出善行。

医务人员肩负多重医德义务，但对患者的义务即治病救人是医务人员最基本的义务。医务人员努力服务于患者，是自古至今的公理。

2. 患者的义务 医患关系的维系不仅需要医方正确履行自己的责任，行使自己的权利，也需要患方履行自身的义务。在医疗过程中,如果只是过多地要求医方尽职尽责,而忽视了患方的配合与合作,同样不利于医患关系的和谐与维系。患者就医时应该履行如下道德义务:

(1)如实提供病情和有关信息,配合医方诊疗的义务:在医患关系中,双方当事人必须密切配合。这要求患方应如实陈述病史、病情、按医嘱进行各项检查,并按医生的指示接受治疗。由于患方的错误陈述或不与医方配合导致诊疗失误,医方不承担民事责任。《医疗事故处理条例》第 33 条第五项规定:因患方原因延误诊疗导致不良后果的不属于医疗事故。因为造成这类医疗事件的过错在患方,医方不存在过失。

(2)遵守医院规章制度,尊重医务人员及其劳动的义务:为发挥医院职能,提高医疗质量和工作效率、保障正常工作秩序,患者必须自觉遵守医疗卫生机构的各种规章制度,尊重医务人员的辛勤劳动,尊重医务人员的人格尊严。例如住院患者不能随意离开医院,患者不得擅自修改医嘱等。《中华人民共和国执业医师法》第 40 条规定:“阻碍医师依法执业,侮辱、诽谤、威胁、殴打医师或者侵犯医师人身自由、干扰医师正常工作生活的,依照治安管理处罚条例的规定处罚;构成犯罪的,依法追究刑事责任。”类似规定表明,患方在行使自己就医权利的同时,也必须履行自己的义务。

(3)给付医疗费用的义务:医疗费用包括诊疗、处方、检验、药品、手术、处置、住院等各种费用。从某种意义上说,医疗服务是一种特殊的商品,它并不以治疗是否有效或是否成功作为收取费用的前提,哪怕是治疗失败,只要医方付出了劳动,并且尽职尽责、尽心尽力,患者就应当支付相关的费用,而不能以失败为理由拒付。这是因为人的生命是复杂的,患者个体之间有很大的差异,许多医方以外的因素都可能影响诊治效果。同时,在实施诊治前,医患之间会就医疗费用问题进行知情同意互动。但遇有需要急诊抢救的急、危、重症病人,医师不得因病人未先交付医疗费用而拒绝及时诊治。

(4)保持和恢复健康的义务:健康不仅是公民的权利,也是一项应尽的义务。作为一种义务,一方面体现了对健康、生命、尊严的维护,另一方面也是人类种族延续,人口稳定及履行家庭、社会责任的需要。就此而言,每一个人都有保持自身健康且不危害他人健康,并为他人健康积极负责的义务,例如加强体育锻炼、养成良好生活习惯等。每一个患者都有配合诊疗、尽快恢复健康、防止将传染病传染给别人等义务。那种“健康是自己的事,他人无权干涉”的观点,有悖于健康道德。

(5)支持临床实习和医学发展的义务:医学与其他科学不同,其研究和服务对象都是人,新药、新技术在临床应用之前都必须经过人体试验。医学生在系统学习了理论知识后,还需要经过系统的临床实习,才能初步成为医学人才。因此,支持医学人体试验和临床实习,是促进医学进步、提高医学人才培养质量的需要,应成为每一个患者甚至健康人的道德义务。但是,要求人们履行此义务,必须以其知情同意为前提;若使用强迫、欺骗、诱惑等手段让人们尽此义务,则有违医德。

二、情感与理智

（一）情感

情感是指人在感知、评价个人和他人行为以及其他客观对象时所产生的能否适应或满足自己需要的内心体验和态度。情感的外在表现是人们内心世界的自然流露。情感可分为正向与负向两种：正向情感是人对正向价值的增加或负向价值的减少所产生的情感，例如愉快、满意、高兴、信任、感激、爱慕、庆幸等；负向情感是人对正向价值的减少或负向价值的增加所产生的情感，例如厌恶、愤怒、恐惧、痛苦、鄙视、仇恨、嫉妒等。

医德情感是指医务人员在医疗活动中所产生的职业道德情感，即对医德生活的内心体验、态度及其自然流露。医德情感是医德意识、医德良心、医德意志、医德信念的基础，也是医务人员正确处理医患关系，提高医疗服务水平的基础。

医德情感包括同情感、责任感和事业感。同情感是最基本的医德情感，表现为对患者的遭遇、痛苦和不幸能够理解，在感情上产生共鸣，在道义上、行动上给予支持和帮助。同情感是促使医务人员为患者服务的原始动力。责任感是同情感的升华。它把挽救病人的生命、促进患者的康复视为自己的崇高职责和义不容辞的责任。这是一种自觉的道德意识且使医务人员的行为具有稳定性。事业感是责任感的升华。它把本职工作与发展医学事业紧紧地联系起来并成为执着的终身追求，能够激励医务人员为医学事业的发展发愤图强，不计较个人得失，并能为患者的利益承担风险，全心全意地为人民的健康服务。责任感是高层次的医德情感。

医德情感具有以下特点：其一，职业性和特殊性，即要求医务人员对患者表现出更多的同情、尊重和博爱等；其二，自觉性和纯洁性，即要求医务人员在执业活动中不能有任何不正当的私念，要把患者的生命和健康放在首位，平等待患，不因个人的私利或恩怨而有所差别，真正做到自觉、无私、平等地对待每一位患者。总之，人们常常用“医者父母心”的比喻来概括医德情感这些突出的特点。

（二）理智

在医学伦理学中，理智是指医务人员用以认识、理解、思考和决断伦理问题的理性能力，或辨别是非、利害关系以及控制自己行为的理性能力，常常表现为清醒、冷静、合乎实际的思维。作为医务人员必备的医德理性修养，理智包含较低层次的医德认知素质和自制能力，以及较高层次的医德决疑能力和智慧素质。理智的作用在于把握、调控、驾驭、优化情感。例如认知素质和自制能力，主要是感知辨识情感优劣，从而控制、平衡自我情绪；决疑能力和智慧素质，主要是通过优化情感并整合医学服务中的个人多元素质，为患者提供最佳的医学服务。

理智要求把医德情感建立在医学科学的坚实基础上，防范自我情感的不良应答、盲目诉求、过度膨胀以及情感缺失，以道德理性全面整合自我情感世界。要求正确认识和对待对方的情感，在患者痛苦不堪、心态不平，而家属情绪化、不冷静的情况下，不为患方的恶性心态所干扰，不应以无益的廉价情感去应付、迁就、讨好对方，而要坚持科学精神，保持理性、清醒的头脑，认真负责、实事求是地对待患者。要正确认识和对待周围的情感氛围，恪守科学原则和医德规范，抵制和排除种种不良情绪的群体化、时尚化。

医务人员理智地对待自己所面对的医疗人际关系及医疗活动，对于减少不良心理因素的干扰，避免不良情绪的影响，确保医疗质量等具有十分重要的意义。人们常说："医者能医不自医。"很多理性的外科医师不为亲人手术，儿科医师不为自己的孩子诊治疾病，其主要的原因就是为了防范心理、情感中的非理性作用。

理智与情感都是医务人员必备的医德修养，一名合格的医务人员应该集二者于一身。"同情不用情""用情不动情"等命题，既是医家成功的经验之谈，又是有待进一步发掘、利用的医德宝藏。

三、审慎与胆识

（一）审慎

审慎指人们在行为之前的周密思考与行为过程中的谨慎认真，它体现着一个人工作、学习和生活及为人处世的态度，是严密的科学态度和强烈的道德责任心的表现。

医德审慎是指医务人员在医疗活动中应当具备的详细周密、谨慎行事的医德作风。它既是医务人员内心信念和良心的具体体现，又是医务人员对患者和社会的义务感、责任感的总体表现，是对患者高度负责的精神和严谨的科学作风的有机结合。医德审慎对医务人员的要求是慎言、慎行，做到处事慎重、严谨、周密、准确、无误，具体指诊断审慎、治疗审慎、言语审慎。审慎是医务人员不可缺少的医德修养。自古以来，许多名医都以"用药如用兵""用药如用刑"来告诫和要求自己。被称为"当代医圣"的张孝骞教授，则把"戒、慎、恐、惧"作为自己行医的座右铭，为审慎及其价值做出了最好的诠释。

在医疗实践中，审慎至关重要。其作用表现在：一是有助于保障患者的身心健康和生命安全。审慎可以避免由于疏忽、马虎而酿成的医疗差错、失误和重大事故，使医疗服务质量得到保证和提高。审慎可以帮助医务人员排除私心杂念，充分体现出医务人员对患者的极端负责。二是有助于保证及时做出正确的诊断。临床医师诊察疾病是一个复杂的过程。理论的相对性、经验的局限性、专业分工的狭隘性和检查手段的不完全可靠性等，都可能影响诊断的准确性。及时、正确的诊断依赖于医务人员对患者进行身体检查、询问病史、全面分析等一切环节的慎重。三是有助于选择最优化的治疗方案。在诊断明确以后，审慎地对比、筛选、论证，设计、完善治疗方法，是使治疗达到最优化的关键所在。四是有助于建立和谐的医患关系。医疗行为不仅包含着对医疗技术的审慎选择，还包含沟通手段的审慎使用。言语等使用不慎，很可能造成患者的误解，引起不良的心理反应，甚至导致医患关系的紧张。

(二)胆识

胆识即胆量和见识,是指人们在事物处理过程中敢于承担风险和善于化解风险的勇气和能力。勇气应以见识为基础,见识则因勇气而显现价值。医德胆识是指在患者面临生命安危和风险而医务人员可以有所作为时,应该具备的敢于为患者预见风险、承担风险并善于化解风险的勇气和能力。胆识的深层本质是关心患者,尊重科学,勇于担当。

在临床实践中,尤其在处理某些特殊患者和首诊工作中,胆识具有突出的价值。它能够帮助医务人员在面对急、危、重症患者时抓住有效的抢救时机,提高救治效率;能够帮助医务人员在患者损伤不可避免时,做出争取最大善果和最小恶果的合理选择;可以帮助医务人员尽快对疑难病症及时做出正确的诊断和处理。对于首诊的医务人员来说,如果缺乏胆识,缺乏责任心,就会以种种借口推托患者,尤其是危、重、急、险患者,因而往往造成严重后果。为防止此类现象的发生,管理上通常实行首诊负责制。它要求首诊医师和医院必须做到:急诊急救患者优先;敢于负责,善于担当,除本院确无该专科或病情允许时可以转院外,必须就地诊治和抢救;凡遇急救患者,依病情需要,可先行抢救,再补办有关手续和交款事宜;借故推诿或者不千方百计创造急救条件者,应追究当事者、领导人的责任。这是保证医德胆识发挥作用的外部机制。

孙思邈曾提出,明医应做到"胆欲大而心欲小,行欲方而智欲圆"。在这里"胆欲大"相当于胆识,"心欲小"相当于审慎。"胆欲大而心欲小",阐述了行医的真理:胆识与审慎必须统一、缺一不可!胆识是"不怕",不怕面临风险的必然选择;审慎是"怕",怕失掉最佳选择,表层上二者相反;胆识决定敢于救死扶伤,审慎决定能够实现救死扶伤,深层上二者相成。只有把胆识与审慎统一起来,医学服务才能发挥最佳效应,而二者统一的基础就是医务人员的高度责任感和科学精神。

四、良心与荣誉

(一)良心

良心是一定的社会关系和道德关系的反映,是人的道德认知、情感、意志等在自我意识中的统一,是人对自身行为进行道德评价与调控的核心机制。

医德良心是指医务人员在履行医德义务过程中所形成的一种道德意识,是其医德认识、情感、意志的有机统一,其中的核心要素是对所负医德责任的自我感知能力和对医德行为的自我评价能力。

医德良心在医务人员的行为全过程中具有重要作用。首先,在行为之前具有选择作用。当医务人员准备从事职业活动时,良心支配其动机选择。这时良心不允许行为违背行为主体自己所接受的道德观念。它根据已内化的医德义务,对行为动机进行检查,对符合医德要求的动机予以肯定,反之予以抑制或否定,从而做出正确的选择。其次,在行为过程中具有监督作用。在医疗活动中,当医务人员一旦产生不正常的情感、欲念时,行为主体就能够通过"良心发现"及时地发现问题,从而调整自己的行为,将符合医德要求的情感、意志、信念以及行为方式和手段予以激励和强化,反之予以纠正、克服,避免不良行为的发生。最后,在行为之后具有评价作用。一个医务人员只有具备比较完善的良心机制,才能正确地评价自己的所作所为。如果自己的行为后果给患者和社会带来了利益,给他人带来了幸福,就会有一种满足和欣慰感。如果自己的行为给患者造成痛苦和不幸或违背了社会利益,就会感到内疚和惭愧,并要求自己在今后的行为中加以改正。

(二)荣誉

荣誉是指一定的社会或集团对特定个人或组织履行社会义务的道德行为的积极评价和褒奖。个人因意识到这种积极评价和褒奖所产生的道德情感,称为荣誉感。

医德荣誉是医务人员理性上自尊的表现。在社会层面表征着对医务人员道德行为及其价值的肯定和褒奖。它包括两个方面:一是人们和社会对医务人员高尚的行为予以肯定;二是医务人员个人对自己的肯定性评价以及对社会肯定性评价的自我认同,表现为因履行医德职责受到褒奖而产生的自我赞赏。这两个方面是相互联系和相互影响的。

在把握医德荣誉时,应注意以下问题:其一,荣誉感与虚荣心的矛盾。这是主体内在的矛盾。荣誉感以奉献为基础,由知耻心、自尊心与进取意识、竞争意识等整合而形成,表现为对自我追求的价值肯定和对自我行为的正确认识,具有浓厚的科学理性。虚荣心则以索取为目的,为荣誉而求荣誉,常以弄虚作假、阿谀奉承等手段满足个人私欲。具有强烈的情绪色彩。荣誉感是不可缺少的,虚荣心是应该克服的。其二,职业荣誉与个人荣誉的矛盾。这是行为主体中群体与个人的矛盾。一般说来,职业荣誉与个人荣誉相辅相成,水涨船高。但两者并非完全统一。其三,社会毁誉与自我褒贬的矛盾。这是荣誉评价中的矛盾。一般说来,社会评价是构成荣誉的客观基础。自我评价,或表现为对社会褒奖的认同,或是纯粹的自我品评。真实的荣誉应是这两种评价的统一。现实中,社会评价与自我评价也会出现种种不协调。如果两种评价不一致,看哪一个符合实际和人民健康利益,符合者接受,不符合者拒绝,注意防止单纯以医者或患者的是非为是非的片面做法。

名誉是荣誉问题的焦点,也是它的突出表征。医务人员应该树立正确的名誉观。其一,重视名誉。重视和追求名誉,表明医务人员具有职业荣誉感和个人自尊心,同时也符合社会的要求。符实之名不必耻言。其二,不唯名誉。医务人员的名誉永远同医术、医德、创造、贡献相随。如果离开医学事业单纯去追求名誉,名誉就变得虚伪,就毫无价值。其三,求名有道。从获得名誉,再到保持名誉,都必须确立正当目的,选择正当手段。

思考题

1. 简述生命伦理学四原则的内涵及其运用。

2. 简述社会主义医德基本原则的内涵。

3. 简述我国主要医德规范有哪些?

4. 简述医德权利义务良心荣誉的基本内涵。

5. 简述医德情感与理智、审慎与胆识的内涵及相互关系。

6.《医学生誓言》的主要内容是什么?

（马长永　王福利）

第四章 4 医疗人际关系伦理

医疗人际关系是指在医疗活动中所结成的人与人之间的关系。在医疗卫生活动中存在着复杂的医疗人际关系,主要包括医患关系和医际关系两个方面。医疗人际关系伦理是医学伦理学研究的重要内容。掌握医疗人际关系伦理,对于优化医疗人际关系,提高医疗质量,更好地为人民身心健康服务,具有重要意义。

第一节 医患关系伦理

从古至今,医患关系在医疗实践中占据着突出的位置,希波克拉底时代如此,现代生物医学亦然。著名医史学家西格里斯说:"每一个医学行动始终涉及两类人群——医师和患者,或者更广泛地说,医学团体和社会,医学无非是这两群人之间多方面的关系。"著名医学心理学权威魏斯教授指出:"现代医师划时代进步的柱石是医生 - 患者关系。"由此可见,在医疗人际关系当中,医患关系是最核心、最本质的部分。

一、医患关系的含义和特点

(一)医患关系的含义

医患关系有狭义和广义两种内涵。狭义的医患关系,是指医生与患者之间为维护和促进健康而建立起来的人际关系。广义的医患关系,是指以医生为中心的群体和以患者为中心的群体之间为维护和促进健康而建立起来的一种人际关系。广义医患关系中的"医"是指为群众提供医疗卫生保健服务的整个群体,包括医生、护士、医技人员、卫生管理人员等;"患"首先是指前来就诊的患者及其相关的人,如家属、亲戚、朋友、监护人、同事或领导等,其次是指未求医的患者,也包括虽然健康但为了预防疾病、促进健康而要求咨询、体检或采取各种预防措施的人。

(二)医患关系的特点

1. **明确的目的性和目的的高度一致性** 尽管医患交往的形式、层次多种多样,但其目的只有一个,即为了诊治疾病、提高患者的健康水平,而且这一目的是医患双方所共同期望的。

患者就医，接受医务人员的诊治，目的是为了消除自身的疾病和痛苦；医务人员为患者提供诊治服务，目的也是为了消除患者的疾病和痛苦。而在一般的人际交往中，交往双方并非都具有明确的目的性。因此，医患交往与一般的人际交往不同，它本身不仅具有明确的目的性，而且表现出高度的一致性。

2. **利益满足和社会价值实现的统一性** 恩格斯指出："每一个社会的经济关系首先是作为利益表现出来的。"这种利益作为道德的直接根源，决定着人们对个人利益与他人利益及社会利益关系的理解和调整。如果在社会上根本不存在共同的利益，那也就根本不存在全社会统一的道德原则和规范；只有在社会上有着根本一致的或完全一致的共同利益的前提下，才可能出现大体统一或完全统一的道德原则和规范。在医疗实践活动中，广大医务人员之所以能够以救死扶伤为己任，相互合作，正在于他们有着共同的利益，并在共同利益的基础上形成了统一的医学道德原则和规范，以此来约束和制约不同个体的医疗行为，确保医疗集体的共同信誉，赢得患者的信任。医患之间也正是存在协调一致的利益关系才能彼此配合，共同维持良好的医患关系。一方面，医务人员通过为患者提供医疗服务，获得应有的经济利益，同时用自己掌握的技术解除患者的病痛而实现其自身的价值，获得精神上的满足；另一方面，患者通过支付医疗费用而满足其解除病痛、身心康复重返工作岗位而获得健康利益，进而在工作中继续实现自身的价值。医患双方的利益关系是社会整体利益的反映，体现了社会整体利益的一致性，即消除疾病、维持人类的健康发展。但是，由于医患双方受其他利益的影响，有时会发生医患某方面利益的不一致性。

3. **尊严权利上的平等性和医学知识上的不对称性** 在医患关系中，医患双方的人格尊严、权利是平等的，并且都受到医学道德与法律的调整及保护。因此，任何一方的人格尊严、权利受到对方的不尊重或者侵犯，都会受到医学道德的谴责，甚至法律的制裁。但是，医务人员拥有医学知识和能力，而大多患者对医学却不懂或一知半解。因此，医患双方在医学知识和能力的占有上具有不对称性，存在着事实上的不平等，由此使医务人员在诊治活动中处于主导地位。从这个意义说，患者处于弱势和依赖的地位。这种地位既是患者信托医务人员的重要原因之一，也是患者享有若干特定权利和医务人员被赋予若干特定义务的理由之一。

4. **医患冲突或纠纷的不可避免性** 在医患关系中，尽管医患双方具有目标一致、利益价值相统一等特征，但是受医疗卫生保健经费投入水平、医疗卫生保健单位的管理水平，医患双方的认知水平，以及对医疗卫生保健活动及其行为方式、效果的理解不同等诸多原因，医患之间常常发生矛盾或冲突。然而，这种冲突可以通过社会及医患双方的共同努力得以避免，从而建立和谐的医患关系。

（三）医患关系的性质

1. **从法律上说，医患关系是一种医疗契约关系** 医疗契约又称医疗合同，是指作为平等主体的患方与医方之间设立、变更、终止民事权利与义务关系的协议。这种协议的达成包括要约与承诺双方，即患者到医疗机构挂号就医是求诊的要约，而医疗机构收取挂号费且交付挂号单是对患者的承诺，从而医患双方的医疗契约便得以确立。不过，这种契约关系与一般的契约关系不完全相同，如这种契约没有订立一般契约的相关程序和条款、对患者一方没有严格的约束力等。因此，医患关系具有契约性，但并不是一种严格的契约关系。

2. **从伦理上说，医患关系是一种信托关系** 医患信托关系是医方受患方的信任和委托，保障患方在医疗活动中的健康利益不受损害并有所促进的一种关系。在这种关系中，由于患方的医学知识和能力的缺乏，对医方抱着极大的信任而将患者的生命和健康交托给医方，甚至把自己的隐私告诉医方。因此，这种关系不同于商品关系或陌生人之间的关系。患方的求医行为隐含着对医方的希望和信任，而医方的特殊职业性质和职业信誉，要求其必须接受患方的托付，并以救死扶伤的人道主义精神尽可能地实现患方的希望和托付，这也是医方的义务和责任。这一属性说明医患关系不同于一般的法律合同关系、纯粹的契约关系，它要以医、患间的真诚信任为基础，而不是完全依靠法律的外在约束。但是在市场经济条件下，个别单位、个别人员受市场经济消极因素的影响，把医患之间的这种诚信关系加以扭曲，看成纯粹的商品供应者与消费者的经济关系或纯粹的契约关系，片面追求自身的经济利益，导致医患之间关系紧张和不信任。然而，这也从另一个侧面揭示了医患关系的信托性质，说明忽视或背离信托性质的医患关系只能是一种矛盾的、不和谐的关系。

因此，医患关系是以诚信为基础的具有契约性质的信托关系。

二、医患关系的历史演变

自从医巫分离，医疗作为一种独立的社会职业出现后，医患关系随之问世。医患关系不是一成不变的，在人类文明发展的不同时期、不同医学模式下呈现出各自不同的特点。其中医学科学自身的发展是影响医患关系变化的基本因素。

1. **古代医学中的医患关系** 古代经验医学时期，医学没有形成独立的科学体系，其基本特征是整体性。如古代中医学，除了把人体看作是各功能系统相互联系的统一体外，还把人体看作是受环境和情绪因素制约的生命过程。其医学模式是“形神合一”“天人合一”的医学模式。在这个模式中，躯体（形）、情绪（神）和环境（天）三者统一于“人”这一概念。在此时期，医院尚未形成，医疗行为发生在单个医生与单个患者之间，医生与患者的直接交往贯穿于诊断与治疗的始终，如用望、闻、问、切等办法获取病史资料。医生对患者全权负责，他不仅了解疾病，也了解患者的生活及社会情况，患者的痛苦以及对医生的期望都直接地反馈给医生并在很大程度上感染着医生，激发着医生的同情心和人道主义精神。在此阶段形成了许多高尚的医德观念及医德规范，如：《希波克拉底誓词》强调医生行医的唯一目的是为病家谋幸福，不能分男女、贵贱；医生要严格约束自己的行为，不做各种害人的事，尤其不能有淫邪之念。《大医精诚》倡导：“若有疾厄来求救者，不得问其贵贱贫富，长幼妍媸，怨亲善友，华夷愚智，普同一等，皆如至亲之想……”这个时期还涌现出一批著名的医德典范人物，如我国古代的扁鹊、张仲景、孙思邈，古希腊的“医学之父”希波克拉底，阿拉伯的迈蒙尼提斯等。可以看出，古代医学的医患关系是比较融洽、紧密、稳定的，呈现出简朴、单一、依赖的特点。

2. 现代医学的医患关系 在欧洲文艺复兴运动后自然科学从自然哲学中分化出来，独立学科体系相继确立，分化、实验成为当时的科学潮流。在这一潮流的影响下，近代西方医学以“分解”作为自身的基本特征。如：在近代西方医学的解剖刀下，人体被分解为相互孤立的器官、组织和细胞，而不再是一个活生生的完整的人。医学的全部理论和诊疗方法以生物学为基础，对人自身的认识被严格地限制在人的生物属性上，其研究和医疗活动的对象仅仅是人体而不是“人”。基于这一特点，近代医学中的医患关系较之古代医学中的医患关系有着明显的差别。

(1)医患关系的“物化”：由于实验医学的特点，在医疗活动中出现了大量的理、化诊疗仪器，改变了古代经验医学时期的诊疗方式。一方面，医务人员过分依赖技术与设备，尖端的仪器检查代替了以往询问病史、体格检查和临床思维，对疾病的诊断脱离时间、空间、心理变化对机体的影响，忽视患者的特异性和病理过程的复杂性，出现了医患关系“物化”的特点。

(2)医患关系的分解：由于近代西方医学分科越来越细，技术越来越专门化，同一患者的同一疾病发展阶段的诊疗活动被分解为多个空间部分，其健康和生命不是依赖某一医生，而是同时依赖医、护、技、药等众多的医务人员。以往医患单一稳定的联系就分解成多线头，医患双方的情感联系相对地变得淡薄了。

(3)医患关系的非人格化：重视实验的生物医学探求的领域越精细，医生越关注试管里的血液、尿液，显微镜下的细胞，X 线下的阴影等。这些影像和数据使得医生往往忽视了患者的生理、个性及生活经历，使疾病从患者身上分离出来成为医术的对象，相应地医术也从医生身上分离出来成为对付疾病的手段。医患关系由人与人的关系变成了单纯的技术关系。

三、医患关系的内容及模式

（一）医患关系的基本内容

医患关系就其内容而言，包括医患关系的“非技术”和“技术”两方面内容，这两方面既有区别又有联系。

1. 医患关系的技术内容 主要指在诊疗措施的决定和执行中，医务人员和患者之间的相互关系。从技术方面来看，医生与患者的关系，乃是“专家”与“外行”的关系，医生拥有医学专业的知识和技能，患者是没有受过医学专业训练的外行人，需要求助医生的专业知识和技能。比如，同患者讨论治疗方案，在诊疗前征求患者意见并取得同意，这些都是医患关系的技术性方面。医患关系的技术方面最基本的问题表现在医疗实施过程中医生与患者的彼此地位。从历史发展的角度看，医患关系存在两种经典的类型：家长式和民主式。传统的医患关系中，医生具有绝对权威，在医疗过程中始终占据主动地位。西方流传着“医生像父亲”“护士像母亲”的说法，一定意义上讲，就是对“家长式”医患关系的一种注解。现代医患关系中民主意识增强，患者不是完全被动地接受治疗，而是要参与医疗意见和决策，表现为新型的“民主式”。

2. **医患关系的非技术内容** 主要指医患交往中存在着的社会、伦理、心理等方面的关系。比如，我们通常所说的服务态度、医疗作风等。医患关系的非技术方面是医患关系中非常重要的方面。很多患者对医生、医院是否满意，不仅来自医生给予的诊断和治疗处置的优劣、医务人员操作正确和熟练程度与否的判断与评价，而且来自医务人员是否耐心、是否认真、是否饱含同情、是否尽职尽责的判断与评价。简而言之，就是服务态度好不好，医德高不高。社会对于医生的角色期望已不仅仅满足于医生要有很好的医术，更期望医生有较高的医德修养。这表明医患关系中，非技术因素不仅与医疗效果有关，而且与构建和谐的医患关系有着密切的关系。它们是医患关系中较为活跃的因素，主要包括：道德关系、价值关系、利益关系、文化关系和法律关系。

在上述两个方面内容中，技术关系是联系医患关系的中介桥梁或纽带，也是医患发生和维持非技术关系的前提和基础；非技术关系也会影响技术关系：如果非技术关系良好，那么可为医疗技术活动的开展和效果创造良好的条件；如果非技术关系处理不好，也会使医患关系恶化，甚至使医疗技术活动中断。因此，医方应关注医患非技术关系的建立和改善，而不能只有单纯的技术观点。只有从以上两个方面出发，采用适当的医患关系模式才有可能建立良好的医患关系。

（二）医患关系的基本模式

针对医患之间的技术关系，国内外学者基于医务人员和患者之间的不同地位、角色，以及权利和责任等，提出对医患关系的不同划分方式，称之为医患关系模式。目前比较公认的关于医患关系模式的理论主要有三种：萨斯 – 荷伦德模式、维奇模式和布朗斯坦模式，其中首推萨斯 – 荷伦德（Sass – Hollender）模式。

此模式是1956年萨斯、荷伦德两位作者在《内科学成就》中首次提出的，现已被医学界广泛接受。这种模式根据医生与患者相互的地位、在治疗活动过程中主动性大小，将医患关系分为三种模式类型：主动 – 被动型、指导 – 合作型、共同参与型。

1. **主动 – 被动型** 这是一种传统的、具有悠久历史的医患关系的模式。在此种模式当中，医生几乎占据医疗活动中完全的主动性，而患者相对来说处于完全被动的地位。医师的权威性不受任何怀疑，患者不会提出任何异议。这种模式在现代医疗实践中大量、普遍存在，如外科手术、麻醉、抗菌治疗。这一模式特别适用于急诊治疗、遭受重创的患者，以及大出血或者休克昏迷的患者。

2. **指导 – 合作型** 这一模型中医患间存在着相互作用，医生和患者都具有主动性。患者因某种症状而痛苦，如急性感染，于是主动地寻求医生的帮助，医生告诉患者应该做什么，不喜欢患者提问题或表示异议，或不履行应该接受的医嘱。在这种医患关系中虽然患者有了一定的地位和主动性，但在总体上讲，医患的权利是不平等的，医生仍具有权威性，仍居于主导地位。医生的意见受到尊重，患者可以提出疑问和寻求解释。这种模式有助于发挥患者的积极性，提高诊治效果。

3. **共同参与型** 此型医患关系中，医生和患者有近似相等的权利和地位，医生帮助患者自疗，几乎所有的心理治疗、精神治疗都属于这种模式。大部分慢性病患者也适用这种模型。这种医患关系中，患者和医生一起商讨治疗方案，应该采取什么样的防治措施，医患双方共同作出决定，医师此时的意见常常涉及患者的生活习惯、方式及人际关系调整，患者的配合和自行完成治疗显得尤为重要。

这三种医患关系在它们特定的范围内，都是正确和有效的。对一个昏迷的休克患者，不可能让他来参与什么意见，只能采取主动－被动型的医患关系来组织医疗活动。对大多数患者应该按照指导-合作型或相互参与型的医患关系来组织医疗。

四、构建和谐医患关系的伦理要求

防范医患纠纷，建立和谐的医患关系，除了政府要调整卫生政策、加快医疗体制改革、加强医疗卫生的法制建设和行政管理，以及医务人员不断地提高医疗技术外，医患双方还必须注意互动中的伦理要求和道德规范，即以道德保障促进医患关系的和谐。

1. **医患双方应密切地沟通与交流** 随着医学科技的发展，大量的医疗仪器设备介入到医务人员的医疗卫生保健活动中，使医患关系出现了物化趋势，因而医患之间的沟通与交流减少，医患之间的情感淡漠，致使医患之间容易产生误解，甚至发生纠纷。因此，为了防范医患纠纷，促进医患关系的和谐，必须加强语言和非语言的密切沟通与交流，并且要注意克服彼此的心理障碍、文化差异，医务人员还要主动并正确使用沟通技术，以达到相互之间的了解、理解和发生矛盾时的宽容、谅解，将医患纠纷消灭在萌芽状态。

2. **医患双方应自觉维护对方的权利** 随着时代的发展和观念的改变，医患双方的权利作为人权的组成部分，已经受到医患双方的关注，并且大量的事实也说明医患双方中的任何一方不尊重或侵犯对方的权利都是引起医患纠纷的原因之一。因此，要防范医患纠纷和促进医患和谐，必须对公众和医务人员普及伦理、法律的基本知识，使其认识到维护患者的权利是医务人员、医疗卫生机构和社会的天职，同样维护医务人员的权利也是患者、医疗卫生机构和社会的义务。不过，在处理维护医患双方权利的关系时，要把维护患者的权利放在优先的地位，因为在医患双方的医学知识和能力上存在着事实上的不平等，患者存在着“求医”心理且处于弱势地位，只有维护了患者的权利才有利于建立起指导－合作型或共同参与型的信托关系，医务人员的权利才能得到切实维护。同时，还应认识到维护患者权利的关键是保证医疗的质量和安全,而维护医务人员权利的关键是尊重其人格尊严和人身安全。

3. **医患双方应自觉履行各自的义务** 为防范医患纠纷而促进双方的和谐,医患双方都必须履行各自的义务。首先,医患双方都要提高认识、端正态度,即认识到履行各自义务有助于保障相应权利的实现、医患关系的协调与合作,以及缓解医患关系紧张而减少医患纠纷等。其次,医患双方还要克服认识或观念上的一些误区,如医患双方在履行各自的义务时,必须发自内心并认为这是必须或应该尽的职责,而不能认为是约束自由。医务人员要克服长期形成的患者寻求其帮助是“求医”的观念和由此产生的权威心理或家长作风,从而把义务理解为患者单方应该做的;而患者也要克服由市场经济带来的商品关系的影响而把医疗卫生机构和医务人员理解为卖方、把自己理解为买方,并认为只有卖方有义务而买方只有权利等错误的认识。再次,双方履行各自义务的关键是做到“尊医爱患”。“尊医”要求患者尊重医务人员的人格尊严、权利和劳动价值,在任何情况下都不能侮辱医务人员,更不能谩骂和殴打医务人员;“爱患”要求医务人员不仅要为患者诊治疾病且还要关爱患者,不仅要关爱患者的“病”,更要关爱作为患者的人。

4. **医患双方应正确认识和处理权利与义务的关系** 在医患关系中,医患双方既有法律、道德权利,也有法律、道德义务。但是,医患双方都要认识到:法律权利与法律义务是一致的,互为条件的;而道德权利与道德义务未必一致,即履行道德义务时不一定以获得道德权利为前提,如在火车上救治了急危患者的医师不能以获得经济回报为条件。患者的权利与医方的义务通常是一致的,例如:患者有获得诊治的权利,医务人员则有实施诊治的义务;患者有知情同意的权利,医务人员有解释说明的义务。但是,两者有时也会发生冲突,如艾滋病患者有要求医务人员为其保密的权利,而医务人员又担负着疫情报告的义务。如果医务人员仅考虑疫情报告的义务而不考虑患者的意愿和要求,或患者仅考虑个人隐私权的享有而无视公众和社会利益,势必发生冲突。这就要求医务人员在上报疫情时,不得将患者的医密告知其他无关人员,应做好适度的保密工作。然而,患方的义务与医方的权利却不一定一致,如患者有严格按医嘱检查的义务,但如果拒绝某项检查,而此时医务人员却没有实施强制检查的权利。总之,正确认识和处理医患双方权利与义务的关系,有利于维护医患双方的权利和履行各自的义务,从而促进医患双方关系的和谐。

5. **医患双方应加强道德自律并遵守共同的医学道德规范** 在医患关系中,双方都应加强道德自律并遵守共同的道德规范,这是防范医患纠纷而促进和谐医患的关键。就医务人员而言,首先在医疗卫生保健服务中要重视对患者的情感投入,开展人性化服务,视患者为亲人,使患者有一种温暖感和信赖感;其次,要认真负责,一丝不苟,提高责任感和事业感;再次,要做到廉洁服务,不接受患者的吃请、红包等,重塑白衣天使的形象。就患者而言,首先要文明就医,要理解医务人员的辛苦和医疗卫生保健的困难;其次,要尊重医务人员的劳动和人格尊严,不恶语伤人,不做违法之事;再次,要实事求是地对待疾病,冷静、客观地要求医务人员。

在上述双方加强道德自律的基础上，双方还要遵守以下共同的道德规范：互相平等和尊重；互相理解和信任；互相关爱和帮助；共同遵守法律和法规等。

第二节　医际关系伦理

建立良好的医际关系既是现代医学科学发展的客观需要，也是建立和谐医患关系的重要条件。只有在良好的医际关系氛围中，才能提高医务人员的服务质量，最大可能地发挥医院各项工作的效益，同时促进医务人员良性互动、积极向上、和谐发展。

一、医际关系的含义及特点

（一）医际关系的含义

医际关系就是指医疗卫生系统内部的人际关系。它特指医学实践主体之间的关系，主要包括：医生与医生、医生与护士、护士与护士、医护人员与医技人员、医务人员与管理人员、医务人员与服务人员等之间纵横交叉的多种类型的医疗人际关系。

在医疗人际关系中，医患关系居于核心地位，医际关系处于从属地位。但是，由于医务人员自始至终在医疗行为中占据主导地位，这样就决定了医际关系的良好与和谐与否将对医患关系产生直接深刻的影响。

在医际关系当中，医生与护士的关系可谓是历史悠久，二者在医学的漫长发展过程中，已经形成了稳定的配合与协作关系。医护人员与医技人员的关系随着现代医学的发展而形成、发展起来。由于医技工作在诊治中的比重越来越大，医护人员与医技人员的关系越来越紧密。在医院的发展建设中，医务人员与管理人员等则形成了平等服务的关系。

（二）医际关系的特点

1. **协作性**　在现代医学背景下，医院的分科和医务人员的专业分工越来越细，面对一个患者往往需要诸多科室医务人员的共同努力和密切配合，不同科室、不同专业的医务人员间的相互支持、协同配合已成为现代医疗工作整体服务的基石，只有同心协力、取长补短，互相尊重、相互配合，才能达到良好的治疗效果，实现以人为本的服务理念。即使再高明的医务人员，仅仅凭借个人的经验和能力，孤军奋战，无论从科研上还是从疾病的诊治上，都难以有大的作为。所以，医务人员间的协作性是医疗实践的客观要求，也是医学发展的必然结果。

2. **平等性**　现代医学科技的发展，使医、护、药、技等医学分工之间，具有一种学科渗透、优势互补、合力攻关的整体服务性质，消除了传统诊疗活动中简单的辅助与帮手的主从关系。医务人员之间尽管存在明确的专业分工和岗位划分，但是彼此之间并没有高低贵贱之别，平等合作是构筑医务人员间和谐关系的前提，因专业、岗位不同而互相歧视的做法是极其有害的。

3. **同一性** 医务人员之间关系的同一性，主要是指所有医务人员的一切诊疗活动，都以救死扶伤，防病治病，为人民的健康服务为宗旨，服从于协调和处理医患关系的客观需要。医务人员不论从事什么专业，具有什么样的职责，均以共同的全心全意为患者服务为最终目的，医务人员之间关系的同一性要求广大医务人员把患者的利益放在第一位，竭诚为患者服务。

4. **竞争性** 医务人员之间的竞争性体现在医疗质量、护理质量、诊疗水平、科研成果、服务内容等各个方面。竞争的目的是为了形成比、学、赶、帮、超的人际关系环境，以取得良好医学角色地位，实现更好地为患者或其他人群服务的医德宗旨。所以，在医疗实践活动中，医务人员之间在为患者或其他人群服务的基础上，既协作又竞争，共同促进医务人员之间关系的稳定和发展。

二、医际关系模式

1. **优势互补型** 在医疗服务过程当中，“尺有所短，寸有所长”，每个医务人员都存在着自身的优势与劣势。因此，彼此优势互补，取长补短是明智之举。可以形成年龄上的互补、专业上的互补、性别上的互补、性格上的互补等等。一般而言，在医学临床当中，老年医生经验丰富，思想深邃，思虑周详。中年医生技术娴熟，精力充沛，注重实际。青年医生充满活力，反应敏捷，勇于创新。另外，不同专业、不同学科、不同性格和不同性别的医生，在心理上、生理上、思维上和处理手法上也可以形成优势互补，对工作大有裨益。

2. **指导与被指导型** 由于医疗卫生队伍是由不同的层次组成。因而，在医疗过程中，总有一方处于指导地位，具有相对权威的地位，而另一方则处于接受指导的地位。这一类型医际关系的成因是客观上存在着知识结构、临床经验、医疗技术和医德修养等方面高于一般医务人员、医技人员、医疗后勤服务人员等的领导者和上级医生。这种类型既有利于发挥领导者和上级医务工作者的积极性和全盘驾驭能力，也有利于工作的开展以及被领导者和下级医务人员的迅速成长。

3. **合作竞争型** 在医疗卫生服务当中，医际之间客观上存在着医疗水平、科研成果、工作质量、服务态度等诸多方面的差异比较与协同配合。因此，医务人员需要开展广泛的竞争与合作。在医际关系当中，提倡在广泛合作的前提下展开公平竞争。合作是第一位的，竞争是第二位的。既有合作又有竞争能有效地促进医疗卫生工作的健康发展，促进科室的团结与进步，也促进医务人员个人技术水平与道德水准的提高。

三、处理好医际关系的道德意义

正确协调和处理医际关系，是医疗卫生系统自身建设的重要内容之一，具有深刻而广泛的道德意义。

1. **它是当代医学发展的客观需要** 当代医学发展呈现出纵向分化与横向综合两个方面

的趋势。分化的结果导致基础医学向微观纵深发展,把生命的物质结构、病理结构推进到前所未有的分子水平、基因水平,临床医学分科愈来愈细。综合的趋势促使多学科、多部门对生命机体的综合研究和医学模式的转变,从而不但使已分化的医学学科趋于综合,也使医学与其他自然科学、社会科学相互渗透。而一个人的精力和寿命是有限的,不可能精通各个专业,同时医学的分化促进了临床专业化的发展,使医务人员的知识面愈显过窄,造成对患者的“碎片”式诊疗。为了适应综合化趋向,一方面医务人员要尽力“以博促专”,在努力扩大自己知识背景(包括医学与其他自然科学广泛结合以及医学与社会科学相互渗透的知识)下发展专业知识,同时应加强专业间的学术交流;另一方面不同专业的医务人员之间必须加强协作和互相配合,否则会影响正常诊疗活动的进行和医疗质量的提高。这种协作和配合除依靠医疗卫生保健的规章制度外,主要还是靠医务人员的自觉和建立在共同医学道德基础上的医务人员之间良好的关系。

2. **它有利于发挥医疗卫生保健机构的整体效应** 医疗卫生保健机构是一个有机整体,在这个整体中如果医务人员关系和谐,每个人都会心情舒畅,工作兴趣受到鼓舞,积极性、主动性和创造性得以充分发挥,工作效率就会大大提高。同时,再通过群体之间的互补、师承和控制,使每个人的潜力得以充分展现,从而使群体产生一种超乎个体能力简单相加的集体力,这种集体力具有任何个体所不具备的性质和功能,是一种质的飞跃。而且,这种飞跃是在医疗卫生保健机构不增加投入和编制等硬件的条件下进行的,它能够促进医疗卫生保健机构在医疗、教学、科研、预防、管理等整体方面得以提高。相反,如果医务人员之间相互关系紧张,就会矛盾丛生,协作受阻,这样不但不会产生超乎个体能力总和的集体力,而且会增加内耗,每个医务人员的积极性也因受到压抑而调动不起来,其个人的潜力也只能发挥出一部分,这是整体负效应的结果。因此,要发挥医疗卫生保健单位的整体效应,提高其各项工作效益,正确处理医务人员之间的关系是至关重要的。

3. **它有利于医务人员的成才** 医学人才的成长依赖于社会的宏观条件和单位的微观条件以及个人的主观条件。在社会的宏观条件和单位的微观条件中,人际关系是很重要的,尤其是单位内的医务人员之间的关系是医学人才成长的重要环境。医务界大量事实说明,良好的医务人员之间的关系是自己在同行中保持主动和获得信任、支持、帮助的前提,它有助于事业的进步、心理健康和才能的发挥,由此带来的积极作用成为医学人才健康成长的良好土壤。不可否认,也有少量医务人员以自我为中心,斤斤计较个人得失,使自己失去了与其他医务人员之间关系的和谐,由此带来的消极作用制约了个人技术、才能的发挥,在成长的道路上设置了一个个障碍,最终可能是“英雄”无用武之地。因此,在一个整体中,不仅每个医务人员都应经常反省自己的人际关系,而且从组织上也要加强协调并促进人才流动,使医务人员能够健康成长。

4. **它有利于建立和谐的医患关系** 在医疗卫生保健实践过程中,医务人员之间的相互联系和交往是以患者为中心进行的。医务人员之间的相互支持和密切协作,有利于患者疾病的诊治和康复,因此也有助于医患之间和谐关系的建立。相反,医务人员之间发生矛盾,出现冲突,彼此之间联系会发生障碍,行动不能很好协调,那么正常的医疗卫生保健活动将受到影响,甚至难以进行。如边缘性或复合性疾病在各科间相互推诿,就会延误患者疾病的诊治时机,其结果是危及患者的利益,引起医患之间的矛盾或纠纷,从而恶化医患关系。所以良好的医务人员之间的关系有助于融洽医患关系的建立,不良的医务人员之间的关系是引起医患矛盾和纠纷的根源之一。

四、协调医际关系的伦理要求

随着医学科技的不断发展,医疗分工日益精细,各个部门、各个专业的医务工作者的精诚合作尤为重要。这就需要广大医务人员共同遵循以下道德原则,建立起和谐的人际关系。

1. 共同维护患者的利益和社会公益 维护患者的健康和生命,捍卫患者的正当权益,这是医务人员的共同义务和天职,也是协调医务人员关系的思想基础和道德要求。因此,医务人员在医疗卫生保健活动中,对于维护患者利益的言行要予以肯定、支持和帮助,而对于损害患者利益的言行要敢于抵制和提出批评。但是,在医疗卫生保健活动中,有时患者个人的利益与社会公益会发生矛盾或冲突,如稀有卫生资源的分配、对传染病患者(甚至疑似传染病患者及与传染病患者密切接触者)实施隔离等,此时医务人员应向患者或家属耐心解释或说明,希望他们服从社会公益,同时使患者的利益损失降低到最低限度。

2. 彼此平等、互相理解和尊重 医务人员的专业、岗位各不相同,但在工作性质、人格上并不存在高低贵贱之分,他们是平等的。因此,医院任何一个科室,专业的医务人员都不能认为别的科室医务人员是依附自己而存在的。平等意味着要相互理解和尊重,要经常换位思考,并尊重对方的人格、专业、愿望和劳动成果等,绝不能以势压人、盛气凌人、强加于人。

3. 彼此独立、互相支持和帮助 医务人员的工作既有分工,又有协作。彼此要承认对方工作的独立性和重要性,并且为对方工作提供方便、支持和帮助。同事之间、上下级之间、科室之间、军地之间既强调独立,又提倡互相支持和帮助。在工作中,以邻为壑,老死不相往来,特别是在治疗或抢救患者的过程中,相互推诿、相互扯皮、相互设难,就会严重背离医务人员的职业道德要求。

4. 彼此信任、互相协作和监督 医务人员应该彼此信任,切忌相互猜疑和随意品评他人。在相互信任的基础上,医务人员之间才能产生协作的愿望和富有成效的合作。反过来,通过协作又可以不断地增强信任度。此外,为了防止差错事故的发生,以维护患者的根本利益,医务人员还应在协作中彼此制约与监督。例如,护士在执行医嘱或处方发药时,发现医嘱或处方不当或错误,应及时向医生提出纠正。这种相互监督是善意的提醒,能够有效地减少诊治上的失误和偏差。

5. 互相学习,共同提高和发挥 医务人员存在着年龄、资历、专业、经验、技能等多方面的互补。相互学习既是医务人员应有的美德,也是促进自身博学多闻、业务精良的重要途径。通过相互学习,可以促进大家的相互激励、促进综合性研究的开展和疑难病症的攻关。在医界同行中,提倡互相切磋、比学赶帮、共同提高是颇有益处的。

思考题

1. 简述医患关系的模式。
2. 构建和谐医患关系的伦理要求有哪些?
3. 简述协调医际关系的伦理要求。

(张秋菊 左晓航)

第五章 5 临床诊疗伦理

临床诊疗工作是临床工作的主要内容，现代医学模式要求临床诊疗工作必须以患者为中心，以健康为中心。因而，只有诊治技术与医德的统一，才能促进患者的早日康复，保护所有社会成员的健康利益。

第一节　临床诊疗的伦理原则

临床诊疗的伦理原则是指在临床诊疗工作中医务人员必须遵循的一定的道德原则。依照这一原则合理地选择诊疗手段，尽可能避免诊疗手段带来的不良影响，以利于患者的康复。临床诊疗的伦理原则是以医学伦理学的基本原则为指导，在临床实践工作中进行具体应用。

一、生命至上原则

生命至上是临床工作的最基本原则。一切为了患者既是诊疗工作的出发点又是最终归宿。这是衡量医务人员医德水平的重要指标，也是医务人员为患者服务的动力源。从医学产生之初，救死扶伤作为医学的使命和责任就一直没有改变过。而且随着医学的发展，其内容更加丰富，含义更加深刻。医务人员就是践行这种使命，体现医学人道特性的群体。孙思邈的《大医精诚》明确指出："若有疾厄来求救者，……亦不得瞻前顾后，自虑吉凶，护惜身命。""一心赴救，无作功夫形迹之心。"作为医务工作者，要尽力满足患者的合理要求，尊重和维护患者的医疗权利，"见彼苦恼，若己有之"，尽全力抢救，让他们能重获新生，重新获得健康，重返工作岗位，继续发挥他们的聪明才智，为国家和人民贡献自己的力量。

二、最优化原则

最优化原则是指在制订诊疗方案时要以最小的代价获得最大效果。具体地说，医务人员在选择诊疗方案时，在现有医学科学发展水平和客观条件下，采取的诊疗措施应使患者的痛苦最小、耗费最少、效果最好、安全度最高。为此，医务人员在诊疗过程中，要有精湛的诊疗技术、良好的临床思维能力和全心全意为人民健康服务的医学道德思想，实现诊疗目的与诊疗手段的统一，从而达到最佳的诊疗效果。

三、知情同意原则

临床诊疗中运用知情同意原则，就是要求医生在对患者的诊疗措施的决定和实施之前，都应当向患者作详尽的解释说明，并取得患者在充分理解基础上自由表示出来的同意。

坚持知情同意是为了促进个人的自主性，保护患者或受试者，避免欺骗和强迫，鼓励医务人员自律，促进做出合乎理性的决策。它是医学伦理学基本原则在临床实践中的具体体现。

知情同意包括以下四方面的内容：

1. **信息的告知** 医生有责任提供足够的有关信息，如患者所患疾病的性质、程度、治疗方案、治疗进程、预后以及治疗的有效性、成功率、并发症等情况；患者停止治疗或更改治疗方案；出现医疗差错、医疗事故的伤害程度与补救措施等。如果涉及试验性治疗和被作为医学科学实验对象，则必须按照相关规定同时提供相关信息。

2. **对信息的理解** 患者必须对信息有适当的理解，否则不能利用信息做出决定。影响理解信息的因素有很多，如情绪冲动、不成熟、不理智或者受教育程度低等，都会对所提供信息的理解有不同程度的影响。为了让患者真正能够完整地理解相关信息，医务人员应当最大限度地采用患者能够理解的语言和方式来提供这些信息，可以用测试的办法来判断患者对所提供的信息是否理解和理解到何种程度。

3. **自由的同意** 一个人做出同意选择时应不受其他人不正当的影响或强迫。也就是说，同意必须是在自由的情况下表达出来的，不能是因为受到威胁或暴力强迫，因为害怕身体、精神或经济上的危害或损失而做出本来不会做出的决定。

4. **同意的能力** 这里的能力是指一个人理解信息的能力和对自己行动产生后果进行判断的能力。可以认为，一个人只要能够基于合乎理性的理由做出决定，他(她)就是有能力的。一个具有知情同意能力的人必须能够理解治疗的程序，能够权衡其利弊，并且能够根据这些知识做出决定。同意的决定不能是在受他人误导的情况下表达出来的。

第二节　临床诊断的伦理要求

疾病的临床诊断是医生通过采集病史、体格检查以及各种辅助检查收集患者的病情资料，然后将资料进行整理、归纳和分析，从而做出概括性判断的过程。简单疾病通过医生询问病史和体格检查即可确诊，较为复杂的疾病需要医生与医技人员协作进行必要的辅助检查才能确诊。有些疑难疾病，虽然病史、体格检查和各种辅助检查齐全，也不能及时确诊，往往需要边对症治疗边反复检查和观察，甚至通过试验性治疗或手术探查再确诊。

疾病临床诊断的伦理要求，贯穿于询问病史、体格检查和辅助检查的各个环节之中。

一、询问病史的伦理要求

询问病史是医生通过与患者、患者家属或有关人员的交谈，了解疾病的发生和发展过程、治疗情况以及患者既往的健康状况等，也是获得患者病情资料的首要环节和疾病诊断的主要依据之一。因此，能否取得齐全、可靠的病史，关系到下一步的检查、诊断、治疗和护理。在询问病史过程中，医生应遵循以下伦理要求：

1. **举止端庄，态度热情** 在询问病史时，医生的举止、态度都会影响与患者的沟通与交流。医生举止端庄、态度热情，可以使患者产生信赖感和亲切感，这不仅能使患者就诊时的紧张心理得以缓解，而且有利于倾诉病情、告知与疾病有关的隐私，从而获得全面、可靠的病史资料。相反，医生的衣冠不整、举止轻浮、态度冷淡或傲慢，患者容易产生不安全感或心理压抑情绪，因此不愿意畅所欲言，结果形成一种简单、刻板的问答式交流，难以获得全面的病史资料，从而影响疾病的诊断，甚至造成漏诊或误诊。

2. **全神贯注，语言得当** 在询问病史时，医生的精神集中而冷静，语言通俗、贴切而有礼貌，能使患者增强信任感和感到温暖，从而有利于获得准确的病史。相反，医生询问病史时，无精打采、注意力不集中或漫无边际地反复提问，则会使患者产生不信任感。而专业性强的术语使患者难以理解，惊叹、惋惜、埋怨的语言增加患者的心理负担，生硬、粗鲁、轻蔑的语言会引起患者的反感等，这些都会影响病史资料的收集，甚至会发生医患纠纷。

3. **耐心倾听，正确引导** 由于患者求医心切，期盼尽早解除病痛，因此在医生询问病情时，患者生怕遗漏而往往滔滔不绝。此时，医生不要轻易打断患者的陈述或显得不耐烦，要耐心倾听，并随时点头以示领悟。有些资料似乎是生活经历，但可能对分析患者的心理、疾病的社会背景有利；有些患者为忧虑或隐私困扰，通过宣泄或抒发，既使患者感到心里痛快，也有利于找到疾病的根源和进行治疗方法。但是，询问病史的时间有限，如果患者的诉说离题太远或患者不善于表达自己的病情，医生可以引导患者转到疾病的陈述上来或抓住患者的关键问题询问清楚，避免机械地听记。医生要避免有意识地暗示或诱导患者提供希望出现的资料，否则主观片面地引导会使问诊走向斜路，以致造成误诊或漏诊。另外，当询问与疾病有关的隐私时，要首先讲明目的及意义，以免产生不必要的误会。

二、体格检查的伦理要求

体格检查是医生运用自己的感官和简便的诊断工具对患者的身体状况进行检查的方法。中医体格检查包括望诊、闻诊、问诊和切诊，而西医包括视诊、触诊、叩诊、听诊。体格检查是确定诊断的重要环节。在体格检查过程中，医生应遵循以下伦理要求：

1. **全面系统，认真细致** 医生在体格检查过程中，要按照一定的顺序进行系统检查而不遗漏部位和内容，不放过任何疑点，尤其是重点部位；对于模棱两可的体征，要反复检查或请上级医生复查，做到一丝不苟；对于急危重患者，特别是昏迷患者，为了不延误抢救时机，虽然可以扼要地进行重点检查，但也要尽职尽责，待病情好转再进行补充性检查。在体格检查中，要避免主观片面、丢三落四或粗枝大叶、草率从事，否则会造成漏诊或误诊。

2. **关心体贴，减少痛苦** 患者疾病缠身、心烦体虚和焦虑恐惧，需要医生关心体贴、减少痛苦。因此，医生在体格检查过程中，要根据患者病情选择舒适体位，注意寒冷季节保暖，对痛苦较大的患者要边检查边安慰。同时，检查动作要敏捷，手法要轻柔，敏感部位要用语言转移患者注意力，不要长时间检查一个部位和让患者频繁改换体位，更不能我行我素、动作粗暴，以免增加患者的痛苦。

3. **尊重患者，心正无私** 医生在体格检查过程中，思想要集中，并根据专业界限依次暴露和检查一定的部位；在检查异性、畸形患者时态度要庄重；男医生给女患者进行妇科检查时要有护士或第三者在场；偶遇不合作或拒绝检查的患者时不要勉强，做好工作后再查或易诊检查。相反，在对患者进行体格检查时有轻浮、歧视的表情或言语，强行检查一些头脑清醒而不合作的患者等，都是不符合伦理要求的，甚至是违法的。

三、辅助检查的伦理要求

辅助检查包括实验室检查和特殊检查，这是借助于化学试剂、仪器设备及生物技术等对疾病进行检查和辅助诊断的方法，有时它对疾病的诊断起着关键作用。

辅助检查由医生开出检查单，然后由医技人员完成检查，医生再根据检查结果报告综合作出判断并确定诊疗。因此，辅助检查过程中，医生和医技人员都要遵循一定的伦理要求，下面分别阐述。

（一）医生应遵循的伦理要求

1. **综合考虑确定检查项目，目的纯正** 辅助检查要根据患者的诊疗需要、患者耐受性、患者支付费用的能力等综合考虑确定检查项目。诊疗需要且患者又能耐受和接受，即使是做多项检查、反复检查，也是无可指责的。但是，简单检查能解决问题，就不要做复杂而有危险的检查；少数几项检查能说明问题，就不要做更多的检查。因怕麻烦、图省事，需要的检查项目不做，是一种失职行为；出于“经济效益”的驱动而进行“大撒网”式或不必要的过度检查，或为了满足医生的某种需要而又未征得患者的同意进行与疾病无关的检查，都是不道德的。

2. **患者知情同意，医生尽职尽责** 医生确定了辅助检查的项目以后，一定要向患者或患者家属讲清楚检查的目的、意义、费用和风险，让其理解并表示同意再行检查，特别是一些比较复杂、费用昂贵或危险较大的检查。有些患者对某些检查，如腰穿、骨穿、内镜等，因惧怕痛苦而拒绝检查，只要这些检查是必要的，医生应尽职尽责地向患者解释和规劝，以便尽早确定诊断和进行治疗，不能听其自然而不负责任，也不能强制检查而剥夺患者的自主权。

3. **综合分析检查结果，切忌片面性** 现代生物医学技术的进步，使辅助检查种类更多样、结果更准确,辅助检查的手段能够使医务人员更深入、细致、准确地认识疾病,从而为疾病的诊断提供重要依据,特别是一些疾病的早期,在没有明显症状和体征时,辅助检查有助于及早作出诊断。但是,任何辅助检查都受到一定条件的严格限制,而且结果反映的是局部表现或瞬间状态。因此,为了避免辅助检查结果的局限性而要与病史、体格检查的资料一起综合分析才能做出正确的诊断,如果片面夸大辅助检查在诊断中的价值,就会造成错误的诊断。

(二)医技人员应遵循的伦理要求

1. **严谨求实,防止差错** 这是指医技人员对待辅助检查要严肃认真、细致准确、实事求是、一丝不苟,以免差错事故的发生。具体地说,采集标本或进行放射投照要按照检查单的要求和操作规程进行;接受标本时应认真查对,避免错号、漏号和丢失等;操作仪器、设备和使用标本、试剂时不能凑合;检查出的结果或影像不理想,必须重复检验或投照;填报结果时,不要张冠李戴、遗漏和随意涂改等。须知,医技人员在任何一个环节上不严谨都会影响检查结果的可靠性,从而带来轻重不等的恶果。轻者重复检查而增大工作量和患者的痛苦,重者会危及患者的生命。如果发现差错事故,要毫不犹豫立即纠正,绝不能杜撰数据或推诿责任。

2. **工作敏捷,尊重患者** 辅助检查直接为临床诊断和治疗提供信息,因此报告必须及时、准确。否则,会延误诊疗时机,轻者使患者重复来诊,重者影响患者抢救,外地患者还会增加经济负担。所以,医技人员要有急患者所急的情感,特别是对急诊患者、手术台上等待结果的患者以及临床医生急需要得到结果的门诊和住院患者,要及时地进行检查,尽快做出报告。

在进行辅助检查时,医技人员要尊重患者而不要谈笑戏谑。同时,要保护患者的隐私并自尊自爱,检查要按规定的程序进行,不要超越检查的范围,男性医技人员检查女患者时需要其他人员在场。

3. **精心管理,保证安全** 医技科室主要运用仪器、设备等进行辅助检查,因此仪器、设备的管理是很重要的。要定期维修做好保养,以保证辅助检查结果的准确性和患者的安全。同时,有些辅助检查如影像、同位素检查的射线,对人有损害作用,因此医技人员需要做好自身和患者的防护。而辅助检查后,对排放的有毒、有害和放射性的物质也要认真处理,否则会引起对环境的污染。以上都是医技人员对自身、患者、社会应尽的责任。

4. **积极进取,加强协作** 辅助检查分别在不同的医技科室进行,各医技科室都有自己的专业特长,医技人员应利用自己的特长而独立地、主动地开展工作,并要在自己的专业领域精益求精并不断地进取。但是,医技科室毕竟是为临床服务的,为临床服务不意味着为临床医生服务,而是和临床医生一样是为患者服务的。临床医生与医技人员的目标是一致的,在辅助检查中两者又是直接相联系的,因此双方既要承认对方工作的独立性和重要性,又要相互协作共同完成对患者的诊断任务。如果出现辅助检查与临床检查不一致的地方,双方应主动协商。如果发生了矛盾,双方应主动沟通,以便更好地为患者服务。总之,发挥特长、加强协作在辅助检查中是很重要的,它应是临床医生与医技人员共同遵守的伦理要求。

附:2012 年,卫生部、国家食品药品监督管理局和国家中医药管理局联合发布的《医疗机构从业人员行为规范》中"医技人员行为规范"的具体内容是:

1. 认真履行职责,积极配合临床诊疗,实施人文关怀,尊重患者,保护患者隐私。

2. 爱护仪器设备,遵守各类操作规范,发现患者的检查项目不符合医学常规的,应及时与医师沟通。

3. 正确运用医学术语,及时、准确出具检查、检验报告,提高准确率,不谎报数据,不伪造报告。发现检查检验结果达到危急值时,应及时提示医师注意。

4. 指导和帮助患者配合检查,耐心帮助患者查询结果,对接触传染性物质或放射性物质的相关人员,进行告知并给予必要的防护。

5. 合理采集、使用、保护、处置标本,不违规买卖标本,谋取不正当利益。

第三节　临床治疗的伦理要求

疾病的临床治疗包括药物治疗、手术治疗、心理治疗、康复治疗、饮食营养治疗等。在正确诊断的基础上,恰当的治疗措施是促进患者康复、减轻患者痛苦的关键环节。各种治疗方法的效果都与医务人员的医学道德有密切关系,因此,医务人员应忠实地遵守治疗中的伦理要求,同时要不断地提高自己的医疗技术水平,以便使各项治疗措施取得最佳效果。

一、药物治疗的伦理要求

药物是医务人员维护和促进人类健康的有力工具,它不仅能控制疾病的发生和发展,而且也能提高人体抵御疾病的能力。但是,任何药物都有双重效应,即治疗作用与轻重不等的毒副作用。因此,医务人员在药物治疗中要发挥药物的有利作用,防止用药不当给患者造成危害。

药物治疗由医、护、药学技术人员共同完成,下面仅就医生和药学技术人员应遵循的伦理要求分别进行阐述。

(一)医生应遵循的伦理要求

1. 对症下药,剂量安全　对症下药是医生根据临床诊断选择相适应的药物进行治疗。为此,医生必须首先明确疾病的诊断和药物的性能、适应证和禁忌证,然后选择治本或标本兼治的药物。如果疾病诊断未明且病情较为严重时,或者诊断明确,但尚无可供选择的治本或标本兼治的药物,都可以暂时应用治标药物,以减轻病痛和避免并发症。但是,医生要警惕药物对症状掩盖的假象,以防止给诊断带来困难和延误病情及发生意外。

剂量安全是指医生在对症下药的前提下,要因人而异地掌握药物剂量。因为用药剂量与患者的年龄、体重、体质、重要脏器的功能状况、用药史等多种因素有关,医生应具体了解患者的以上情况，用药灵活、有针对性，努力使给药量在体内既达到最佳治疗量而又不至于发生蓄积中毒，即防止用药不足或过量给患者带来危害。

2. **合理配伍，细致观察** 在联合用药时，合理配伍可以提高药物抵御疾病的能力，也可以克服或对抗一些药物的副作用，从而使药物发挥更大的疗效。但是，要达到合理配伍首先要掌握药物的配伍禁忌，其次要限制药味数。否则，滥用联合用药，由于药物的拮抗作用有可能近期给患者带来危害，而且由于耐药的发生也会给日后的治疗设置障碍。因此有些医生盲目地采用“多头堵”“大包围”，或为追求高的经济效益乱开大方的现象是不符合伦理要求的。

在用药过程中，不管是联合或单独用药，都应细致观察，了解药物的疗效和毒副作用，并随着病情的变化调整药物的种类和剂量，以取得较好的治疗效果和预防药源性疾病发生。忽视细致观察，或在观察中发现了问题而采取熟视无睹、听之任之的态度，都是不符合伦理要求的。

3. **节约费用，公正分配** 在用药物治疗时，医生应在确保疗效的前提下尽量节约患者的费用。常用药、国内生产的低价药物能达到疗效时，尽量不用贵重药、进口药，要抵制药物推销中的诱惑；少量药能解决治疗问题，就不要开大处方，也不要开“人情方”“搭车方”等。进口药、贵重药数量少、价格高，使用这些药物时要根据病情的轻重缓急等进行全面考虑，做到公正分配、秉公处理。不能因亲友、熟人、上级而随便滥开这些药物，更不能以药谋私。否则，是不符合伦理要求的。

（二）药学技术人员应遵循的伦理要求

1. **审方认真，调配迅速，坚持查对** 药学技术人员接到医生给患者开的处方，应该认真审查，如果发现处方上有短缺药品或有误，要耐心地向患者解释说明，并让患者找医生更改。药学技术人员既不要擅自更改处方内容，也不要当患者的面责怪医生。药学技术人员还要思想集中，对正确的处方迅速调配，免得让患者等候时间过长。配好的药物，药学技术人员必须经过查对才可发给患者，免得发生差错事故。

2. **操作正规，称量准确，质量达标** 医院的药剂科自配药剂，须符合《中华人民共和国药典》《中华人民共和国卫生部药品标准》等规定要求，并且药学技术人员在制作过程中要做到操作正确，称量准确，质量达到标准，以保证药物治疗的有效性、安全性。药学技术人员在制作药剂过程中不能将就凑合，更不能掺假。否则，不仅不符合伦理要求，甚至还要被追究法律责任。

3. **忠于职守，严格管理，廉洁奉公** 药剂科的工作与患者的康复、生命息息相关，因此药学技术人员要忠于职守、严格管理、廉洁奉公。为此，要坚决抵制假劣药进库；对进库的药品要经常清查，防止霉烂、变质和虫蛀鼠咬；对即将过期的药品要及时提醒临床医生使用或进行适当处理，防止过期失效而造成浪费；对发放毒、麻和限制药品要严格执行《麻醉药品管理条例》和《医疗用毒药、限制性剧药管理规定》，并监督临床医生使用，以免危害患者和流入社会。另外，药学技术人员不能滥用手中掌握的贵重药、短缺药物的权利，做到廉洁；对待自己或别人出现的差错事故，要抛掉私人杂念，立即追查，采取补救措施，以避免发生严重后果。

附:2012年,由卫生部、国家食品药品监督管理局、国家中医药管理局颁发的《医疗机构从业人员行为规范》中的“药学技术人员行为规范”具体内容是:

1. 严格执行药品管理法律法规,科学指导合理用药,保障用药安全、有效。

2. 认真履行处方调剂职责,坚持查对制度,按照操作规程调剂处方药品,不对处方所列药品擅自更改或代用。

3. 严格履行处方合理性和用药适宜性审核职责。对用药不适宜的处方,及时告知处方医师确认或者重新开具;对严重不合理用药或者用药错误的,拒绝调剂。

4. 协同医师做好药物使用遴选和患者用药适应证、使用禁忌、不良反应、注意事项和使用方法的解释说明,详尽解答用药疑问。

5. 严格执行药品采购、验收、保管、供应等各项制度规定,不私自销售、使用非正常途径采购的药品,不违规为商业目的统方。

6. 加强药品不良反应监测,自觉执行药品不良反应报告制度。

二、手术治疗的伦理要求

手术是外科、妇产科、耳鼻喉科、眼科等科室的主要治疗手段,由医生、麻醉师和护士等人员共同完成。与其他疗法相比,手术治疗具有不可避免的损伤性、较大的风险性和必要的协作性等特点,因此在手术治疗过程中医务人员应遵循下述的伦理要求。

(一)手术前的伦理要求

1. **严格掌握指征,手术动机纯正**　在手术之前,医务人员必须判断手术对患者的疾病治疗在当时的条件下是最理想的。凡是其他疗法优于手术治疗或可做可不做的手术;凡手术可能加速病情恶化或加速患者死亡的;凡尽管需要手术而不具备手术条件的,都不应当实施手术治疗。否则,不严格地掌握手术适应证,或抱着切开看的态度,甚至想通过手术来达到锻炼技术的动机,都是违背患者根本利益和伦理要求的。

2. **患者或患者家属知情同意**　手术前,医务人员必须客观地向患者或患者家属(或监护人)介绍手术的必要性、手术方式、可能发生的不良情况或意外、术前注意事项等,并让其充分理解和自主地做出是否手术的决定。在知情同意的前提下,再履行书面协议的签字手续。医务人员不能在患者或患者家属尚未知情同意的情况下擅自手术,也不能抱着个人目的哄骗或迫使患者接受手术。但是,在患者不能表达、病情危急而找不到患者家属或家属不能及时赶到抢救现场的情况下,医务人员出于高度的责任感,在没有患者或患者家属知情同意的情况下而又征得院领导的批准后的手术是合乎伦理要求的。

知情同意是医务人员对患者或患者家属自主权利的尊重,也表明患者及家属对医务人员的信任和对手术风险的认同和承担。医务人员应充分认识这种信任和自身的责任,并以此激励自己努力履行医学道德义务,而不要把它当成推卸责任的借口。

3. **认真做好术前准备,为手术的顺利进行创造条件** 手术确定后,还应认真组织术前讨论,制订一个安全可靠的手术方案,对术中可能发生的各种情况或意外要充分估计,并做好相应的应急措施准备,包括配血、药品、器械及设备等。同时,医务人员还要辅助和协助患者做好心理上、躯体上的准备,因为患者容易产生激动情绪,既盼手术日期尽早到来,又惧怕手术时的疼痛、不安全以及出现后遗症,对此医务人员应予以解释和安慰,必要时辅以镇静剂,使患者处于良好的心境去迎接手术。对术中注意事项还应给患者详细交代,并给予如何配合手术的辅导,免得手术时患者不知所措而影响手术进行。手术前躯体护理准备也很重要,如手术视野的皮肤准备、肠道准备等均不能忽视与马虎,否则会影响手术的顺利进行和手术质量。

(二)手术中的伦理要求

1. **关心患者,体贴入微** 患者进入手术室,通常比较紧张和恐惧,并对医务人员有“生死相托”的心情。因此,医务人员要关心、体贴和安抚患者,如帮助患者上手术台,束缚四肢时要解释清楚,消毒时不随意扩大裸露面,随时擦去患者额头上的汗,尽量满足患者的合理要求等,使患者情绪稳定,以利于手术的顺利进行。

2. **态度严肃,作风严谨** 在手术中,参与手术的医务人员要始终保持态度严肃、全神贯注,要避免谈论与手术无关的问题,即使手术发生了意外也要保持镇定,避免惊慌失措。同时,参与手术的医务人员要做到作风严谨,即:严格地遵守无菌操作;手术有条不紊,操作稳、准、轻、快;要尽量减少手术的损伤,不随意扩大手术范围;如有违章,应无条件接受监督并及时改正;手术缝合切口前,要认真清点器械、纱布等,保证完整无缺。

3. **精诚团结,密切协作** 手术是手术医师、麻醉师、器械护士、巡回护士等人员的综合技术活动,手术成功是集体协作的结晶。因此,参与手术的每一个医务人员都要以患者的利益为重,一切服从手术的全局需要,相互间要精诚团结、密切协作。在手术中因争当主刀闹不团结、搞技术保密或技术垄断、将风险推给别人、出了差错事故推卸责任等做法,都是不符合伦理要求的。另外,在手术中还要与患者家属密切联系和协作,特别是发现病情严重需要扩大手术范围时,或发现术前未检查出的病变而需要手术切除时,都要与患者家属及时联系与沟通,并取得同意和配合。否则,医务人员自作主张,术后容易发生医患纠纷,对此医务人员要承担责任。

(三)手术后的伦理要求

1. **严密观察,勤于护理** 手术结束不意味着手术治疗的终结,术后观察、护理是手术治疗的有机组成部分。因此,当患者从手术室回到病房,医务人员要密切观察其生命体征、伤口有无渗血、各种导管是否畅通等,同时做好患者的口腔、伤口、皮肤、生活护理等,使其顺利地度过术后阶段。忽视观察和护理而造成感染不能及时控制,术后出血、伤口裂开,甚至呼吸道梗阻未能及时发现而造成严重后果,都属于责任感不强的失职行为,有悖于伦理要求。

2. **减轻痛苦,加速康复** 手术后,由于伤口疼痛和活动受限,患者比较痛苦,有的患者还会因手术失去某些生理功能而在心理上产生焦虑、忧郁等。因此，医务人员应及时镇痛，帮助患者翻身和及早活动并做好心理护理，以便促进患者尽早康复。那种对患者痛苦熟视无睹或将护理工作完全推给家属去做的行为，是不负责任的失职行为。

三、其他治疗的伦理要求

对于疾病除了药物、手术治疗外，还有心理、饮食营养和康复治疗等，下面分别阐述这些治疗的伦理要求。

（一）心理治疗的伦理要求

心理治疗又称精神治疗，是用心理学的理论和技术治疗患者的情绪障碍与矫正行为的方法。心理治疗不但是心理性疾病的主要疗法，而且也是躯体疾病综合治疗中的一种辅助治疗。它适应了新的医学模式要求，有助于患者的整体康复。

在心理治疗过程中，对治疗师的伦理要求是：

1. **要掌握和运用心理治疗的知识、技巧去开导患者** 心理治疗有自身独特的知识体系和治疗技巧。治疗师只有掌握了心理治疗的知识，才能与患者在交谈中了解心理疾病的发生、发展机制，从而作出正确的诊断；只有掌握了心理治疗的技巧，才能在诊断的基础上，有针对性地进行相应治疗，并取得较好的效果。如果不具备心理治疗的知识和技巧，只靠一些常识，像给普通人做思想工作一样地施以安慰和鼓励，是把心理治疗简单化了，达不到有的放矢的效果，甚至会出现错误的导向，这是不符合伦理要求的。

2. **要有同情、帮助患者的诚意** 要求心理治疗的患者，在心理上都有种种难以摆脱的困扰与不适。因此，治疗师要有深厚的同情心，理解患者的痛苦，耐心听取患者倾诉苦恼的来龙去脉，在此基础上帮助患者找出症结所在，并通过耐心地解释、支持和鼓励，使患者改变原来的态度和看法，逐渐接受现实和摆脱困境，培养新的适应能力，从而达到帮助患者治疗的目的。但是，治疗师要避免把自己的情感、判断和利害掺杂进去，以免误导患者。

3. **要以健康、稳定的心理状态去影响和帮助患者** 在心理治疗中，治疗师自身的基本观点、态度必须健康、正确；有愉快、稳定的情绪，这样才能影响、帮助患者，以达到改善患者情绪的目的。如果治疗师的观点、态度不当或错误，不但不能帮助患者，而且有可能促使患者的病情恶化；如果治疗师因为个人、家庭的巨大变化而造成不平衡的心理状态，不仅没有更多的精力和耐心去体会患者的心理负担，而且由此产生的不良情绪也会影响患者，可能使患者的病情恶化。因此，从事心理治疗的治疗师要以健康、稳定的心理状态去影响和帮助患者，否则不宜或暂时不宜从事心理治疗工作。

4. **要保守患者的秘密、隐私** 患者向治疗师倾诉的资料，特别是秘密或隐私，不能随便张扬，甚至有时对患者的父母、配偶也要保密，以取信于患者。否则会失去患者的信任，使心理治疗难以进行下去，甚至发生医患纠纷。不过，如果治疗师发现患者有自伤或伤害他人的念头时，在患者事先知道的情况下，可以转告家人或他人，而患者通常也能理解治疗师的行为在于保护自己或他人的生命，因而是符合伦理要求的。

（二）饮食营养治疗的伦理要求

饮食营养治疗是根据诊疗疾病的需要，合理调配食物中所含的营养素以及采用科学的烹调，使其在诊疗中起辅助作用的一种疗法。这种疗法已有几千年的历史，并成为现代医学综合治疗的重要组成部分，它对患者起着支持、诊断、治疗和预防的重要作用。

在饮食营养治疗过程中，对营养师和相关人员的伦理要求是：

1. **保证饮食营养的科学性和安全性**　运用饮食营养治疗的某些特殊疾病，对患者的饮食质量和营养素都有一定的标准，营养师应根据要求和规定去设计饮食，计算膳食的营养价值，配制食谱，开出科学的营养处方。同时，对凡是用饮食治疗的患者，有关人员须用特备的餐具，标签上注明病房、床号及姓名，避免出现差错。炊事员要根据处方加工烹调各类主副膳食，除了保证营养素在烹调过程中尽量少受损失外，还要严格执行卫生制度，如操作间生熟分开、不用变质腐烂的食物、餐具严格消毒等，以防止交叉感染和食物中毒，确保饮食营养治疗的安全性。

2. **创造良好的进餐环境和条件**　干净、舒适、优美的进餐环境，给患者美好的心理感受，可以增进食欲，提高饮食营养治疗的效果。因此，营养师和相关人员要努力消除引起患者不愉快、不利于进餐的因素而创造良好的进餐环境，如相关人员及时清除室内的污物、垃圾、便器及异常气味；餐具要清洁、干净、完整无损；借鼻饲、造瘘进食的患者用屏风遮挡；进食时播放一些轻音乐等等。同时，还要为患者进餐创造一些良好的条件，如进餐前，要尽力排除患者的烦恼，帮助不能自理的患者洗手、漱口和安排适合的体位等；进餐时对不能自理的患者主动、热情、耐心地喂食，对食欲不佳的患者要耐心劝导配合饮食营养治疗等；进餐后，有关人员要让患者漱口，对不能自理的患者帮助其洗刷餐具，及时将室内的残羹剩饭清除干净等，这样才能使饮食营养治疗顺利进行，并保证治疗效果。

3. **尽量满足患者的饮食习惯和营养需求**　我国地域广大、民族众多，不同地区和民族的饮食习惯不同。因此，在不影响患者治疗的情况下，营养师应尽量满足患者的饮食要求，特别是尊重少数民族的饮食习惯。同时，由于患者的年龄、性别、病情的不同，对营养的需求也不同，营养师还需要尽量予以满足。如儿科患者正处在生长发育阶段，需要丰富的营养素，除糖、蛋白质和脂肪外，还需要补充钙、铁、锌等微量元素。其他像孕妇、老年患者、手术前后的患者等也有特殊的营养要求，营养师都应尽力满足，以帮助患者更快康复。

（三）康复治疗的伦理要求

康复治疗是康复医学的重要内容，它通过物理疗法、言语矫治、心理治疗等功能恢复训练的方法和康复工程代偿或重建的技术，使病、伤、残者的功能复原到最大限度，以提高其生活质量，并重返社会。在康复治疗的过程中，对治疗师的伦理要求是：

1. 理解与尊重 不论是先天或后天疾病或外伤等所致的各种残疾，都会给残疾者带来终生的影响。他们不仅有躯体上的创伤，而且有轻重不等的自卑、孤独、悲观失望等心理痛苦。因此，在康复治疗中，治疗师和技术人员要理解、同情和尊重他们，绝不能讥笑和伤害他们的自尊，选择效果最佳而患者乐于接受的康复方法，以建立和谐的医患关系，并促进他们尽快康复。

2. 关怀与帮助 残疾人行动不便，有的生活难以自理。因此，在康复治疗中，治疗师和技术人员要耐心地在细微之处关怀与帮助他们的生活与训练，训练前向患者讲清其目的、方法及注意事项，以利于配合和保证安全；训练中要随时鼓励他们一点一滴的进步，使他们逐渐由被动状态达到主动参与治疗，以增加他们重返社会的信心和毅力。

3. 联系与协作 残疾人的康复治疗，需要多学科的知识和多学科的医务人员、工程技术人员、社会工作者、特种教育工作者等人员的共同参与和努力。因此，在康复治疗中，康复科治疗师和技术人员除了必须扩大自身的知识面外，还要与各种人员密切联系、加强协作，避免发生脱节，出现矛盾要及时解决，共同为达到残疾人的康复目标而尽心尽力。

第四节 特殊科室诊疗的伦理要求

临床实践中，伦理问题比较突出并常发生在某些特殊诊疗中，如急诊科、妇产科、老年病科、重症加强治疗病房等特殊科室的诊疗。研究这些临床特殊问题，选择符合伦理学原则的方式加以处理，有助于提高医疗服务质量，构建和谐医患关系。

一、急诊科诊疗的伦理要求

（一）急诊患者的特点

一般急诊患者具有以下特点：处于疾病的早期阶段，不确定因素多；危重患者在做出明确诊断前就要给予医疗干预；就诊患者常以某种症状或体征为主导，而不是以某种病为主导；病情轻重相差甚大，从伤风感冒到心搏、呼吸骤停都有可能存在；患者和家属对缓解症状和稳定病情的期望值高。

（二）急诊科医生面临的伦理挑战

急诊科医生所面临的道德挑战有以下几种情况：首先，患者通常患有急症或外伤，需要立即处理，少有时间收集其他信息，或与他人协商，或仔细考虑可供选择的治疗方案。因而，医生需迅速采取行动。其次，由于患者心理状态剧烈变化，往往无法参与有关的医疗决策，从而不能保证他们的知情同意权。第三，由于患者就诊为突发疾病或损伤，医生并没有与患者建立起信任关系，也无从事先了解患者的病情、医疗意愿，因而在进行医疗处理中，有时会违背患者意愿。第四，因需与其他科室医生合作，如会诊、转科或转院，医生必须了解和遵守跨专业的行为规范，如会诊、转科或转院，医生必须了解和遵守跨专业的行为规范。

（三）急诊科医生应具备的品质和须遵守的道德原则

1. 急诊科医生的美德 要在急救中发挥关键的作用，急诊医生须具备以下美德：勇敢、正义、机警、诚信和坚毅。勇敢使人能承担自己的责任，尽管个人会有风险或危险。因各种原因而受伤或患病的患者来到急诊科室时，急诊医生冒着个人风险为患者提供治疗，需有极大的勇气。正义或公平会使急诊医生采取最优化医疗，拒绝过度医疗。机警是急诊医学最具象征性的美德。急诊医生应具备应急处理难以预料的和难以控制的患者和病情的能力，这种应急能力就是机警。公正是急诊医生最重要的品格。急诊科会有各种不同地位和阶层的患者就诊，急诊医生一视同仁的品格就是公正。诚信也是急诊医生的重要美德。急诊患者对急诊医生产生信任的基础就是医生的诚信。坚毅是急诊医生在临床的混乱状况中保持镇静、灵活并胜任工作应有的心理品格。坚毅还可避免医生产生放弃、失望、麻木和职业倦怠等情绪和行为。具有坚毅品格的医生能够迎接艰难病情的挑战，并能鼓励同事形成这种品格。

2. 急诊科医生的道德原则

（1）以维护患者利益作为其主要的职业责任。

（2）迅速、熟练地做出反应，对需要紧急医疗照护的患者无偏见。

（3）尊重患者的权利，努力保护患者的最佳利益，尤其是那些最脆弱的患者和由于决策能力减弱而无法做出治疗选择的患者。

（4）如实地与患者沟通，并维护其接受治疗的知情同意权，除非患者的病情紧迫需要立即处理。

（5）尊重患者的隐私，仅在患者同意或者在诸如需保护他人或服从法律责任的首要职责时，披露患者隐私。

（6）同事间相处要公正诚实。当患者遇到误诊或失职的卫生保健提供者或者医疗欺骗时，医生要采取适当行动，保护患者。

二、妇产科诊疗的伦理要求

（一）妇产科工作的特点

1. 处理上的兼顾性 产科医生对患者的治疗或处理过程中要兼顾孕妇和胎儿两方面的情况，构成了妇产科工作的兼顾性。

2. 服务对象的差异性 妇产科的工作对象，既有患病的幼女、青年和中老年妇女，也有未合并疾病的正常孕妇。

3. 责任上的社会性 妇产科工作从单纯的疾病诊治和正常与病理产科的处理，扩展到围生期、妇女保健和优生优育等。这种责任的扩展，使得妇产科医生责任具有社会性特点。

（二）妇产科患者的心理

1. 害羞心理 妇产科患者的疾患都与患者的生殖系统和性器官有关，与生育功能和性功能有关，常常使患者难以启齿，尤其是在男医生面前表现得更为明显。

2. 压抑心理 妇产科疾病的特点和我国传统道德观念的影响，决定了妇产科患者不愿在众人面前诉说自己的病情。由于长期忍受疾病的痛苦和折磨，又得不到他人的同情和安慰，往往造成心理上的压抑状态，并由此引起一些身心疾病。

3. 惶恐心理 妇产科患者不仅担心疾病对本身健康带来的不良影响，而且更担心对生育和后代的影响及对家庭的影响，有时甚至选择以牺牲自己的健康来避免来自社会和家庭的压力。

4. 多变心理 妇女的内分泌和性功能的生理变化较大，尤其是青春期、更年期、生殖器官手术切除后、月经前后、妊娠和分娩时等，是妇女心理状况不稳且易产生多种不良心理情绪的时期，由此产生出多变的心理。

（三）妇产科医生的特殊伦理要求

1. 尊重患者的人格 医生必须注意尊重前来就诊患者的人格。不能强迫她们做不愿做的检查，对必须做的检查项目，要耐心解释，求得合作。力避围观，要有屏蔽，男性医生出诊妇科要有女护士在场。

2. 保护患者隐私 如所患疾病可能会损害丈夫或家人的健康，应建议患者向丈夫和家属说明。

3. 弘扬奉献精神 妇产科工作苦、脏、累特别明显。尤其是产科，产妇分娩的时间性强，随时都有婴儿降生，加之病床周转快、夜班多，医生经常不能按时休息。另外，产妇分娩时羊水、出血、大小便以及产后恶露观察等都是医生经常接触到的，就要求妇产科医生必须具有不怕苦、脏、累的奉献精神。

4. 慎重对待女性生殖器官疾病 对于生殖器官疾病的处置要持慎重态度，如需手术治疗，要严格手术指征，还要充分考虑到将来患者的性功能、生育功能等。尽量做到既祛除病痛，又保全功能；既要考虑生理指标，又要考虑心理因素和夫妻关系问题。

三、老年病科的诊疗伦理

（一）老年病的特点及面临的形势

人进入老年期后，人体组织结构进一步老化，各器官功能逐步出现障碍，身体免疫力下降，活动能力降低，以及协同功能丧失。老年病的病因往往不十分明确；病程长，恢复慢，有时突然恶化；没有明显的症状与体征，临床表现初期不易察觉，症状出现后又呈多样化；同一种疾病在不同的老年人身上差异很大；一个老年病患者往往同时患几种疾病；目前在治疗控制病情方面，还缺乏特效方法。

因此,确诊老年病不仅靠医生,还必须依靠护士、患者本人及其家属的紧密配合。在预防和特需治疗上也是如此。

(二)老年病科常见伦理冲突

1. **过度医疗与最优化医疗的矛盾冲突** 老年病大多数为慢性病,难以根治,常常会因治疗效果难以达到患者与家属的期望而产生矛盾。满足患者和家属的要求往往会导致过度医疗,缓解治疗又难以使患者与家属满意,这种矛盾冲突常常使医生陷入治疗两难境地。

2. **卫生资源与费用的使用问题** 老年病,尤其是晚期老年病,治疗费用明显增加,一方面使卫生资源短缺的问题更加严重,更重要的是使患者及家属倍感经济压力。老年病科医疗效果与医疗费用的反差常导致医患纠纷。

3. **患者自主权与家属利益的矛盾** 有些老年患者在病危的时候不愿或抵触辅助生命支持系统或复苏急救,而其家属要求医院继续治疗或抢救;或患者病情有望缓解或好转且患者希望得到治疗,但家属基于经济或其他则建议放弃治疗。这种情况常使医生陷入两难境地。

(三)老年病科诊疗的特殊伦理要求

1. **尊重患者和维护患者的合法权利** 要特别注意理解和尊重老年患者,在耐心与细致地诊治和护理老年患者的同时,应格外尊重老年患者的人格与尊严,维护他们的各种合法权利。当患者正当的合法权利与家属的诉求产生矛盾时,应耐心地向家属解释、劝解,以满足患者的要求。

2. **转变理念,合理管理和治疗患者** 老年病多为慢性病,其最佳的处理原则是对慢性患者的行为和饮食方式进行矫正和管理,而不只是在病情加重时才进行临床治疗。老年病医生应具备这种新理念,处理好患者管理和治疗的辩证关系,避免过度医疗。

3. **坚持有节制、可持续治疗的原则** 老年人病情复杂,身患多种疾病,病情随年龄增长多呈进行性加重,科室与医务人员应努力与家属配合,处理好各种关系,给予有针对性的科学治疗与护理。尤其要处理好效果与生命质量、费用的关系。

4. **重视心理关怀** 老龄患者情绪容易波动、不够稳定,容易产生多疑与缺乏康复的信心,常常影响病情和转归。老年患者心理问题是较为严重的问题,医务人员在诊治过程中要格外注意其心理变化,耐心做好解释、安慰、劝导工作,进行积极有效的心理干预,应对重点患者进行个性化关注和特殊照护,集体定期进行病案分析,制订有效的治疗方案。

四、ICU 的诊疗伦理

(一)ICU 概况

重症加强治疗病房(intensive careunit,ICU)是重症医学在临床中的应用学科。危重病的监护与治疗是近年来兴起的一门临床学科,宗旨是为危及生命的急性重症患者提供技术和高质量的医疗服务,即对危急重症的患者进行生理功能的监测、生命支持、防治并发症,促进和加快患者的康复过程,这是继复苏后的一种更高层次的医疗服务,是社会现代化和医学科学发展的必然趋势。

(二)ICU治疗的伦理问题

1. 维持生命尊严、质量与争取短暂生存期的选择 ICU对危重患者实施医疗干预、阻止患者死亡、短暂延长患者生存期,与尊重患者的生命尊严与质量,并且还要兼顾医学、患者和家属的利益,究竟哪个是最佳选择,常常使医生陷入两难境地,很难做出选择。

2. 家属出于传统观念、社会压力与理智的两难 患者的家庭和整个社会也成为了重症医疗的利益相关者。当家属代表患者做医疗决定时难免会陷入出于传统观念、社会压力与理智的两难境地。

3. ICU治疗技术、管理与人性化医疗的矛盾 由于ICU患者的特殊性,要求必须设有大量的维持患者生命的精密设备仪器,使得ICU病房必须具有一定的封闭性,大大减少了患者与外界接触的机会。如何在拯救危重患者生命的同时,又要兼顾对危重患者心理情感的照料,是人性化医疗有待解决的问题。

4. 资源浪费的冲突 是不惜花费一切代价延长患者几天的生命,还是应当劝导患者及其家属接受理性的死亡观以期达到合理利用医疗资源的目的?医疗资源如何公平分配?实质是生命公正与健康公正的问题。

(三)ICU治疗的伦理对策

1. 给予患者心理支持 处于危重状态的、神志清醒的患者,在接受ICU治疗的同时,几乎都有焦虑、抑郁、惊恐、绝望等心理障碍,需要医务人员和家属提供心理支持和干预。

2. 注重患者的知情同意 ICU对患者实行封闭式管理,家属往往更焦急、忧虑,渴望了解患者病情变化情况;而ICU收治患者的疾病往往病情危重复杂,病情进展快,家属因对病情动态变化缺乏了解,易产生误解或怀疑,最终可能导致对医生的诚信危机。

3. 遵守公平性原则 ICU作为一种较为昂贵和相对稀缺的医疗资源,急危重症患者是其真正意义上的服务对象。依照公平原则,合理选择入住患者,通过强化救治和精心监护,有利于获得预期治疗目标。ICU病房要坚持公正原则,并有效合理地利用与分配卫生资源。

4. 考虑卫生经济伦理问题 ICU由于治疗手段复杂、仪器设备贵重等因素导致治疗费用较高,但应避免与抵制过度治疗现象或增加患者额外负担。

5. 区别对待患者的放弃治疗 ICU医务人员如面临患者本人或家属放弃或拒绝治疗,对于尚有治疗希望者或有意识的老龄患者,家属如提出放弃治疗要求,则须与其耐心、谨慎沟通,掌握其拒绝治疗的真实原因,尽可能地减少患者的治疗压力,从而逐步达成一致意见。

6. 防止高科技滥用 ICU中各种有创检查、治疗和新药品使用的不断出现,以及其临床效益在尚缺乏循证医学有力支持下的盲从和攀升,也给患者带来一定的医疗风险和经济压力。因此ICU医生在选用高科技手段进行治疗时,须考虑患方具体经济情况、病情,审慎选择，以使患者获得最优收益。

思考题

1. 临床诊疗应遵循哪些原则？
2. 简述询问病史、体格检查、辅助检查的伦理要求。
3. 药物治疗应遵循哪些伦理原则？
4. 在手术治疗中应遵循哪些伦理要求？

（张秋菊　刘海涛）

第六章 6 护理伦理

护理工作是整个医疗卫生工作的重要组成部分。重视护理伦理的研究不仅对现代护理事业,而且对整个医疗卫生事业都有着十分重要的意义。随着现代护理科学的发展,护理伦理的作用越来越明显,护理伦理的内涵越来越丰富。尤其是整体护理模式的兴起,对护理人员提出了更高的道德要求,从而促进了护理伦理建设向更高层次发展。

第一节 护理伦理的含义及发展

护理伦理以护理活动中的道德现象作为研究的客体,根植于博大精深的优秀中西方哲学思想文化的沃土中,汲取着丰富的哲学涵养,其精神的核心所在就是对人的生命和健康的尊重。

一、护理伦理的含义

护理道德,是护理人员在执行护理工作的过程中调整医、护、患三者关系及其与社会之间关系的行为准则和规范的总和。其目的在于护理实践中,护理人员能依据护理伦理的要求进行思考和分析问题,选择符合护理伦理的言行,使护理工作始终坚持为人类身心健康服务的根本宗旨。护理伦理是随着医学伦理的发展而逐步形成的,因此护理伦理的观念直接受到医学伦理观念的影响。

国际护理学会 1973 年修订的《国际护士守则》中,规定护理人员的职责是:“增进健康、预防疾病、恢复健康、减轻痛苦。”这四个方面的内容,既是护理工作的本职,更是护理道德的集中体现。归结为一点,就是维护患者的权益,尊重人的生命,尊重人的尊严,尊重人的权利。

现代医学模式的确立,使护理由过去从属于医疗的技术性职业,向着与医生共同为人类健康服务的独立学科发展;护理工作范围由单纯的疾病防治的护理扩大到全身心的保健护理;护理工作对象也由少数患者逐步扩大到全社会的人群。与此相适应,护理道德的研究内容也从调整护理人员与患者、医者之间的关系,扩展为调整护理事业与全社会的关系,如社区护理和预防保健、临终关怀、患者权利保护和护理科研等,从而使其研究领域更加广泛,理论体系更加完整,更具有科学性。

二、护理伦理的地位和作用

护理伦理的地位和作用主要是由护理工作在整个医疗卫生领域中的地位和作用决定的。现代医疗卫生保健事业的发展和医学模式的转变,护理学已由单一学科向综合学科发展,护理工作范围已由单纯的疾病治疗护理扩大到全身心的预防、保健、康复等护理,护理工作对象也从少数患者逐步向全社会不同的人群扩展。与此相适应,护理伦理的价值正向着更全面、更深入的方向发展。具体来讲,护理伦理的地位和作用有以下几方面:

(一)护理伦理是提高医疗质量的保证

在医疗工作中,医护是一个整体,只是分工不同。在对患者进行诊断和治疗过程中,只有医护之间的紧密配合才能完成对疾病的治疗和康复任务。护理人员在医院各类人员中占的比例大,是医院技术人员中的一支重要力量,在医疗、教学、科研、预防中具有独特的作用。在医疗过程中,护理人员既是医嘱的执行者,又是医生的合作者,只有正确的诊断、治疗和优质的护理相结合,才能取得最佳的医疗效果。护理人员工作在治疗第一线,执行医嘱,直接监护和观察病情变化,进行各种护理技术操作,提供各种生活和心理护理。同时,护理人员还担负着健康人群预防疾病的重任。由此可见,护理工作在医疗工作的各个环节中具有极其重要的地位和作用。没有护理伦理的保障,就不能胜任护理工作,更谈不上提高护理质量。所以,护理伦理直接关系到护理质量,也与医疗质量紧密相连。

(二)护理伦理是实现现代医学模式的支柱

现代医学模式要求医学科学从生物、心理、社会这一整体上认识疾病、治疗疾病,要重视社会的、精神的和心理的因素对人体健康的影响,把心理治疗放在与药物治疗同等重要的位置。由于护理人员接触患者的时间比医生多,与患者交谈多,对患者心理状态的了解也比较细,有条件在进行躯体护理的同时展开心理护理。良好的护理职业道德修养可以促使护理人员更加主动地关心患者、爱护患者,细心观察患者,认真研究不同年龄层次、不同文化程度、不同病情、不同性别患者的不同心理状况,加强对患者的心理疏导,帮助患者消除不安和紧张情绪,消除顾虑,更好地配合治疗,战胜疾病。

(三)护理伦理是加强医院管理的基础

医院管理一方面有赖于完善的管理制度和恰当的管理手段,另一方面需要调动全体工作人员参与管理、服从管理的积极性和主动性。护理人员在医院的医疗设备、器械、药品管理和医疗秩序、医疗环境管理中都承担着大量的基础性工作,担负着重要的责任。良好的道德修养,能够使护理人员积极地参与医院的各项管理工作,自觉地维护医院的各项管理制度,有利于医疗、护理工作的顺利展开。因此,加强护理道德修养,对于完善和维护医院的规章制度、提高医院管理水平,具有重要意义。

(四)护理伦理是护理人员自我完善的途径

护理人员的自我完善,是指良好的职业道德品质、合理的文化知识结构、较高的专业技术水平和健康的身体心理状态的有机统一。合理的文化知识结构为护理人员的全面发展奠定了基础;较高的专业技术水平是护理人员在职业劳动中为人民健康服务的主要手段;健康的身体心理状态是护理人员自我完善的物质保证;而良好的职业道德品质则能够促使护理人员敬业爱岗,关心患者,爱护患者,不断提高护理水平,全心全意为改善人们生命质量和身心健康服务,是护理人员实现社会价值和自我价值、达到自我完善的根本条件。

三、护理伦理的历史与发展

(一)外国护理伦理的历史与发展

人类自诞生以来便开始与疾病作斗争,护理活动随之产生。护理的核心是照护,源于人对同类的关爱。由于医学的落后,照护也仅仅是简单的生活照护和精神抚慰。直到19世纪中叶以前,世界上没有规范、独立的护理专业,医、护与宗教浑然一体,护理工作由医生、家庭妇女、修女担任。由于医护不分,医护的伦理观念是一致的,护理伦理是医学伦理学的组成部分,没有独立的体系,但在医疗活动中都体现出了护理伦理思想和对护理人员的道德要求。

早在公元前225年,印度国王阿索卡(Asoka)建立了18所医院兼医学院,当时印度妇女不能外出工作,只有在这些医院可以担任护理工作。当时对护士的要求是:"护士必须聪慧而敏捷,应献身于对患者的护理工作;必须懂得如何配药、配餐,具备为患者洗浴、按摩肢体和移动患者的技巧;能熟练地清洁床铺,对患者应有耐心。"

公元前5世纪,印度外科鼻祖妙闻在其《妙闻集》中对护士的素质提出:雇佣的侍者(护士)应具有良好的行为和清洁习惯,要忠于他的职务,要对患者有深厚的感情,满足患者的要求,遵从医生的指导。公元初期,护理带有深厚的宗教色彩,从事护理工作的主要是修女,她们将宗教"博爱济世"的意识融入护理当中,让患者感受到了照护的温馨。

两千多年前,古希腊"西医之父"希波克拉底对护理也非常重视,他提出:"命令你的学生,护理患者时要按照你的指示执行,并要进行治疗,要选择有训练的人担任护理,以便在施行治疗时能采用应急措施,以免危险,而且在你诊治患者之后的短短时间里能帮助你观察患者,否则,如果发生了医疗事故,则是你的责任。"又强调"无损于患者为先",表明确保患者安全是医疗护理工作的基本要求。

从公元4世纪开始,欧洲进入了长达1000多年的中世纪,受基督教观点的影响,教徒们把对患者的护理看成是他们的宗教职责,并成立各种姊妹会和兄弟会,以便更好地护理患者。

现代护理是在19世纪南丁格尔开创科学护理,出现了专职护士以后产生的。现代护理道德随之出现。佛罗伦萨·南丁格尔(1820—1910),1820年5月12日出生于意大利的佛罗伦萨城，生活在英国的上流社会。但她认为：生活的意义在于为那些陷入痛苦的人们做更多的事情。所以她毅然选择了护理工作。在1854—1856年的克里米亚战争中，南丁格尔自愿率领由38人组成的护士队伍来克里米亚战场，她以超人的组织能力和救死扶伤的人道主义精神率先进行战场救护。当时的战地医院拥挤嘈杂，污秽不堪，到处是脓血和恶臭，卫生条件极差，很多伤员面临死亡。南丁格尔建立了医院管理制度，提高了护理质量。她带领护士们把被褥、敷料、床单彻底洗刷干净。她亲自擦地板，给每个伤员仔细清洗伤口，还拿出自己所带的二万英镑添置药品、食物和医疗设备，积极改善伤员的营养，对伤员进行精心地护理和治疗。在短短的时间里，伤员的死亡率从42%迅速下降到2%。人们都说，南丁格尔把一座"屠场"变成了一所真正的医院。南丁格尔无微不至地关怀伤员，经她护理的伤病员们亲切地称她为"白衣天使"。

为了纪念这位世界护理事业的伟大开拓者，1912年国际护士会决定以她的诞辰日5月12日为国际护士节，并对工作成绩卓著、道德高尚的护理工作者授予"南丁格尔奖"。

第二次世界大战以后，护理伦理进入科学化、规范化、专业化发展阶段，一系列有影响的国际医学道德和法律文献相继产生，如国际护士理事会（ICN）的《国际护士伦理法典》、美国护理学会（ANA）的《美国护理学会护士法典》、加拿大护理学会的《加拿大护理学会护理伦理法典》等。这些文献的产生有力地推动护理职业道德在实践中不断发展、完善。

（二）中国护理伦理的历史与发展

在我国古代，医护一体，因而医护的伦理观念是统一的，"医乃仁术""济众生"的传统医德理念，也是护理伦理的基本精神。1840年之后，西方医学和护理学传入我国以后，逐步创办了第一所护士学校，之后《护理伦理学》列为护士的必修课。1934年教育部成立护理教育委员会，将护理教育纳入国家正式的教育体系。1941年，中华护士学会延安分会成立，毛泽东写下"护士工作有很大的政治重要性"题词，1942年，毛泽东再次题词："尊重护士，爱护护士。"

20世纪80年代，随着改革开放，我国护理事业也得以迅速发展。医学模式的转变，使护理理念发生重要的变化，引进了责任制护理、整体护理理念，专科护理技术也得到快速发展。护理事业的飞速发展使护理伦理建设也受到高度重视。1981年10月卫生部颁发了《医院工作人员守则和医德规范》，1988年12月颁布了《医务人员医德规范及实施办法》，1993年3月颁布了《中华人民共和国护士管理办法》，1994年中国台湾护理联合会也制定了《护理伦理规范》，2000年中国香港护理学会和中华护理学会共同起草了《21世纪中国护士伦理准则》。2008年1月23日国务院颁布了《护士条例》，旨在维护护士的合法权益，规范护理行为，促进护理事业发展，保障医疗安全和人体健康。这些办法的实施不仅使医护人员在工作中有章可循，同时大大促进了我国护理伦理的建设和发展。

第二节 护理工作的道德规范

护理道德规范，是在护理道德基本原则指导下，协调护理人员与患者、护理人员与其他医务人员、护理人员与社会之间关系的行为准则。它是护理实践中道德关系普遍规律的反映，是护理道德基本原则的具体展开，也是培养护理人员道德意识和道德行为的具体标准。

一、护理工作的基本道德规范

护理工作的基本道德规范主要体现在三个方面，即护理职业的荣誉感、护理患者的同情感和护理过程中的责任感。

(一)热爱护理职业，忠诚护理事业

热爱自己的职业，忠诚护理事业，主要是指对护理事业无限热爱，对患者具有真挚情感，这是护理人员应具备的首要道德品质。一个优秀的护理人员要充分认识护理工作的性质和意义，尊重和热爱自己的职业，树立为护理事业而献身的道德信念。

1. **充分认识护理工作的科学性，热爱自己的事业** 现代护理学随着医学科学的发展、人类保健事业的需要而日益发展成为科学性、理论性较强的学科。其模式已从以“疾病”为中心转变为以“患者”为中心，护理对象也从单纯为患者服务发展到为社会人群保健服务。护理人员只有具备基本的医学科学知识和护理技能以及人文社会医学知识，充分认识护理工作的科学性，树立为护理事业而献身的道德信念，才能担负起为患者身心健康服务的职责。

2. **充分明确护理工作重要性，忠诚自己的事业** 护理工作是医疗工作不可缺少的部分。离开了护理工作，在某种意义上说就没有医疗工作。疾病诊治中，护士担任着医疗第一线的工作，是观察患者病情的“哨兵”，同时还要为患者进行各种技术操作，提供膳食营养，创造清静、安全、舒适的养病环境，照顾好患者的生活起居，解除患者的各种疑虑等，这些工作都促进了患者早日康复。因此，护理工作非常重要。护理人员只有明确护理工作重要性，才能忠诚自己的事业。

(二)尊重同情患者，维护患者利益

尊重同情患者，维护患者利益，全心全意地为患者的身心健康服务，这是护理工作者应具备的基本的道德品质。

1. **同情和关怀患者** 护理工作面对的服务对象是有生命、有思想、有感情的患者，他们在肉体上遭受折磨的同时，往往还有精神上和思想上的顾虑，存在着一定的心理障碍，他们迫切需要护理人员的同情、体贴和关心，要求给予生活上和心理上的照顾。因此，护理人员要把同情和关怀患者作为自己的职责。

2. **尊重患者的人格和权利** 每个患者包括精神疾病患者，都有独立的意志和人格，应该

受到尊重。不论任何时候，护理人员都不能侮辱患者，不能损害患者的声誉，更不能乘人之危追求个人不道德的目的。这就要求护理人员应尊重患者平等就医的权利，一视同仁。

3. 维护患者的利益和安全 做到一切从患者的利益出发，把患者的利益放在第一位，在任何时候、任何情况下都不做有损于患者利益的事情，而且还能为了患者同损害患者利益的人或事进行斗争。维护患者利益，在护理道德品质上表现在很多方面，如高度的责任感和深厚的同情心，优良的服务态度和严谨的工作作风，平等对待一切患者等。

（三）工作认真审慎，技术精益求精

护理人员以忠诚护理事业为信念，以忠实于患者利益为准则，在工作的各个环节上应充分履行自己的道德责任。

1. 要有高度的责任心，审慎对待自己的工作 遵守各种规章制度，使护理各项工作有条不紊地展开。在工作中必须专心致志、认真细致、耐心谨慎，养成“手勤、脚勤、嘴勤、眼勤、脑勤”的良好习惯，遇到紧急情况时，头脑冷静、思维敏捷、行动果断，使各项护理措施及时、准确、有效，保证护理质量。

2. 要认真执行医嘱，严格按规章制度办事 护士应以科学的态度和负责的精神严肃对待医嘱，做到“三查七对”，准确无误地完成医嘱。如果发现医嘱有不妥当或错误的地方，应及时提出，不能机械地执行，这也是护理人员对患者利益负责的表现。

3. 要不断认真学习，技术精湛 目前许多医学诊治新技术的应用，使护理工作的内容和范围不断扩大，这要求护理人员不仅具有较扎实的护理学基本理论，还需要掌握心理学、社会学、伦理学、管理学、美学等人文社会科学知识，做到技术上精益求精。

二、基础护理的道德要求

基础护理是满足患者基本需要的一系列护理活动，是临床各专科护理的基础，包括生活护理、病情观察、满足患者治疗需求的护理技术操作等。基础护理操作是护士不可生疏的基本功，虽然难度不及手术、专科护理等技术，但对于促进患者康复、提高危重病救治的成功率、降低病死率均至关重要。基础护理具有经常性、连续性、科学性、整体性及协调性的特征，对护士提出了较高的道德要求。

（一）提高认识，奉献爱心

基础护理是临床护理工作中最基本的职业活动，占护士每天工作量的一半以上，工作平凡、琐碎、繁重。卫生部于2010年提出“优质护理服务示范工程”，要求夯实基础服务，全面提高临床护理水平，足以体现基础护理工作的重要性。护士应认识到基础护理是有价值的科学性劳动，在实施基础护理措施时护士不仅是操作的执行者，也是观察者、教育者和管理者。护士在完成基础护理工作时不能仅停留于技术操作层面，更要突显出护理工作的专业性，体现出职业价值。护士应充分认识基础护理工作的重要性，正确认识平凡与平庸的关系，具备高

度的责任感、坚定的职业信念和无私的奉献精神，运用护理学的基础理论和基本技能为患者提供安全、舒适、高效的服务。

（二）认真负责，一丝不苟

由于基础护理是一项经常性的工作，每项操作每天可能重复多次，护士应克服心理定式的影响，严格遵守护理操作规程，落实“三查七对”制度，审慎地对待每一项工作。细致入微的病情观察，认真负责的工作态度，是每位护士应具备的基本道德。

（三）钻研业务，不断创新

随着医学、护理学的迅猛发展和人们对健康服务的要求不断提高，基础护理的内容和要求也在不断变化。护士要不断加强学习，钻研业务，了解医学及护理学的新进展，掌握新知识、新技术。护士应该在日常工作中，要善于发现问题，勇于创新，为患者提供更舒适、更经济、更有效的基础护理措施。

（四）团结协作，彼此监督

在一般护理伦理规范、护护关系伦理规范和医护关系伦理规范中都特别提到医护人员之间要相互协作，彼此监督。执行基础护理操作同样需要护理团队相互监督，彼此完善。例如，给药、输血等操作时应双人查对，核对医嘱无误后方可执行，发现问题及时纠正错误，给患者以安全的治疗环境。

三、整体护理的道德要求

整体护理（holistic nursing）是以现代护理观为指导，以护理程序为框架和核心，将临床护理业务和护理管理的各环节系统化的护理工作模式。该理念自20世纪80年代引入国内后，激发了护士工作的积极性和主动性，强化了职业使命感，显著提高了护理质量。整体护理强调人的整体健康，即生理、心理和社会适应的良好状态；强调人与环境的相互影响；要求护士为护理对象提供全方位的专业性服务。

（一）尊重患者，自觉服务

整体护理强调以护理对象为中心，要求护士要始终将患者的需要和利益放在第一位。尊重患者首先是尊重患者的生命，应认真评估患者，及时发现并解决患者现存或潜在的护理问题，促进患者的健康。尊重患者还表现在尊重患者的个性。在开展整体护理时，应考虑到每个人都是独特的，要从人的心理、社会和文化需要出发，尊重个体的需求和宗教文化背景。在制定护理计划时，要充分尊重患者及其家属的意见，与他们共同制定护理计划，调动患者康复的积极性，增强患者对恢复健康的责任感。总之，护士为患者开展整体护理时，应主动评估患者现存或潜在的护理问题，依照专业理论知识科学制订护理目标及措施，并自觉进行全程评价，不断修正护理方案，从而促进患者达到最佳的健康状况。主动服务、自觉服务是提高整体护理质量的关键因素,因此,承担责任的自觉性是做好整体护理工作的重要道德条件。

(二)刻苦钻研,科学施护

整体护理对护士的专业素质要求较高。首先,整体护理强调个性化特征,要求因人施护;第二,护士要有较强的沟通、教育、协作及管理能力,能熟练运用心理学、社会学、健康教育学、护理管理学等人文学科知识和技能,高效完成护理工作;第三,护士要独立对患者评估、护理及评价,要求具备较强的临床思维能力,科学决策,按护理问题的轻重缓急妥善解决。要达到上述要求,护士必须终生学习,努力钻研,结合患者的实际情况提供个性化、科学的护理服务。同时还要积极开展护理科研,促进护理学科的发展。

四、心理护理的道德要求

南丁格尔说:“忧虑、疑惑、等待、期望、意外的恐惧对患者的伤害大于任何力量。”救治患者,仅靠药物和手术治疗是不够的。心理因素在疾病的发生、发展和转归中起着重要作用,不良心理可加重症状,甚至直接导致疾病。“心病还需心药医”,所以,心理护理是整体护理的重要组成部分之一,在促进患者康复过程中发挥着重要的作用。

心理护理(mental health nursing)是指护士在护理工作中应用心理学的理论和技术,通过护患间的人际交往来影响和改变患者的不良心理状态和行为,增强患者在疾病状态下的适应能力,从而促进患者的康复。由于人类心理现象复杂,开展心理护理工作难度大、任务重,因此对护士的道德要求也更高。

(一)平等尊重,保守秘密

心理护理成功的前提是具有良好的护患关系,因为和谐的护患关系有利于患者对心理护理过程持开放态度,袒露心理问题的细节。尊重患者、平等相处是建立良好护患关系的基础,也是调节护患关系的重要伦理规范。在心理护理过程中,护士应设身处地去感受患者的内心体验,不轻易批评,不强迫患者表达,不把自己的价值观强加于患者。心理护理是人与人之间心灵的沟通,患者通常都会要求护士不将隐私和心事告诉无关人员。如果护士无法满足患者的保密要求,患者对护士可能出现信任危机,心理护理不但无法进行,甚至会出现护患纠纷。因此,保守秘密既是职业道德的要求,也是心理护理能有效进行的最起码、最基本的要求。当然,如果患者的秘密可能会明显危及自身或他人的安全,护士则需要在一定范围内解密,不能一味死守诺言。

(二)同情体贴,真诚关怀

护士应以高度的同情心和责任感对待每一位患者,时刻考虑患者的心理需求,对患者失调的情绪适当安慰、合理疏导,引导患者正视自身面临的问题,启发多角度思考问题,帮助患者自觉领悟、学习成长。有的患者在得知身患危重疾病时,可能会出现愤怒情绪,将发泄的矛头指向家属或护士,对护士横眉冷对,百般刁难。护士若能善解人意,宽容悦纳,给予积极的、无条件的真诚关怀，并对家属做好解释和指导工作，将有利于患者打开心中禁锢的枷锁，与护士协同对抗病魔。

（三）学习调适，自我完善

护理工作是高风险、高压力、讲求奉献的职业。研究表明，护士工作压力大、心理健康状况差、职业倦怠感强、工作满意度低，这些负性心理状况如果不能很好调适，势必影响护理工作的质量和护士自身的生活质量。因此，护士在学习心理学理论和技能后，在照护患者的同时，要审视自身心理状况，逐步具备良好的情绪调节与自控能力，培养健全的人格品质，使自身人格与护士角色人格匹配，自我完善，推己及人，用一腔柔情化解患者心中的苦闷。

第三节　护理伦理决策

在护理专业的工作中，经常面临许多伦理的困境，护士必须采取行动，为患者作最有益的决定，避免有害的结果。在伦理上作决定是一个复杂的过程，它离不开护士的护理实践及道德思考。护士必须了解本专业的规范、患者应有的权利及熟悉有关的伦理理论及原则，才能在面对伦理问题时采取较公正的决定，在解决问题的同时，又兼顾患者最大的权益。

一、护理伦理决策的概念及影响因素

（一）护理伦理决策的概念

决策又称抉择（choice），是根据问题或目标拟定许多可行的方案，然后从中选出最能达成目标的方案。

伦理决策就是“作伦理上的决定”。在伦理上作决定是一个复杂的过程，受到个人的价值观及信念的影响，同时也受到社会文化及宗教信仰、法律规范、环境及个人当时情绪的影响。所以，决策者或参与决策者的道德发展等级、知识程度以及对伦理理论和原则的应用等都会影响一个人在某一情景中所采取的道德行动的正确性。

护理伦理决策（the decision - making of nursing ethics）有个人决策和团体决策两种方式。个人决策是指由个人来作决定。团体决策是指组成一个团体或一个伦理委员会，在通过团体共同讨论之后才作决定。在护理执业中，护士每天面对患者及护理工作，几乎随时随地都需要应用个人决策，对诸如要先给哪位患者提供护理？要提供哪些护理？该不该告诉患者实情？如何告知？当资源有限而有很多人需要时，谁应优先使用等问题作判断和决定。临床上有很多问题牵涉很广，影响深远，此时若由护士一个人作决策，不但会给护士带来很大压力，而且决策的品质也不一定好，这时就需要进行团体决策。通常当情况简明，或情况紧急，已没有时间找人商量时大多采用个人决策方式。当情况复杂，需要各方面专家集思广益时，或牵涉到团体的利益时，则应由团体来作决定。

(二)护理伦理决策困境的产生

困境(dilemmas)是指混淆不清、难以选择某一行为或某一决定的情况。所谓护理伦理困境则是护士在临床中面临的伦理难题,是护士面对一些问题、情况混淆不清,没有一个令人满意的解决方案,或不知采取何种行动时的情景:如当维护一些人的权益时,就会损害另一部分人的权益;当做一件符合某项伦理原则的事时,可能会违背其他的伦理理论或违背护士自身的价值观等。如护士为供给患者营养需插鼻胃管,患者因种种原因不愿继续治疗,在神志清醒的情况下自拔鼻胃管。从维持患者正常营养的角度出发,护士要约束患者的行为,但这样做又会违背患者的个人意愿及自主要求,限制其自由。

在日常工作中,护士在下列情况下容易发生伦理决策困境。

1. **专业职责与个人价值观相冲突** 例如,当护士需要协助医师为患者执行堕胎的治疗,而该护士的个人信仰并不赞成堕胎时,应该履行专业职责,即对患者应提供良好的照顾以满足他们的需要,还是要坚守个人的信念拒绝为要堕胎的患者服务?此时就产生了伦理的困境。

2. **采取的护理措施各有利弊** 在临床护理工作中,有时由于采取的护理措施有利有弊,护士就会面临做与不做两难的情况。例如,随便用约束带将患者约束在床上并不好,但不加以约束患者有可能摔下床,这时就会面临两难的选择。

3. **所执行的护理措施都不太理想** 在治疗护理患者的过程中经常会产生一些无法控制的情况。例如,一位孕妇为了治病需要持续服用某种药物,而此种药物可能会影响胎儿导致畸形,此时就面临着两难选择:孕妇是冒着胎儿畸形的危险继续服药好呢?还是冒着自己生命危险停止服药好呢?

4. **专业伦理与专业角色要求相冲突** 当护理专业角色与护理专业伦理的要求相冲突时,护士就会面临伦理困境。例如,当出于为患者利益考虑医师决定对患者的病情保密时,护士在专业角色上应配合医师保密。但在护理伦理中,患者有知情的权利,护士对患者有告知的义务。这时就陷入了专业伦理与专业职责两难取舍的困境。

5. **患者要求的医护措施无明确规定可依循** 护理执业中,有时患者的要求并不符合医疗的规定或无明确的规定。例如,一位癌症晚期患者要求安乐死,但医院政策及法律并无明文规定可以执行,此时就面临伦理困境。

(三)影响护理伦理决策的因素

当面对护理伦理困境时,必须做出谨慎的决定,其中涉及判断和选择两个复杂的过程。在这些过程中,以下因素会对护理人员的决定产生影响。

1. **价值观** 影响护理伦理决策的价值观包括以下几种:

(1)个人的价值观:个人价值观代表一个人的人格、信念或理想,并指引个人行为的方向。个人对他自认为主要的基本价值观反应最强,因此,个人的价值观可以左右他对事情的判断。

虽然价值观会影响我们所做的决定，但是人们常常不是很清楚地知道自己内心的价值观，所以要了解伦理的问题，做好有关伦理问题方面的决策，首先就要了解个人的价值观。一方面，护士要了解自己的价值观，才能在处理患者伦理问题时，采取客观的立场。另一方面，护士要了解患者及其他有关人员的价值系统，并尊重他们的价值信念，这也是作伦理决策的基础。

(2)文化的价值观：一个人的文化背景会影响个人的价值观，而文化的价值观常影响人们对健康、疾病等的信念。例如所有的文化都重视健康，但是不同的文化对增进健康的方式却有不同的看法。有的文化认为运动是促进健康的重要的行为，而另一种文化却更强调饮食对健康的重要等。许多文化的价值观来自宗教的影响，所以护士在照顾不同文化背景或宗教信仰的患者(及家属)时，面对任何有关伦理问题的讨论，都要深入考虑不同背景及经验对其价值观的影响，以了解他们的行为及想法，这样才能在提供有效的护理照顾时，给予患者及家属适度的尊重。

(3)专业的价值观：专业的价值观是专业团体所认同的专业应该具有的特质。护理专业的价值观来自护理伦理的规范及护理执业的规定。有一些传统的护理专业价值观是属于非道德性的，如整洁、高效、有组织等，有些专业价值观具有道德的本质，如诚实、有同情心等。在面对伦理的决策时，护士要将专业的价值观置于首要位置考虑，以为患者提供安全及人性化的照顾。为此，护士需要建立专业的价值观，以便在照顾患者的过程中加强自身对伦理问题的判断及决策处理能力。

(4)社会的价值观：价值观常常反映出社会的需要，即社会的价值观。社会需要的改变会影响对社会价值观的认定。例如对于生育控制的社会态度的改变，会影响护士关注的层面及其所做的决定。在护理实践中，当价值观相互冲突时，做出决策会变得很困难，需要进行审慎的分析及思考。护士在面对价值观的冲突时，可以参考以下原则：①凡是符合专业伦理执行及患者利益的价值观应列入优先考虑。②选择最有利于专业伦理执行及患者利益的价值观。③受到决策影响最大的价值观应列入优先考虑。

2. 不同的伦理理论 有关伦理的学说及理论，虽然无法直接解决伦理的问题，但是可以帮助我们分析及澄清伦理的困境，为我们作伦理决策指引方向。不同的伦理理论，还会影响解决问题时所采取的行动及其结果。例如，道义论认为，人有义务依据符合道德的规范来处理事情，不论行为的价值及后果如何，行事均应遵守道德的原则。因此，道义论者在执行伦理决策时，往往根据伦理的规范和原则行事，不考虑决策的后果，他们会站在患者的立场，认为只要是对患者好的，都应该去做。功利论认为，伦理的决策应该考虑所采取行为的价值及后果，强调不论决定采取什么行动，最后都应以利益和最大多数人的最大好处为依归，强调社会大众的利益应该比个人利益优先。因此，功利论者在执行伦理决策时，往往以行为的价值及后果为依据。

3. 医疗机构、组织的理念及规定 医疗机构、组织的理念及规定，有时候会和护士个人的价值观或患者的需要相冲突，甚至影响伦理决策的过程，造成护士的压力及困扰。在医疗工作环境中，许多伦理问题牵涉的层面很广，除了护士本身外，也可能涉及医疗等其他专业。在这种情况下，护士应该在医疗机构或组织的要求与患者需要及个人理想之间寻求一个平衡点，来做伦理的决策。

4. **法律**　有时候，法律上认定有效的权利，并不一定符合根据伦理原则所制定的权利，甚至法律上的权利，可能和伦理上的权利相冲突，即合法的事可能符合伦理原则，也可能不符合伦理原则；而合乎伦理的事，可能合法也可能不合法。这也使得护士在作伦理决策时，必须进行权衡取舍。如目前对患者提出的安乐死要求，在国家没有立法的情况下，医护人员必须以严格遵循法律法规为前提来满足患者及家属的需要。

二、护理伦理决策的模式

将护理伦理决策纳入一个既定的框架，即确立护理伦理决策模式（decision – making model of medical ethics），可以使护士按照一定程序进行医学伦理决策，无疑有利于提高决策的效率。20 世纪后期以来，诸多学者提出了不同的伦理决策模式，如柯廷（Curtin，1978）、阿洛斯卡（Aroskar，1980）、海因斯（Hynes，1980）、汤普生（Thompson，1981）、德沃尔夫（DeWolf，1989）等伦理决策模式。

借鉴上述不同决策模式，结合我国实际，护理人员可以按照图 6 – 1 进行伦理决策。

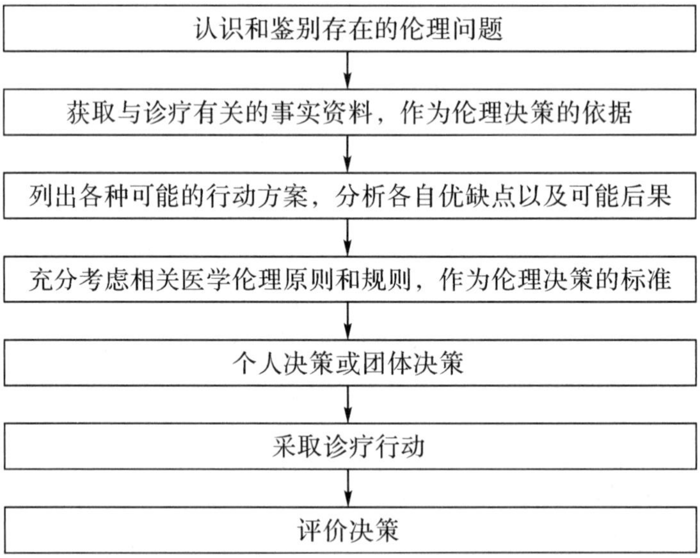

图 6 – 1　护理伦理决策模式图

三、护理伦理决策的准备、能力要求和原则

（一）护理伦理决策者的准备和能力要求

护士在遇到伦理争论问题时，要想做出最合适的伦理决策，必须做好许多准备。这些准

备包括:①了解护士本人及护理专业的道德价值观念;②了解患者及其家属的道德价值观念及其所做出的决定;③了解可以支撑伦理决策的伦理理论和原则;④了解能理性解决问题,做出决定的伦理决策架构或模式;⑤了解与护理患者有关的法规和政策;⑥了解医疗机构,如医院制定的有关规章制度;⑦面临困境时要想到医院的伦理委员会,积极进行咨询;⑧了解专业的职权、义务和责任,清楚国家有关部门、团体制定的专业伦理规范;⑨获得护理行政主管的支持;⑩积极支持和参与医护有关法案的立法等。

护士在遇到伦理争论问题时,要做出恰当的伦理决策,还应该具备以下能力:①统筹的能力,即鸟瞰整体、了解关键、把握主题之分析、思考问题的能力。②洞察的能力,即对问题的形成背景、原因、事实真相等进行深入分析的能力。③变通的能力,即对问题采取灵活或弹性思考和处理的能力。

(二)护理伦理决策的原则

护士在做伦理决策时,为了使决策符合公正标准以及使社会或个人的利益达到最大化,至少应该遵循下列四个原则之一:

1. **使个人利益最大化** 伦理决策应该考虑患者个人的利益,使所选择的方案能为患者带来最大的利益。

2. **保障弱势者的利益** 伦理决策可以尝试增加某些人的利益,但是仍应该保证所选方案能够让弱势者获得最基本的保障。

3. **使净利益最大化** 伦理决策应该以增加社会或个人的净利益作为选择方案时的优先考虑,也就是使社会或个人所获得的利益大于所遭受的损失。

4. **使再分配的利益最大化** 在做决策时,所选方案应该使社会某些特定团体,例如贫困者,所获得的再分配的利益能够达到最大化。

思考题

1. 简述护理工作的基本道德规范。
2. 影响护理伦理决策的因素有哪些?
3. 护理伦理决策的原则是什么?

(张秋菊　刘海涛)

第七章 7 公共卫生伦理

随着全球公共卫生事业的推进，以及它在当代人类社会生活中重要性的日益凸显，公共卫生伦理的思想和概念逐步形成，日渐成为公共卫生政策制定与实践的重要指导。

第一节 公共卫生伦理的含义和理论基础

公共卫生伦理（public's health ethics）是随着公共卫生（public's health，又译为公共健康）学科的不断完善以及公共卫生实践领域中伦理问题的日益凸显而逐步形成的。特别是2003年SRAS的暴发，引发了全球公共卫生领域学者及医学人文学者对公共健康及其蕴含的伦理问题的关注和思考，提出了公共卫生伦理的观点及指导公共卫生实践的理论基础。

一、公共卫生伦理的含义

公共卫生伦理是伦理学的基本理论和观念在公共健康与卫生领域中的具体应用，它是一个新兴的、正在形成并不断完善的概念，主要是以原则和价值的形式对人群健康问题的宣传与教育、疾病与伤害的预防等方面予以帮助、设计、指导。

1920年，公共卫生创始人之一、美国耶鲁大学Winslow教授提出“通过有组织的社区努力来预防疾病、延长寿命、促进健康和效益的科学和艺术”这一公共卫生概念。20世纪后期，公共卫生作为一门通过健康教育促进健康生活方式以及对疾病伤害的预防研究来保护和促进人群健康的科学蓬勃发展。同时，人们对公共卫生事业的认识也不断提高，公共健康的思想渗透于国家的卫生保健政策之中，借助政府和社会的力量通过对处于疾病或伤害危险中的社区或人群的生理、心理和环境卫生问题，采用有组织、多学科的努力来实现人群健康的目标。

公共卫生伦理与医学伦理皆以关注公民健康为目标，但也还存在着差异。医学伦理学的研究对象是以个体患者为中心，聚焦于治疗患者个体的疾病，涉及的主要关系是医患关系以及围绕医生和患者而形成的关系，研究侧重在新药、器械、生物制品等方面，决策者主要是医生个体或医生群体，其伦理基础和价值取向以强调维护患者利益、尊重患者个人自主性为核心。而公共卫生伦理的研究对象是人群，以预防、防止伤害发生和传染病流行为主旨，涉及的关系非常多样且具政治性色彩，研究侧重在影响健康的行为、生活方式等社会因素，落实于社会公共健康保障政策的制定。决策者以政府机构或相关部门及各级社会组织为主，强调资源公平分配的研究以及多部门协作，团结互助，健康教育等多种干预措施，其伦理基础和价值取向以强调维护公民健康平等权利、实现人群健康为核心。

二、公共卫生伦理的理论基础

公共卫生伦理基于公共卫生实践的特点，借助伦理学的思辨方式，探讨和思考什么是公共卫生实践领域中的好制度、好政策以及处理公共卫生问题的最佳措施，即人们如何判断公共卫生政策、公共卫生行为或活动的好坏。对事物和行为的好坏判断是伦理学的核心问题，针对此问题伦理学自身并非只是简单地给出答案，而是提供解决问题的不同途径和方法，即伦理学的基本理论。公共卫生伦理的理论基础是在结合公共卫生领域所要处理和解决的问题的特殊性，在伦理学基本理论的基础上予以引入和应用的。

现代公共卫生具有以下基本特点：以人群为研究重点，其服务成本低、效果好，但社会效益回报周期相对较长，主要通过政府宏观调控、积极干预等公共政策手段发挥关键性作用，在具体实施中将涉及社会的各个层面，不同部门、社区之间应协作和共同参与等，并且需要建立一支受过良好教育、具有多学科背景的人员队伍作为公共卫生的技术支撑，其最终目标是促进居民健康，延长预期寿命。鉴于公共卫生实践所要处理和涉及的核心伦理问题是个人与群体之间关系、公平与效率的问题，公共卫生伦理学者一般认为下面三个理论可以作为思考、分析和判断公共卫生领域中各类政策、制度等合宜与否的理论基础，它们分别是功利主义、自由主义和社群主义。

（一）功利主义（utilitarianism）

功利主义源自目的论伦理学，由英国哲学家杰米里·边沁首次以“功利主义”命名。他提出人人皆有“趋乐避苦”的本性，追求快乐、避免痛苦是每一个人都会有的偏好，而一个行为的正确与否是由其所产生的快乐与痛苦的计算所决定的，所谓正确的行动就是一种“能使最大多数人获得最大幸福”的行为。功利主义通过检验决策对社会中个人福利的总体效果来评估其优劣。此理论认为社会应该通过结果来判断一种政策或制度的好坏，这是当今世界诸多卫生改革努力的动力源泉。

从功利主义的角度来说，国家和社会对公共卫生的投入应当优先于器官移植技术的发展，因为前者更能够实现“最大多数人的最大幸福”。功利主义的判断方法可以指导决策者选择那些能够最大限度改善社会总体健康福利的保健制度和方案。但是在公共卫生的实践领域中，对于持有功利主义见解的决策者，需要回答的具体问题是：在每一项政策中，到底该将哪些人划为“最大多数人”、该以计算谁的福利为准。就健康而言，究竟哪些福利需要计算入内以及如何计算。更为主要的是，依据功利主义决策者的逻辑，在公民的健康保健中可能会因为花费太多而放弃救治一部分患者，而且可能会为了多数人的利益而牺牲少数人的健康福利。为了可用资源产生最大化收益而不顾结果是否公正或公平，是功利主义观点应用于公共卫生领域最核心的理论缺陷。

（二）自由主义（liberalism）

针对公共卫生保健领域中功利主义观点的应用可能带来的为多数人利益而牺牲少数人健康福利的问题，一些反对者认为每个人的生命都具有同等的价值，每个生命都值得尊重而不能以任何理由侵犯。此观点即为自由主义，持此观点即被称之为自由主义者。德国古典主义哲学家伊曼纽尔·康德提出了“人是目的”的观念以对抗功利主义观点。这一派由此主张，因为人类具有发展和实施他们决定如何生活的能力，所以他们有权这样做，这些权利源自每个人作为人的地位，因而具有普遍性。

20 世纪 70 年代，美国政治哲学家罗尔斯在《正义论》中针对自由主义思想进行了较为精致的论证。自由主义的核心概念是权利，但自由主义者之间对权利的解读并非完全一致。一些自由主义者认为人的权利是一种“消极权利”，即人们可以做他们喜欢的事，只要不伤害他人，国家就不能对个人的选择进行限制。据此观点，强制健康保险和税收、药物使用管制、向医生颁发执照的制度安排都限制了个人选择的自由。另一些自由主义者坚持“积极权利”的观点，认为没有足够资源的选择权是不可能的或是无意义的，要做到真正尊重个体，每个人都必须具有确保最低水平的服务和机会均等所需的资源。据此观点，公民拥有卫生保健甚至是健康本身的权利，故社会应对公民健康具有特别的社会责任，或至少是为所有人提供最低水平的卫生保健。自由主义者关于公民拥有健康权利的主张强调了社会对健康的责任，但可能会部分地否定个人对健康的责任问题，更主要的是由于社会资源是有限的，社会对公民健康责任的界限是自由主义者必须要回答的问题。

（三）社群主义（communitarianism）

20 世纪后半叶以来，在公共卫生的实践领域，无论是选用功利主义还是自由主义观点，都留下了一些尚未解决的问题:社会不平等的加剧、市场力量的强大、国家职能的弱化、个人主义的泛滥以及权利观念的膨胀和个人责任意识的弱化催生一种解决公共卫生实践问题的新观点:认为评估公共政策好坏的关键是看它是否有助于创造适合个人生活于其中的社会形式。这种观点认为社会有责任改善其成员的生存状况，以便共享兼具美德和良好行为之社区的理念。此观点被称之为社群主义或“共同体主义”，它既不以权利也不依靠结果或健康福利为基础，而是侧重于灌输美德和以培育良好社区为宗旨。

社群主义观点源远流长，中国春秋时期孔子所主张的儒家思想和古希腊时期柏拉图的《理想国》中都包含了社群主义的思想。20 世纪 80 年代，受自由主义的挑战和人类学研究成果的影响，社群主义作为一种理论观点得以发展和完善。社群主义者提出了究竟是权利优先于善，还是善优先于权利的问题。对于社群主义者来说，坚持善优先于权利的观点，主张社群是构成个人的基本因素即人首先是社会的人，公共利益优先于个人权利，国家应在伦理和道德问题上负起责任。围绕健康这个问题,一个良好的社会应该是怎样的?在社群主义者看来,采取健康的生活方式是一种美德,而不仅仅是改善健康状况的一种方式或手段;吸烟、酗酒、静脉注射毒品等行为是在伦理上应予以否定的不道德的行为方式,而不仅仅是影响健康的问题。在公共卫生实践中,社群主义的观点具有方向性的指导意义。

公共卫生伦理的理论基础不是要给出一个确定无疑的、唯一的答案,而是一种工具和分析方法,这些理论观点可以作为一种工具以便于公共卫生相关人员在进行有关卫生部门决策时使用。

功利主义、自由主义和社群主义三者就其核心而言虽有不同,但相同的是,它们的目的都是对"何者可以被称之为是好的"这一问题进行追问。理解隐藏在公共卫生实践背后的伦理学观点,既有助于政策分析者和决策者更为有效地从事他们的工作,也可以更好地解释和捍卫自己的立场,以及更容易地理解和回应他人的观点和所持的立场。

第二节　公共卫生伦理原则

公共卫生工作不仅涉及的范围非常广泛,而且内容也颇具多样化,且公共卫生伦理研究刚刚起步,故目前还尚未有像临床医学伦理那样被普遍公认的、指导公共卫生实践的基本伦理原则。2002 年,美国公共卫生学会正式提出 12 条"公共卫生伦理实践的原则",这些原则指明了公共卫生的性质与特点、公共卫生机构及其从业人员的责任和义务、公共卫生方案和政策应遵循的核心价值和理念等;美国生命伦理学家彼得·辛格也从多伦多的 SARS 防控教训中总结出了 10 条公共卫生伦理原则:个人自由原则、保护公众不受损害原则、比例关系原则、互惠原则、透明原则、隐私原则、保护社区名誉不受损害原则、提供医护责任原则等。学者们在公共卫生伦理原则方面所做的初步工作,为现阶段公共卫生实践伦理原则的基本框架。在此基础上,结合我国的国情,概括出下面五条公共卫生伦理原则,这些原则并不是从某一伦理学理论推演出来的,而是从许多年来公共卫生工作的经验中总结出来的,即全社会参与原则、社会公益原则、社会公正原则、互助协同原则和信息公开原则。

一、全社会参与原则

公共卫生以关注人群健康为宗旨,要达到预防疾病、促进健康和提高生活质量的目的。这一目的实现,必须依靠政府、社会、团体和公众的广泛参与。政府主要通过制定相关法律、法规和政策,培养高素质的公共卫生管理和技术人才,促进公共卫生事业发展;社会、公众和医疗卫生机构遵守、贯彻公共卫生法律、法规的实施与监督检查工作,维护公共卫生秩序;社会各界和公众共同应对突发公共卫生事件和传染病流行;公众要养成良好卫生习惯和健康文明的生活方式等。公共卫生工作具有社会性和群体性、法规性和政策性、多学科性和协作性等特点，需要社会的相互合作，因此公共卫生从业人员要坚持全社会参与原则。公共卫生改善的不仅仅是个人的健康，而是全社会的整体健康水平，故公共卫生政策的制定、方案的提出和优先性的选择和评价，应当通过一系列的步骤措施来确保社会社区成员都有参与的机会。

二、社会公益原则

为了维护人群健康，公共卫生从业人员常常会遇到公民个人权利、健康福利以及经济利益与社会或集体利益冲突的问题。例如，一些预防干预对个人提供的效益可能很小，但对整个社会、集体或者人群的健康却有很大好处。所以，从公共卫生工作的角度来说，在处理社会与个人的利益关系时，公共卫生人员应坚持社会公益原则，即应将社会公共利益置于优先考虑，并兼顾个人权利与健康福利，要坚持个人利益服从社会利益，坚持局部利益服从全局利益，眼前利益服从长远利益的原则。在公共卫生实践中，绝对地强调个人服从集体，小团体服从大团体也是不对的。实际上，倘若个体的权利与利益被漠视，社会整体的利益最终也会不存在。公共卫生政策和方案应当把各种取向、各方利益整合起来，预先考虑到尊重社会中的价值观、信仰和文化的多元性，以最能促进自然和社会环境的改善、人群健康的方式来实施。

三、社会公正原则

公共卫生工作与政策是为了改善公众的整体健康，但其并非不强调个人的健康，而是从整个人群的角度来进行判断和分析。研究显示诸多社会因素在影响人群健康方面起着决定性作用，贫困、性别或种族歧视、城乡差别等社会不公正现象往往是造成人群健康不良的先决条件。有证据表明：在社会经济水平更为公正的社会中，其成员具有更高的健康水平。所以，在公共卫生工作中，无论是公共卫生政策制定、资金筹措、资源分配以及公共卫生相关信息的公开等都要坚持社会公正原则。公共卫生应当提倡和努力赋予每一个社会成员基本的健康资源和必要的健康条件，尊重社会中每个人的基本权利，尊重社区内不同人群的价值观、信仰和文化，在实施公共卫生政策前需要获得社区的同意，促进社会社区人群的健康。这样才能体现公共卫生对人群、社会负责的宗旨，并确保公共卫生政策制订的合理性和公平性。

四、互助协同原则

公共卫生工作涉及的范围非常广泛，从职业病防治、环境治理、传染病防治等，到对研究对象的保护、免疫政策、儿童保健与保护、供水系统安全、食品和药物安全、公共场所禁烟、精神卫生、健康教育、足量的食品、安全的饮水、免疫、预防和控制地方病、治疗疾病与损伤、提供基本药物、卫生保健资源的配置等等，都是公共卫生工作的重要组成部分。公共卫生工作不仅需要全社会参与，而且需要不同领域中的人员之间的互助与协作。故而，公共卫生工作从业人员在公共卫生实践中必须要坚持互助协同原则。一方面，公共卫生机构应当保证自己的从业人员是胜任本职工作的，相关领域之间增强联系、互帮互助，公共卫生机构和其从业人员应当联合起来，为建立公众的信任和体制的有效运转而努力；另一方面，公共卫生机构和从业人员要注重相互协作，政府、媒体、社区、医疗保健机构等协同工作。

五、信息公开原则

在公共卫生工作中，信息扮演着越来越重要的作用，信息公开在预防疾病、防范和控制疫情方面起到警示作用，提醒人们关注和重视可能存在的公共卫生问题。如果广大群众不知道什么是健康的生活方式，以及如何控制预防疾病，就不能参与到公共卫生实践中来，不能很好地配合公共卫生机构的工作。社会公众所掌握的关于健康和疾病的知识与信息越充分，则他们在预防疾病、维护自身健康方面就越有自主性。特别是在遇到突发公共卫生事件时，及时公开相关信息，不仅可以增强群众的防范意识、提高自我保护能力，还可以取得群众对政府所采取的某些处理措施的理解、支持和配合以及提高政府的公信力等。所以，在公共卫生实践中，公共卫生工作从业人员应坚持信息公开原则，公共卫生机构应当在公众赋予的资源和授权的范围内为社会提供其所拥有的信息，及时采取有效的行动。当然公共卫生机构及其从业人员在遵循信息公开的伦理原则时，如果涉及信息发布，保护个人隐私或社区利益之间相互冲突的情况，除非能证明公开会给公众或者社会带来重大伤害，否则就应该公开。另外，在信息公开中，公共卫生机构要与媒体深层次结合，形成负有社会责任的信息平台，传播健康的社会舆论，使广大公众能够通过了解和掌握公共卫生热点的相关科学知识和正确的应对信息，提高对错误信息的鉴别能力，同时形成健康的生活行为方式。

第三节　公共卫生工作伦理要求

公共卫生工作有广义和狭义之分。广义而言，主要包括所有与人们健康相关各类保健机构及其相关机构和组织从事的工作。狭义而言，主要包括对传染性疾病和慢性非传染性疾病的防控；对食品、药品、公共环境卫生的监督管制以及相关的卫生宣传、健康教育和健康促进、免疫接种等工作。以下主要讲述狭义公共卫生工作中某些具体领域的伦理要求。

一、疾病防控的伦理要求

进入 21 世纪以来，新发与再发传染病流行，古老传染病复苏，药品安全及病原耐药性出现，人口的流动等都对预防和控制传染病增加了难度。人类不良生活方式和行为导致了越来越严重的心理和精神疾患，以及酗酒、药物滥用等公共卫生问题。因而，公共卫生机构及从业人员不仅要重视传染病的防控，也应做好慢性非传染性疾病的防控。

（一）传染病防控的伦理要求

传染病是对人类健康危害最大的疾病，具有起病急、传播快、死亡率高的特点。疫苗的出现曾一度给消灭传染病带来了希望，但是，当前传染病发病率依然很高，一些多年得以控制的传染病再度暴发流行。同时，一些新的传染病及病原体也被发现，病毒变异，耐药菌株的出现以及社会因素、自然因素引发的传染病流行都给传染病的防控提出了新的问题，严重威胁着人们的身体健康，并给人们造成恐慌的心理。所以，传染病的防控依然是政府和社会应当重视的公共卫生工作。

对于公共卫生从业人员来说，在传染病防控中应遵循以下伦理要求：

1. **严格执行隔离消毒措施、严格遵守各项操作规程** 隔离、消毒是传染病管理与防治工作最重要的环节，也是公共卫生工作者与传染病斗争的重要内容。隔离是通过物理阻断的方式，防止传染病扩散。隔离对象包括：传染病患者、传染动物，疑似患者、疑似传染动物。消毒主要是采取有效措施杀灭传染病患者可能散播的细菌、病毒或其他传染源，对象包括居住场所、日常用品、排泄物、分泌物、接触使用过的医疗器械等。公共卫生工作者在照护传染病患者的过程中，一定要严格遵守各项操作规程，扎实做好自身防护，更好地救治患者。与传染病患者接触的医务人员，在离开病区时必须采取消毒措施，避免将传染源带出病区。

2. **坚持预防为主的积极防疫思想** 对于传染病患者实施救治十分重要，对于易感人群进行保护同等重要。传染病在人群中传播往往具备传染源、传播途径和易感人群三个环节，应远离传染源和切断传播途径。因此，要树立积极预防的思想，使预防发挥关键性作用，积极主动控制传染病流行范围，避免社会灾难。

3. **尊重传染病患者的人格和权利** 传染病患者是传染性疾病的受害者，不应受到歧视。《中华人民共和国传染病防治法》第十六条指出，“任何单位和个人不得歧视传染病病人、病原携带者和疑似传染病病人。”在工作中，公共卫生工作者应摒弃偏见，拒绝冷漠，尊重传染性疾病患者和疑似患者的人格及各项正当权益。

4. **遵守国家法律规定，及时收集及上报疫情** 现代社会已经建立了相对完善的传染病防治体系，及时发现、隔离、治疗各种传染病患者。相关的医务人员应按照国家法律规定主动关注、通报疫情。这既是法定义务，又是最基本的公共卫生道德要求。

（二）慢性非传染性疾病防控的伦理要求

慢性非传染性疾病，简称“慢病”，已成为导致当今人类过早死亡和影响健康水平的主要原因。“慢病”损害国民健康，如不加以控制，还可能会影响社会稳定和经济可持续发展。越来越多的医学研究证据表明，慢病是可防可控的。2010 年，卫生部下发《慢性非传染性疾病综合防控示范区工作指导方案》，确定了我国慢病防控的具体目标和实施细则，指出政府主导、部门协作和社区行动是防控慢性病的有效策略。

慢性非传染性疾病的防控不仅仅是个人和家庭的责任，也是全社会的责任，更是政府的责任。面对防控慢性病的严峻挑战，必须发动全社会力量，政府主导、部门合作、全民参与，尽快扭转慢性病高发态势。同时，防控慢性非传染性疾病中坚力量的公共卫生从业人员在工作中应遵循如下伦理要求：

1. **全面贯彻实行三级预防理念与措施** 一级预防是预防慢性病发生的第一道防线。包括三个方面：一是针对个体的预防；二是针对环境的预防；三是对社会致病因素的预防。二级预防通过早期发现、早期诊断和早期治疗，可有效地延缓慢性病进程，提高患者的生活质量，减少社会损失。三级预防采取对症治疗，并辅以各种康复治疗，减少痛苦，延长生命，力求病而不残，残而不废，促进康复。

2. **强化对患者及家属的知识教育与行为指导** 慢性病不能完全治愈，患者面临带着疾病长期生活。因此，给予慢性病患者及其家属相关疾病防治知识的教育，给予其健康行为、生活方式的指导，是公共卫生工作者的基本职责。

3. **关注慢性病患者的心理健康，促进足够的社会支持** 心理健康状态与躯体生理健康状态密切相关，躯体健康状况越差，心理问题发生率越高。慢性病不仅会导致身体疾患，同时也会导致心理问题。对慢性病患者的心理健康进行关注、支持和干预，并能提供足够的社会资源，从而帮助其正确看待疾病，增强战胜疾病的信心，减轻心理压力，平衡心理健康。

二、职业性损害防控的伦理要求

《中华人民共和国职业病防治法》中规定："职业病是指企业、事业单位和个体经济组织的劳动者在职业活动中，因接触粉尘、放射性物质和其他有毒、有害物质等因素而引起的疾病。"从公共卫生实践的角度看，在概念上职业性损害比职业病更为宽泛，指在生产过程、劳动过程和生产环境中存在的各种职业性有害因素对劳动者健康产生的各种危害。职业损害包括使劳动者直接罹患职业病、工作有关疾病、职业多发病或职业性外伤或工伤。

职业性损害不仅对劳动者的健康和生命带来极大的危害，而且影响其家庭甚至整个社会。职业性损害应当引起国家和政府的重视，公共卫生从业人员应当在职业性损害防控中遵循以下伦理要求：

1. **始终坚持"预防为主，防治结合"的工作理念** 对于职业病防治工作而言，"防"重于"治"。职业病防治工作的方针是预防为主、防治结合，公共卫生工作者应贯彻这一方针，积极主动地开展普及职业卫生知识和技术的宣传教育，加强对特定职业劳动者的健康保护力度。

2. **始终坚持"深入一线，监督指导"的工作方式** 依法开展卫生监督和指导，从源头控制职业性损害，对劳动者的安全和健康负责。这就要求公共卫生工作者应坚持"深入一线，监督指导"的工作方式，到实地，查实情，得实效。

三、健康教育和健康促进的伦理要求

健康教育是指通过有计划、有组织的社会和教育活动，促进人们自觉地采纳有益于健康的行为和生活方式，消除或减轻影响健康的危险因素，预防疾病，促进健康和提高生活质量。健康教育从改变人群的生活方式入手，注重人群健康意识与健康技能的培养，帮助人们建立起健康的生活方式。健康教育的有效开展必须借助健康促进的相关政策、制度和社会环境等支持系统作保障。因而，健康教育是手段与过程，健康促进是健康教育的出发点及其追求目标，二者密不可分、相辅相成。

在健康教育和健康促进工作中，公共卫生从业人员应遵循以下伦理要求：

1. 履行法律义务，充分利用一切机会和场合积极主动地开展健康教育；

2. 积极参与有利于健康促进的公共政策的制定、支持性环境的创建和卫生保健体系的建立；

3. 深入农村、社区，将健康教育与健康促进工作渗透在初级卫生保健工作中；

4. 不断完善自我，以科学态度和群众喜闻乐见的形式开展健康教育和健康促进工作。

四、应对突发公共卫生事件的伦理要求

我国《突发公共卫生事件应急条例》中指出，突发公共卫生事件是指突然发生，造成或者可能造成社会公众健康严重损害的重大传染病疫情、群体性不明原因疾病、重大食物和职业中毒，以及其他严重影响公众健康的事件。

突发公共卫生事件作为一类公共卫生工作，具有如下特性：首先，突发公共卫生事件是突然发生的，具有很强的不确定性；其次，突发公共卫生事件的发生呈现群体性，目标对象往往是不特定的社会群体；再次，突发公共卫生事件可能导致全国性或全球性的公共卫生危机；最后，突发公共卫生事件不但会对公众健康造成严重损害，严重时还会破坏社会安定，动摇社会正常秩序。基于突发公共卫生事件具有突发性、公共性、危害性和复杂性的特点，对从事突发公共卫生事件应对的公共卫生从业人员做出如下伦理要求：

1. 恪守职责和加强协作，发扬敬畏生命的人道主义精神；

2. 树立崇高的职业责任感和科学态度；

3. 勇于克服困难，具有献身精神。

思考题

1. 简述公共卫生伦理原则。

2. 简述健康教育和健康促进的伦理要求。

3. 简述传染病防控的伦理要求。

4. 简述慢性非传染性疾病防控的伦理要求。

5. 简述应对突发公共卫生事件的伦理要求。

（马　晓　李　沛）

第八章 8 医学科研伦理

医学科研就是利用人已掌握的知识和工具，用试验研究、临床观察、社会调查分析等方法探求人类生命活动的本质和规律，以及与外界环境的相互关系，揭示疾病发生发展的客观过程，探寻防病治病、增进健康的途径和方法的探索活动。医学科研的两种主要方法是动物实验和人体试验，这两种方式中均存在不同的伦理争议和伦理问题，需要明确和遵循相应的伦理原则。作为科研人员，必须遵循医学科研道德的要求，自觉加强科研诚信建设，只有这样才能在探求生命运动和疾病发生、发展规律中，寻找到保障人类健康、战胜疾病的有效方法和途径。

第一节 科研诚信与医学科研人员道德规范

科研诚信主要指科研人员在科研活动中弘扬以追求真理、实事求是、崇尚创新、开放协作为核心的科学精神，遵守相关法律法规，恪守科学道德准则，遵循科学共同体公认的行为规范。医学科研活动具有出现学术不端行为的可能性，需要研究者具备高尚的科研道德，也需要建构科研制度规范科研行为，依靠科研人员在科研活动中遵循科研道德规范的自觉性，防患于未然，培育健康的科研生态和人文环境。

一、医学科研中的矛盾冲突

21 世纪的医学科学研究者身处一个机遇与危险并存的年代，即使是职业科研人员也常常难以自如地应对这个时代的挑战和机遇，以及随之而来的利益冲突。现有的科学教育内容缺乏价值观、道德观、责任伦理方面的充分引导，但公众却比以往任何时候都对科学更加挑剔和质疑。因此，科学研究中的矛盾冲突，研究者需要理性地认识、辨别、权衡，进而做出恰当的选择。

（一）利益冲突

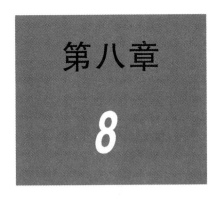

对于从事科学活动的科学家来说，利益冲突（conflict of interests）是指一种境况，在这种境况下，科学家因处于某种（某些）利益之中而有可能干扰他在科学活动中做出客观、准确、合理

的判断。在科学的建制化完成之后，学院科学渐渐走出了象牙塔，越来越多地参与到社会发展中。企业对大学/医院科研的投入急剧增加，成为政府以外科学研究最大的资助者，大学/医院也开始主动与企业合作。科学家逐渐拥有了“双重角色”，既要科学研究又要成果转化，既要科研成果又要经济效益，既立足于大学/医院又就职于企业。因此，现代很多研究者处于无法避免的利益冲突之中。

利益冲突的来源不同、层级不同，影响也不同，因此对待不同的利益冲突我们的警惕性和态度也有所不同。一是内在于科学事业自身的利益冲突，如科学家的教育背景、理论偏好、科学声望、获得认可等。科学家对这些利益的坚持和追求，恰恰是整个科学事业发展的原动力。它们是挥之不去和无法清除的。二是所有科学家所共有的利益冲突，如科学家的宗教信仰、民族情结、政治立场等。这些利益冲突有可能带来偏见，需要通过科学共同体的集体活动被发现和纠正。它们也是挥之不去和无法清除的。三是外在于科学事业自身的利益冲突，如科学家接受企业丰厚的出场酬金或演讲费、享受奢华的旅游和食宿安排，为了获得企业资助而采用不当的模式和方法接受企业提供的所研究产品公司的股份，在所研究产品公司任职等。科学家对这些利益的追逐可能会阻碍科学事业的进步，必须通过制度安排来尽量避免此类利益冲突。

科学活动中的利益冲突有两个鲜明特征：其一，利益冲突只是一种境况或际遇，而不是一种确已发生的行为；其二，利益冲突是同一个主体处于两种（或多种）不同利益冲突情境之中，利益冲突可能会影响科学的真实性和客观性，会对科研诚信产生威胁。而在医学临床试验中，利益冲突可能会威胁到受试者的健康与生命，因此，必须要对重大的、明显的利益冲突进行控制。根据利益冲突的大小，应对涉及人员分别采取回避，在不同范围内公开、审查、教育等不同对策，以控制和减少利益冲突带来的负面影响。

（二）义务冲突

义务冲突产生的客观原因是每一个人的能力、精力所限，难免遇到一些个人其他重大事务与科研时间发生冲突，在同一时间内无法很好地同时完成多项工作。主观原因是个体对自己的能力、精力估计过高，一人身兼两职或多职，无法同时满足两组或多组职业义务，从而导致自身处于两难困境。

义务冲突在科研方面具体表现为科学家、教授、主要研究者、导师除了必须完成本机构的教学、科研、服务工作之外，还拥有很多社会兼职，经常应邀去各种会议、讲学、发言，或者同时还有管理职务需要履行管理职责，以至于无法教授预定课程、监督自己的研究项目、指导研究生和见习研究人员、承担分内的管理和服务职责，甚至一定程度上造成了学术界“包工头”和“打工仔”现象的出现。

当然，机构管理层在一定程度上鼓励科研人员参与此类活动及兼任各种学术组织的职务，并将其作为考核、晋升职称、加薪和任期的评价标准。然而过犹不及，虽然义务冲突不会直接导致科学判断方面的偏见,但由于人的时间、精力、能力有限,一旦身兼数职,就容易顾此失彼,损害判断能力,降低决策质量,哪一项义务也无法履行好,进而造成科研活动中的行为失范。事实上,很多科研人员把太多的时间花在了本机构以外的事务上。

因此,在大学或研究机构的科研人员,应保证完全履行教学、研究和对本机构的公共服务义务,严格遵守学术机构规定的机构外活动的类型和数量,及时、如实向本机构上报自己的机构外服务情况,理性选择,坚持"有所为有所不为",保障学术活动的高质量。

二、医学科研中的学术不端行为

第二次世界大战以来,科学技术与人们的生活日益相关,政府、公司、财团对科研的经费投入越来越多,科研成果对人类的衣食住行乃至生命健康的影响越来越大,科研人员的责任和压力也越来越重,大量学术不端行为开始出现,提醒我们要对学术研究进行约束和监督。

(一)学术不端行为概念

医学科研不同于其他研究领域,有其特殊性。医学科研中的学术不端行为是指开展医学科研工作的机构及其医学科研人员在科研项目的申请、预实验研究、评估审议、检查、项目执行过程以及验收等环节中,故意伪造、篡改他人科研成果,侵害受试者权益,侵犯著作权,以及其他违背违反学术共同体公认的准则等行为。

世界各国对学术不端行为的界定不完全一致。美国白宫科技政策办公室于2000年公布了一个"共同的定义"(common definition),指出学术不端行为中简称"FFP"的三项主罪:在计划、完成或评审科研项目或者在报告科研成果时伪造(fabrication)、篡改(falsification)或剽窃(plagiarism)。欧洲各国的定义比美国在范围上更加广泛。中国学术界和政府部门对科研学术道德问题也很重视,近些年相继出台了一系列相关规范性文件,如科技部、教育部等十部门于2009年联合发布的《关于加强我国科研诚信建设的意见》,国家卫生和计划生育委员会于2014年颁布的《医学科研诚信和相关行为规范》等。

(二)医学科研学术不端行为举要

当前医学科研中典型的学术不端行为就是伪造、篡改、剽窃和虚假同行评议。具体来说,根据《医学科研诚信和相关行为规范》以及国际相关规定,医学科研学术不端行为有以下表现:

1.研究选题与资源配置不合理 不具备相关研究基础,夸大科研项目的理论意义和实用价值;选题无创新性;低水平重复研究,或盲目模仿他人研究,或重复自己已做的研究;选题涉及人类受试者、实验动物,或需要使用涉及生物安全和生命伦理等问题的特殊材料而未经专门伦理审查机构批准;设定研究任务超出最大工作负荷,没有统筹安排临床工作与科研工作时间;课题经费预算不合理;将资源挪作他用(包括但不限于研究时间);资源配置不足(包括但不限于承诺的研究配套经费或其他研究条件)等。

2. 主观因素造成数据收集、保护和共享出现重大偏倚 在研究材料中不真实地描述实际使用的材料、仪器设备、实验过程等；不适当地改动、删除数据、记录、图像或结果，使研究过程结果不能得到准确的反映；未获知情同意而收集和使用个（他）人信息；对公众健康或公共卫生等有重要影响的数据未及时上报或公布；数据损毁、灭失或被篡改；应予以保密的数据泄露；数据归属和使用缺乏监管等。

3. 学术成果署名与学术成果生产各环节不真实 研究成果重复发表、自我抄袭、搬来主义、随意摘用或东拼西凑；一稿多投；在科研查新方面伪造和提供虚假信息；该署名者没署名，不该署名者署名，假冒他人署名；署名顺序未按贡献大小排序；剽窃他人学术思想、研究计划或研究成果；伪造证明材料，提供虚假信息；编造审稿人和同行评议意见；申请、评议、公示、审稿期间拉拢、贿赂评审人员或项目管理人员。

4. 科研管理与同行评议不严肃、不公正及隐性抄袭 科研项目申请、审批、检查、督查和成果报奖材料真实性、准确性审核及程序公开、公平、公正存在漏洞；科研经费管理混乱；科研管理存在行政干预或违规行为；私下与被评议人直接接触；评议过程不客观、不公正；未经同意泄露他人科研成果；同行评议隐瞒重要科研成果或压制不同学术观点；对已知他人的科研不端行为故意隐瞒或给予配合。

学术不端行为不包括诚实的错误或者观点的分歧。判定某科学行为是否属于学术不端行为，可以依据以下几点：此行为严重背离相关研究领域的常规做法；此行为是蓄意的、明知故犯的或肆无忌惮的；对此行为的判定要有证据，而且证据是正当的、确凿的。

（三）科研诚信建设策略

学术不端行为亵渎了科学研究对真理追求的纯洁性，也阻碍了科学技术的发展和应用，是一种严重背离学术道德甚至违反相关法律法规的不良行为。各国政府和学术机构、学术团体等一直致力于制定相应的伦理甚至法律规范，以遏制和减少学术不端行为的发生。

我国有关部门和大多数医学院校、医学科研机构都对防范、惩处医学科研不端行为提出了相应的对策：一是医疗行业和医学院校要建立健全处理学术不端行为的工作机构，充分发挥专家的作用，加强惩处行为的权威性、科学性。二是学术委员会是处理学术不端行为的最高学术调查评判机构。学术委员会要设立执行机构，负责推进科研道德建设，调查、评判学术不端行为等工作。三是各级学术机构要针对科研不端行为制定相应的伦理、法律规范，明确什么是科研不端行为、处罚的依据和标准、惩罚的力度等。四是主管部门也要根据学术不端行为的性质和情节轻重，依照法律法规及有关规定对学术不端行为人给予警告直至开除等行政处分；触犯国家法律的，移送司法机关处理；对于其所从事的学术工作，可采取暂停、终止科研项目并追缴已拨付的项目经费、取消其获得的学术奖励和学术荣誉，以及在一定期限内取消其申请科研项目和学术奖励资格等处理措施。查处结果要在一定范围内公开，接受群众监督。五是要加强防范科研不端行为的科研道德教育，合理制定科研工作考核的标准与要求，防止科研工作急功近利的倾向。

三、医学科研人员的道德规范

人类从事医学科研活动的目的是为了揭示生命、健康与疾病发生发展的内在机制，探索战胜疾病、保障人类健康的有效方法和途径，提高人类的健康水平和生命质量。但是，由于科研工作的探索性和不确定性，研究过程潜在一定的负面效应。现代医学科研活动受到来自各方面利益的影响和干扰，这就要求医学科研工作者必须遵循一定的道德规范，以确保医学科研工作健康、有序地进行。

（一）尊重科学，严谨治学

科学来不得半点虚假，医学科学研究必须尊重事实，坚持真理，假的科研成果不仅危害科学，而且违背国家、人民的利益，这是医学科研道德绝对不允许的。在医学科研实验中，实验材料、数据等是否客观、精确、可靠，直接影响着科研的进展及其结论的正确性，在实际运用时还可能危及到患者的健康及生命的安全。在实验中，如果研究人员只按自己的主观愿望和要求，随心所欲地取舍数据，甚至伪造资料、杜撰不真实的结果，都是不符合科研道德的行为，有损于医学科研的信誉。

（二）动机纯正，勇于创新

纯正的动机能激励研究者发扬勇于创新、直面挑战、百折不挠、奋斗不息的精神。医学科研的目的是繁荣医学、造福人类，背离这一目标的研究是不道德的。医学科研的复杂性和艰巨性要求研究者不图名利，遵循医学伦理基本原则，遵循医学科研试验的道德要求，坚持救死扶伤、防治疾病、增进健康的目标。科研创新的伦理素质主要包括科学精神与人文精神的统一；实践品格与理性素养的统一；科学的怀疑精神与坚持真理的统一；精英意识与群体意识的统一。

（三）谦虚谨慎，团结协作

科学研究是有继承性的，任何一项科学研究，都是以前人的研究成果为基础。牛顿曾形象地比喻："如果说我比笛卡尔看得远些，那是因为我站在巨人肩膀上的缘故。"疾病和健康问题需要生物学与物理学、化学、计算机科学、心理学、伦理学、社会学等多学科的相互交叉与渗透才能获得解决。一项科技成就往往不是依靠个人的力量就能取得的，而是需要各方面力量的有机组合，它包括情报的相互提供、思想的互相交流、实验的互相配合、同事间的互相帮助、以及部门间甚至国际的相互协作等。

第二节　涉及人的生物医学研究伦理

在涉及人的生物医学研究中，伦理问题常常引发争议而难以处理。随着人权意识的增长，人们的自我保护意识将会越来越强烈，未来在涉及人的生物医学研究领域中关于人类安

危的问题会越来越突出和尖锐,因此必须处理好这一领域中的伦理问题,

一、人体试验概述

人体试验是医学科学发展的基础和前提,古今中外人体试验都是客观存在的现象。出于发展医学科学,促进人类健康的需要,人体研究短期内不可能被禁止。人体试验涉及研究者、受试者、资助者等各方利益及伦理问题。遵循最基本的伦理原则、建立伦理审查机制、正确处理人体试验中的伦理问题,对于促进医学科学的发展、维护人类自身利益,具有极其重要的意义。

(一)人体试验的概念

人体试验,也称涉及人的生物医学研究(biomedical research involving human subjects),一般是指以人作为研究对象所进行的科学研究。国家卫生计生委 2016 年颁布施行的《涉及人的生物医学研究伦理审查办法》中明确“涉及人的生物医学研究”包括以下三个方面的活动:其一是采用现代物理学、化学、生物学、中医药学和心理学等方法对人的生理、心理行为、病理现象、疾病病因和发病机制,以及疾病的预防、诊断、治疗和康复进行研究的活动;其二是医学新技术或者医疗新产品在人体上进行试验研究的活动;其三是采用流行病学、社会学、心理学等方法收集、记录、使用、报告或者储存有关人的样本、医疗记录、行为等科学研究资料的活动。

(二)人体试验正当性的伦理辩护

人体试验是医学研究成果从动物实验到临床应用的唯一中介,是医学实验不可缺少的必要环节。它在道德上是可以接受的,并且也是道德所要求的。首先,由于种属的差异性,动物实验并不能完全取代人体试验,经动物实验获得的研究成果必须经过人体试验进行最后验证,以确定其在临床中的应用价值;第二,人有不同于动物的心理活动和社会特征,人的某些特有的疾病不能用动物复制出疾病模型,这类研究就更离不开人体试验。如果取消人体试验,而把只是经过动物实验研究的药物和技术直接、广泛地应用于临床,那么就等于用所有的患者做实验,这实际上是对广大民众的健康和生命不负责任,这才是非常不道德的。

医学人体试验可以得到伦理学辩护,是因为科学所追求的不仅仅是理论上知识的积累,它最终会在整体上使更多的人和社会受益。人体试验的目标是以提高诊断、治疗和预防技术水平为目标,以达到了解疾病的病因与发病机制,从而更好地维护与增进人类健康,促进医学发展。因此,人体试验不仅是必然、必要的,而且也可以得到伦理的辩护和支持。

(三)人体试验丑闻

以人为受试者的医学研究或试验可追溯到有记录的医学开始,有些是有害的,有些甚至是致命的。人类历史上某些时期,某些研究人员打着科学研究的旗号,做了许多惨无人道的人体试验,这些试验常利用弱势的受试者,给受试者造成了严重的伤害。

尤其是20世纪以来，人体试验中的丑闻频繁曝光。在美国最声名狼藉的长期侵犯受试者权利的丑闻，是1932—1972年在塔斯基吉由美国公共卫生服务部用黑人进行的“无治疗条件下的梅毒自然史”研究；二战期间纳粹德国及日本法西斯所进行的极端反人道的人体试验更是令世人深恶痛绝。

人体试验缺乏伦理原则规范和伦理监督，其后果是严重的。在没有伦理意识的医生眼中，弱势群体的牺牲是一种必要的义务。而在过去一段时间，驯服这些原本就弱势的人是那么的轻易而廉价，医学界不得不直接面对一些最根本的问题：人体试验应当在什么条件下被允许？人体试验应该采用什么标准？伦理应该如何介入人体试验的具体操作？伦理的介入是否会阻碍现代生命科学技术的进步等。

二、人体试验中的伦理问题

在医学人体试验中，伦理问题常常引发争议而难于处理。具体来说，在以下几个方面存在较大伦理问题。

（一）风险与受益比的伦理问题

试验风险分为设计性风险与技术性风险。设计性风险主要源于双盲法与安慰剂的使用。科学的试验设计是消除主观因素干扰、达到客观效应的需要，但同时也给受试者带来设计性风险；技术性风险包括身体的、心理的、社会的和经济的伤害，对技术性风险的评估可以在定性和定量两方面进行。

研究预期受益分为受试者受益与社会受益。受试者参加试验的受益有可能包括缓解病症、对所患病症取得更深刻的认识、在研期间获得医生特别的监护、提前获得有临床应用前景的新药治疗等。患者和健康受试者参加与其所患病症有关但不提供任何诊断或治疗益处的试验，或对其健康身体没有任何直接受益的试验，增加了人类的医学知识从而使科学受益，使社会受益。

科学利益、社会利益与受试者利益，从根本上看是一致的，但在实践过程中又是矛盾的。应特别注意对受试者健康的考虑应优先于科学和社会的利益，保证受试者的尊严、权利、安全和福利是伦理合理性的目的。任何一项人体试验如果有可能对受试者造成身体上和精神上较严重的伤害，那么无论这项试验的科学价值、社会价值有多大，无论这项试验对医学的发展和人类的健康具有多么重要的意义，这项试验也不能进行。

（二）受试者招募可能存在的伦理问题

人体试验历史中的丑闻使得受试者一度被认为是试验中的“小白鼠”。受试者招募存在伦理问题的根本原因是，在人体试验中，受试者与研究者的目标不同：受试者想以自己的获益为目的、享有试验利益；研究者想让受试者作为科研手段承受试验负担。显然，让受试者（个体或群体）承受过分的负担，而把由此换来的收益让其他人（研究者、申办方、资助者等）享有，这些做法都是不合理的。

受试者招募最容易出现的第一个问题是受益与负担分配不公平的问题。受试者的选择应有明确的医学标准，不允许用非医学标准来选择或排除受试者，不能有种族歧视、性别歧视和年龄歧视。不过多地利用某些人群成为受试者，也不轻易地排除某些人群成为受试者。第二个问题是对受试者的激励补偿不恰当的问题。对受试者参加试验的激励补偿应该是合理的补偿，要避免过度劝诱。要区分可接受的补偿与不可接受的补偿。不可接受的补偿就是给受试者的钱或实物数额过大，或提供的医疗服务过多，会诱使他们冒过度的风险，削弱了他们的自由选择能力。

（三）知情同意中可能存在的伦理问题

在生物医学研究中，尊重人的核心问题就是尊重受试者自主权或知情同意权，是保障受试者权益的基础，知情同意的内容和过程必须经过伦理委员会审查。知情同意中存在的伦理问题主要有：其一，并非真实的自愿同意。"同意"是以诱惑、欺骗或强迫手段获得的，此类同意是无效的、不道德的。要特别注意隐蔽性的利诱会削弱受试者的理性和自主决定的能力。其二，只有知情同意的结果，没有知情同意的过程。知情同意更重要的是交流过程，而不单单是签署知情同意书。研究者和受试者要对试验的全部信息做充分的、可理解的交流。其三，知情同意缺乏连续性。知情同意书的签订不意味着告知的结束。人体试验项目是一个长期的过程，当研究的程序、条件等情况发生变化，研究者必须及时通知受试者，使其了解变化了的试验信息，重新获得知情同意。

（四）安慰剂与双盲法可能存在的伦理问题

安慰剂是对照以削弱受试者的知情同意为前提的，其目的是为了保证研究及其结果客观可靠。在此情况下，受试者的知情同意自主权与医学科学发展的功利追求发生了严重碰撞：安慰剂的应用意味着必须停止对患者的治疗，患者很有可能因此而错过最佳治疗时机。因此，危重患者、病情发展变化快的患者不能进行安慰剂对照试验，比如急性肾衰、急性心肌梗死、严重的糖尿病患者等。

双盲法是在使用安慰剂对照的情况下，使受试者和试验观察者都不知道到底是谁使用安慰剂以及谁使用试验药物，此方法可以更大限度地避免各种主观因素的影响，保证试验结果的客观性，从而保证其研究的科学性。但双盲法在伦理上也存在障碍：双盲法使患者不能知悉对自己治疗过程的全部信息。但是，双盲法与安慰剂设计一样是为了保证研究及其结果客观可靠，因此，双盲法是道德的。但双盲法应严格遵循《赫尔辛基宣言》中的伦理要求，全力保障受试者的权益。

三、人体试验的伦理原则

人体试验伦理准则中最早的国际文件是《纽伦堡法典》（纽伦堡军事法庭决议，1946），最具影响力和普遍性的伦理文献是《赫尔辛基宣言——涉及人的医学研究的伦理准则》(世界医学会,2013 最新版)。我国近些年非常重视人体试验伦理方面的规范,相继制定、修改、颁布了《药物临床试验质量管理规范》《医疗器械临床试验质量管理规范》《药物临床试验伦理审查工作指导原则》《涉及人的生物医学研究伦理审查办法》等,均对人体试验提出了明确的伦理要求。根据以上国际、国内伦理规范的要求,人体试验具体包括以下四个原则。

(一)保护受试者原则

动物实验获得充分依据确认无明显毒害之后,才可以做人体试验;对可能出现的意外有足够的预估和处理办法;全过程有安全防护措施;有医学研究专家或经验丰富的专家共同参与试验或指导试验全程。

强调对受试者利益的考虑必须高于对科学和社会利益的考虑,力求使受试者最大程度受益和尽可能避免伤害,这是人体试验最重要、最核心的伦理原则。具体要求包括:必须以充分的、确认对动物无明显毒害作用的动物实验为基础;确保人体试验方案设计、试验程序严谨科学;在人体试验的全过程要有充分、有效的安全防护措施以处置各种不良事件;必须有严格的审批监督程序,须在具有相当学术水平和临床经验丰富的医学科研工作者的亲自参与和指导下进行;试验结束后必须做出科学报道。

(二)尊重受试者原则

1. 尊重受试者自我决定权 这是对受试者人格完整性的尊重。受试者的自我决定权是指具有行为能力的受试者享有在较充分的相关信息之基础上,就人体试验的相关事项(是否参加试验、是否退出试验等)独立做出决定的权利。为保障该原则的实现,要做到事前无胁迫,事后无不利影响。

2. 全面维护受试者的知情权 应如实告知关于试验的基本信息,在内容上至少包括:研究目的和方法(例如双盲法、对照组、随机抽样等);研究的持续时间;合理预期的受益;可预见的风险和不适;有益的替代治疗方法;受试者资料的保密程度;研究者为受试者提供医疗服务责任的大小;对因研究而导致的伤害所提供的免费治疗;对因研究而导致的残疾或死亡的赔偿义务;受试者拒绝参加研究及随时退出研究的权利等。在程序上至少做到:给受试者以足够的时间和机会,鼓励他们提出问题;为受试者真正做到知情同意而与受试者保持联系;避免欺骗、不正当影响及恐吓受试者等现象出现;只有在受试者充分了解研究相关信息之后,方可征求受试者是否参加研究的意见;如果研究条件以及步骤有了实质性的改变,每位受试者的知情同意书也须重新修改。

3. 保护受试者隐私 对受试者个人试验资料采取有效的保密措施,包括生活秘密、私生活空间及私生活的安宁状态。临床试验禁止采用实名制;受试者全名不得出现在病历报告表等所有记录及文件中;通常以姓的拼音及入选编号组成的代码替代;相关信息的传阅除研究者之外,仅限于申办者、伦理委员会、药监部门在符合相关规定的情况下进行。

（三）公正原则

1. **分配公正**　受试者的选择与排除都要依据科学的入选与排除标准，受益与负担合理；研究设计应尽量采用随机双盲对照，以保证不同组别的随机分配；研究结果产生的利益在人群中应得到合理的分配。

2. **程序公正**　招募受试者的程序公正：受试者随机分组过程要保证公正；试验方案、知情同意书、招募广告都要经过伦理委员会审查。

3. **回报公正**　免除或者减轻受试者因参与研究而承担的经济负担，比如交通费、误餐费，相关检查费用等；受试者如因参与研究而受到伤害时，有权得到对该伤害的免费医疗，并得到经济或其他方面的援助，以公平地补偿对他们造成的损伤、丧失能力或残疾；如果受试者由于参与研究而死亡，他们的家属有权得到赔偿；受试者不得被要求放弃赔偿的权利。

（四）接受监督原则

人体试验本身包含着十分尖锐的伦理矛盾，化解矛盾、克服干扰，一方面依赖于研究者自律，另一方面依赖于对研究者加以他律。这种他律的机制就是伦理审查。实施伦理审查的主体叫“伦理委员会”“科研伦理审查委员会”或“药物（医疗器械）临床试验伦理审查委员会”，国际上常用的名称是“机构审查委员会”（institutional review board，IRB）。《赫尔辛基宣言》第23条对此机构及其审查程序做出了框架性规定：研究开始前，研究方案必须递交至独立的伦理审查委员会进行审查，通过审查之后方可开展试验；委员会必须监督正在进行中的研究；研究人员必须向该委员会提供研究的全部信息，特别是任何不良事件的信息；未经该委员会考虑和批准，不得修改研究方案；在研究结束后，研究者应向伦理委员会递交最终报告，包含对于研究发现及研究结论的总结。

第三节　动物实验伦理

在医学研究中，为了探求人体疾病的发生发展规律，研究人员不得不首先在动物身上进行试验。动物实验必定会给受试动物带来不同程度的疼痛、痛苦和伤害。从伦理学角度去思考善待实验动物的原则，不仅可以保证生命科学研究的可持续发展，也是和谐社会文明进步的一种表现。

一、动物实验的概念和特点

所谓动物实验就是利用科学仪器设备，根据研究的目的，在动物模型上进行人为的变革、复制或模拟某种生物现象，突出主要因素，观察和研究生命客观规律的一种方法。它主要有以下特点：

首先，它具有简化、纯化的作用，并且可以对实验动物进行强化处理。研究人体的健康和疾病是极其复杂的，往往会受到各种因素的影响，利用实验方法可以排除次要的、无关大局的因素，使主要因素在简化的条件下进行。尤其是利用动物实验，不仅可以排除社会因素的干扰，也可以无视某些自然因素，从而有利于发现所要揭示的本质和规律。

其次，动物实验周期较短，经济、可靠、易重复且便于验证和推广。人类的疾病多种多样，有缓有急，病程有短有长，过急或过缓、过短或过长都不利于医学研究。而利用动物实验可以控制发病时间、缩短病程、降低实验费用。同时人类的疾病的发生与治愈是决不容许做重复试验考察的，而动物实验则不然。并且利用动物做实验可以克服实验对象数量的限制，人为地控制，这都有利于对疾病的研究和考察。由于人在生理上与某些动物具有许多相通之处，从而为动物实验结果的推广提供了依据，为人体试验作了准备。

二、动物实验的伦理要求

尽管用动物实验“无罪”，但我们也应当在尽可能的限度上尊重和关爱动物。根据1959年英国动物学家拉塞尔·罗素（Russell）和微生物学家伯奇（Burch）在其著作《人道实验技术的原则》一书中提出的“替代（Replacement）、减少（Reduction）和优化（Refinement）”的“3R原则”，动物实验应遵循以下伦理要求：

（一）尽可能用没有知觉的实验材料代替活体动物，或使用低等动物替代高等动物

实验动物的替代物包括范围很广，所有能代替实验动物进行实验的化学物质、生物材料、动植物细胞、组织、器官以及低等动物植物（如细菌、蠕虫、昆虫等）或计算机模拟程序等都属于替代物。根据是否使用动物或动物组织，替代可分为相对性替代和绝对性替代。相对性替代是用无痛方法处死动物，使用其细胞、组织或器官进行体外实验研究，或利用低等动物替代高等动物的实验方法；而绝对性替代则是在实验中完全不使用动物。根据替代的程度，又分为部分替代（如利用替代方法代替整个实验研究计划中的一部分或某一步骤等）和全部替代（如用新的替代方法取代原有的动物实验方法等）。

（二）尽可能使用最少量的动物获取同样多的试验数据或使用一定数量的动物获得更多的实验数据

此要求的目的不仅仅是降低成本，而是在用最少的动物达到所需要目的的同时，最大限度地保护实验动物。

（三）尽量减少非人道程序对动物的影响范围和程度

在必须使用动物进行有关实验时，可通过改进和完善实验程序，尽量减少非人道程序对动物的影响范围和程度，避免或减轻给动物造成的疼痛和不安，或为动物提供适宜的生活条件，以保证动物的健康和康乐。

需要说明的是，“3R原则”是就不影响实验要求和实验结果的前提下而言的，如果违背了

科学研究的规律和目的，过分强调“3R原则”，反对使用动物进行实验，“3R原则”也就失去了它的价值和意义。

思考题

1. 医学科研中学术不端行为的表现有哪些？
2. 医学科研的伦理选择基本内容是什么？
3. 涉及人的生物医学研究的基本伦理原则是什么？

（王　燕　李正浩）

第九章 战地医疗救治伦理

9

战争是军人典型的职业活动,战时医疗救护是军队医疗卫生系统和医务人员的特殊医疗救治活动。按照新时期军事战略方针要求,了解现代战争,特别是高技术战争对我军医德建设的新要求,对提高我军战时卫勤保障能力有着重要意义。党的十八大以来,习近平主席反复强调能打仗、打胜仗是强军之要,这为在更高的起点上做好战地医疗救护和高技术战争卫勤保障提供了根本遵循,提出了更高的要求。

第一节 战时医疗救治的特殊性

战争的残酷性和破坏性,造成了战场环境的特殊性和战地医疗救护的特殊性,这无疑加大了卫勤保障的难度,也带来了一些战时特有的医学伦理问题。只有认真剖析和妥善应对两方面的特殊性,才能有的放矢地解决好这些难题,尽最大努力做好战时医疗救护工作。

一、战场环境的特殊性

(一)战场环境具有危险性

战争的破坏程度强,不仅在较短时间内造成人民群众生命财产的巨大损失,而且迫使医疗救治人员身处巨大的危险中进行医疗救护。未来高技术战争运用高、精、尖武器,其残酷性和破坏性更强。

(二)战场环境具有艰苦性

战争的发生、发展会摧毁原来的工作和生活条件,使得医疗条件动荡和简陋。自然条件的险恶直接威胁医务人员的生命健康,物质条件的匮乏严重干扰医疗救治工作的顺利开展。从军需给养到武器装备,从医疗资源到医疗环境都会遇到特殊的困难。

(三)战场环境具有多变性

战争的态势难以把握,现代高技术战争已由传统的平面战过渡到海、陆、空同时展开的立体战,由过去的单一兵种作战或小规模、小范围的协同作战发展到诸兵种大规模、大范围、全过程的联合作战,协调方式日趋复杂。加之各种主战兵器迅速更新换代,使得作战方式日趋多样化，从而使战场卫生勤务工作必须处于多方案、多变化、多调整的复杂状态。

（四）战场环境具有冲击性

战争作为强烈的外界刺激，往往给身临其境的人们以强烈的精神冲击。此时，人的情绪情感通常表现为强烈、外露、躁动、共鸣的特点。这种特点或者导致军人力量的急剧动员，体力和心理能量消耗的增大；或者导致智力和意志过程的破坏，造成理智和行为混乱，产生强烈的心理应激反应。

二、战时医患关系的特殊性

实施紧急医疗救护与得到紧急医疗救护是战场医学救护活动中人际关系的核心，医患双方形成生死与共、相依为命的特殊密切关系。战争给人类带来的最大危害是对人生命的伤害，因而，抢救生命是战时医疗救治的头等任务。

较之一般临床活动中的医患关系，战场医学救治活动中的医患关系具有如下特点：

（一）医患比例严重失调

战争的发生在瞬间造成大量伤员同时出现，不仅摧毁当地的生活保障设施，医疗机构也可能同时被摧毁。战时发生的伤员以多发伤与复合伤为主，伤情复杂，危重伤员居多，致使医疗资源严重不足，医患比例严重失调。

（二）医患缺乏稳定性

在战场医学救治中，检伤分类，阶梯治疗是缓解战场医疗压力，提高抢救效率的有效方法。因此，大量的伤员通过医护人员分类并实施初步救治后便被分送到各专科治疗中心。在整个救治活动中，时间、空间、条件等都不可能使救治医生单独承担起对伤员的全部医疗责任，且贯穿于救治活动的全过程。在伤员被抢救、转移后送直至恢复健康的全过程中，伤病员不仅要面对各级医疗机构的医务工作者，还将面对其他救援部门的机构和人员。

（三）临床分科模糊化

战时紧急动员奔赴战场的医疗机构，一般情况下缺乏大型的、完备的医疗器械设备。医务人员主要凭着丰富的急救经验和简单可行的医疗辅助设备直接面对患者。在时间就是生命的情况下，采取以抢救生命为主的医疗救治活动，时间和空间条件都不允许像平时那样展开，临床分科相对模糊。

（四）医患自主性不对等

战场医疗救治中，特定的环境使伤病员的境遇发生重大改变，其自主选择的空间极度缩小。反之，医务人员的自主权和特殊干涉权反而得到强化。上述情况引发两个方面的后果：其一是促使医务人员强化道德责任感，充分行使自主权，最大限度地救治伤病员；其二是容易忽略伤病员的自主愿望和自主选择，对长远疗效和生命质量埋下隐患。因此，医务人员对此应有清醒的认识,在可能的情况下,尊重伤病员的自主权,千方百计予以保护。

第二节　战场医疗救治的医德要求

战场医疗救治的医德要求既有普遍性又有特殊性。就我军而言,在长期军事斗争过程中,形成了以革命英雄主义和革命人道主义为基本内容的独特医德要求,经受了实践和历史的考验,体现了我军医学伦理道德的先进性和稳定性,是必须坚持和遵循的医德支柱。

一、发扬革命英雄主义

所谓革命英雄主义,就是指不怕艰难困苦,不怕流血牺牲,英勇战斗,忘我工作的优良传统作风。我党、我军历来倡导的革命英雄主义主要包含英勇顽强的战斗作风,勇于献身的自我牺牲精神和革命乐观主义精神。它是我军在战时克敌制胜的重要精神武器,也是战场医疗救护工作的首要医德要求。

(一)革命英雄主义是集体的英雄主义

革命英雄主义要求参与战地救护的医护人员自觉服从战场效益,按照上级命令和部署,以最大限度降低我方有生力量的损失为主要目标。在战地医护工作中充分发扬不怕艰难困苦,不怕流血牺牲的英雄气概,在硝烟弥漫、血雨腥风、缺医少药、环境险恶的特殊情况下,奋不顾身地抢救伤病员,发挥自己的聪明才智和精湛技艺,力求使之得到妥善的医疗和护理,为减少我方有生力量的损失尽到最大努力。战场医护人员的革命英雄主义精神,首先体现在圆满完成战争环境下我军伤病员的紧急救护工作中,任何背离我军医务人员职责,贪生怕死,遗弃伤员,拈轻怕重,延误救治的行为都是与我军医务道德背道而驰的,也是军纪、军法难容的。

(二)革命英雄主义是无私无畏的英雄主义

战争环境素来残酷和危险,在这种特定的艰险环境中履行救死扶伤的神圣职责,首先要具备适应危险环境,不畏艰难困苦和流血牺牲的心理承受能力和精神准备。这就要求参与战场救护的医务人员树立正确的苦乐观和生死观,将个人安危置之度外,英勇顽强,奋不顾身地投入到医疗救治工作。战争环境下的医疗救护往往受到极度疲劳和残酷激烈等主客观因素的干扰。我军医务人员在这样的环境中履行职责必须具备勇敢、坚定和沉着的品格,在自身的安危受到威胁,肉体和精神经受磨难的情况下,发扬大无畏的革命英雄主义气概,优先考虑战友的生命安危,以舍生忘死、救死扶伤的实际行动,帮助战友战胜伤痛折磨,给战友带来一种安全感,增强其敢打必胜的信心。

(三)革命英雄主义是一种理智的英雄主义

我们倡导的革命英雄主义是与对战争前途的乐观态度紧紧联系在一起的。崇尚自我牺牲精神,但反对不必要的牺牲。因此,医务人员革命英雄主义行为应主要见之于奋不顾身地从事战场抢救与医护,而不是放弃急需的战场救护,投入殊死拼杀。战场医疗救护的首要职责就是最大限度地减少我方伤亡和最大限度地保证战场的战斗力。

(四)革命英雄主义是一种与时俱进的英雄主义

随着社会的进步与时代的发展,革命英雄主义的本质精神不变,但其内涵会得到进一步拓展和丰富。在新军事变革不断向纵深推进,国际政治军事格局发生广泛深刻变化的大背景下,要实现能打仗打胜仗的根本要求,就必须全面贯彻习近平强军思想,瞄准新时代强军目标,集智聚力开展与新军事变革和建设世界一流军队相适应的军事卫勤新模式研究,以革命英雄主义激励科技工作者开展创新研究的韧劲和信心,不断提升战时卫勤动员和保障能力,如建立战场机器人参与的战地医疗救治系统,研制用于战时伤员后送的无人机等高技术救护装备,发展用于平时救护训练的仿真机器人,构建平战结合心理应激模拟训练系统等,大幅度减少战斗力的损耗,为打赢未来战争提供更加坚实的科技支撑。

二、发扬革命人道主义

革命人道主义是我党我军的重要道德原则之一。在战地医疗救护中,革命人道主义对于我方内部人际关系而言,主要体现在及时妥善地抢救、护理和帮助伤病员。对敌方而言,主要见之于履行相关的国际公约,妥善对待降敌和救治伤病俘虏等。

(一)无条件地支持我方的正义战争

我军医务人员要为赢得战争胜利而尽最大的力量,决不能被战争的残酷所吓倒,更不能从抽象的人道主义出发,抹杀正义战争和非正义战争的界限,幻想敌人会自动放下武器。

(二)优待俘虏,给伤病俘虏以同等的医疗救治是人道主义原则的重要体现

收治战俘伤病员的政策性很强,它是贯彻执行俘虏政策的具体体现,有利于扩大我军政治影响,同时也是瓦解敌军的重要手段。日内瓦《红十字公约》第六条规定:战时被俘的伤病员,应给予治疗和照顾,治愈后在情况允许的时候,经交战双方军事当局协商同意做遣返处理,在指定地点送交对方。战争爆发后,卫勤部门应指定专门机构负责收治战俘伤病员。救治机构受领任务后要做好各项准备工作,制定有关的规定和制度,包括《战俘伤病员住院须知》和对医务人员的具体规定。战俘伤病员入院以后,要在保卫和安全人员的配合下,加强警戒,严加管理,确保安全。救治工作应做到细致检查,及时诊断,认真治疗,耐心护理。

(三)勇敢揭露敌人的战争罪行

对于一切非正义战争,我们都应坚决反对并予以揭露。所谓揭露包括两个方面,即在战争发生前,揭露其准备发动战争的阴谋,做好应对战争的充分准备;在战争发生后,及时将其罪行公布于世,批驳其各种荒谬的宣传,使人们认清事实真相,激起义愤,增强人们反对非正义战争的正义感和责任感,团结起来进行战斗。对于我军医护人员来说,要彻底地揭露敌人使用非法武器和非法手段残害我方军民和袭击医院、学校、民居等非军事设施的暴行，充分获取相关证据，直到向国际红十字会等组织投诉。

三、树立高度的事业心和责任感

革命英雄主义和革命人道主义，都是指导我们战场医疗救护的重要原则，只有通过极端认真，极端负责的实际工作，才能得以落实。这充分反映了医疗机构和医务人员的事业心和责任感。由于战场救治的最大特点在于环境条件的不稳定，整个治疗过程不可能像平时那样在一个特定的医疗卫生单位内完成，而是要边后送、边治疗以尽快向专科治疗过渡，由不同的医疗单位按照“分级救治”的原则分工合作完成。这就要求各级医护人员有高度的负责精神和强烈的事业心，把对伤病员负责、对本级医疗卫生单位负责、对上级医疗卫生单位负责有机结合起来，做到积极主动，高度自觉，逐级负责，协调一致。只有这样才能保证战场医疗救护工作获得圆满成功。

四、自觉控制情感和保持理智

现代化的战争，往往使用先进复杂的武器系统，战斗会异常激烈和残酷。加之恶劣的战场环境和机体的极度疲劳，这都极易使人的精神处于紧张、脆弱之中，甚至造成心理障碍，影响作战能力。参与战场救治的医护人员，要经得住严酷战争、恶劣环境和紧张工作的考验，善于控制和支配自己的思想感情和行为举止。培养坚强的克制力和忍耐力，在遇到一些突发事件时，善于抑制自己的感情波动，控制不理智的情绪，冷静地分析情况，找出解决问题的办法。在自我行为的控制方面，能够积极排除来自各方面的干扰，理智地约束自己的言行，圆满完成战地救护任务。在战争这个特殊的环境中，伤员有特殊的心理反应和心理需要，他们把战地医务人员视为“保护神”。医务人员根据伤病员的不同情况和心理变化，用自己的语言、表情、行为、态度做好心理治疗、护理工作，对提高医疗效果和激励士气都将起到极其重要的作用。

五、认真执行相关法规

国际红十字组织1986年在日内瓦国际红十字会第25次会议上通过《国际红十字和红新月运动章程》，确立了红十字运动的七项基本原则，即人道性、公正性、中立性、独立性、志愿服务、统一性和普遍性原则。中国红十字会于1985年当选为国际红十字会与红新月会联合会执行理事，1989年成为该联合会副主席，是国际红十字组织的重要成员。我国于1993年10月31日颁布并施行《中华人民共和国红十字会法》，明确规定了中国红十字会履行日内瓦公约及其附加议定书的职责。了解相关规定，执行国际红十字会公约和有关条款，是我军医德和革命人道主义精神的具体体现。参与战时医护的卫生人员更应了解相关的规定，执行相应的条款，承担起履行日内瓦公约及附加议定书的义务。这既彰显了良好的医德，也是爱国主义、国际主义和革命人道主义相统一的体现。

第三节　未来高技术战争的特殊医德要求

未来高技术条件下的局部战争对卫勤保障提出了新的挑战，要求保障范围更广，保障力度更强，保障速度更快，保障效率更高。未来高技术战争不仅需要医务人员有高超的医术，同样需要拥有科学的医德观念、高尚的医德修养、善于将优良作风和牺牲精神与驾驭先进医学科技的能力统合于一身。

一、高技术战争挑战传统伦理观念

在现代高技术战争中，科技含量与日俱增，武器的威力不断被放大，特别是大规模杀伤性武器的应用，使战争的残酷性达到前所未有的程度，惨绝人寰、灭绝人性的情况是完全可能发生的，这对“有限度破坏”的传统战争伦理观念构成巨大的挑战；随着武器装备的高科技化和战术、战法乃至军事理论的变革，落后就要挨打的问题更加突出，经济实力和科技优势对战争进程和结果的影响越来越大，在一定阶段，侵略战争可能得逞，非正义战争也可能一时取胜，特别是在敌我双方军事力量极不对等的条件下，这种可能性不能排除。这同我们传统伦理观念中关于得道多助、正义必胜的信念发生冲突；随着高技术战争的不断升级，人们发现就连“保存自己，消灭敌人”的制胜之道也遇到挑战，大规模杀伤性武器的使用有招致同归于尽的危险；现代战争带来的另一个危机是对人类生存环境的破坏，它对交战双方同样危险和有害；此外，高科技战争殃及无辜群众、出现大批难民等人道主义危机更是司空见惯的。

上述伦理学挑战要求我们要进行必要的伦理观念调整与伦理价值选择，使自身摆脱羁绊，保持主动，从而有利增强克敌制胜的信心。其一是强调“军心”和“军力”的统一，在继续强化我军“正义之师”“威武之师”“爱民之师”光荣形象的同时，进一步强化我军“现代之师”“强大之师”“制胜之师”的能力建设；其二是强调“士气”与“武器”的统一，牢固树立用科学的理论武装头脑、用先进的装备武装部队的观念，对于卫生勤务而言，其制胜之道同样如此；其三是强调“战斗力”“防卫力”“威慑力”的统一，善于通过政治的、经济的、外交的、舆论的等多方面手段，维护和平与发展的宝贵机遇，同时也要发展和壮大我们的“杀手锏”，警告和威慑敌对势力，使之不敢轻举妄动；其四是强调“传统优势”“国情优势”“国际关系优势”的统一，创造性地继承和发扬我军的优良传统，坚定立足科学发展、和谐安定的内部环境和日益增强的综合国力，正确分析和积极推动珍视和平发展、建设和谐世界的国际潮流，传播“人类命运共同体”的理念，有效维护祖国统一和世界和平。

二、高科技战争对战伤救治的特殊要求

现代科学技术革命对军事领域的影响是极为显著的，随着武器装备的不断更新、军队编制体制的调整改革和军事理论的发展变化，战争模式发生了显著变化，战争的杀伤力、破坏力

有很大增强，也使伤情伤类更加严重而复杂，对卫勤保障不断提出新的更高要求。

首先，现代战争中，由于高技术武器的运用，使伤情伤类更为复杂，要求加强野战外科学的研究，发展相关的战伤救治技术，采取新的医学对策；其次，在微波、激光、次声波、生物等新式武器用于实战的情况下，导致伤型、伤部复杂，伤势加重，普通伤员的救治率逐步下降，特种伤员、综合伤员、精神伤病员大量增加，重伤率更高，增加了卫勤保障的工作量和难度，要求依据更科学的分类方法和诊断标准，实施有效的救治；第三，高技术战争往往采用不接触作战，远程打击成为主要作战手段，可能导致伤员突然大量发生，在其空间分布又较为广泛的情况，要求医疗卫生机构和参战医务人员具备应急救治能力；第四，现代军事医学竞争激烈，最大限度地保障我军战斗力，就需要尽快研究和采用先进的急救、运输和治疗手段，特别是尽快采取有效的专科治疗措施，掌握先进技术基础上的卫勤保障意义和伦理意义更为突出；第五，在未来的高技术战争中，敌人可能较大规模地使用炭疽、鼠疫甚至特定基因等生物、化学武器，需要投入大量的人力、物力进行生化武器的防疫、防护，并使之上升到与医疗救治同等重要乃至更加重要的地位；第六，在高技术战争条件下，实行分级救治、医疗后送，仍是各国军队目前普遍实行的医疗救护组织形式。为了减少救治阶梯，精简救治环节和程序，在加强战场救治的同时，利用飞机等快速运输工具进行高速直达后送，以缩短救治过程，使伤病员得到及时有效的治疗，已成为医疗后送体制发展的必然趋势；第七，以现代计算机技术、卫星通信技术、遥感遥控技术、全息摄影技术等高新技术为依托，利用技术先进的大医院或专科医疗中心的技术和设备优势，对战场、边远地区、海上和海岛的伤病员进行远距离治疗已成为现实需求。

三、高技术战争中的医德要求

在高技术战争背景下展开战地医疗救护与通常的医疗卫生工作相比，具有急、难、险、重、新的突出特点。所谓急，就是需要有极强的时间观念，需要通过极其紧张的救助活动，争分夺秒地帮助伤员摆脱危险，给予最及时、最有效的医疗救助，争取最佳的效果。所谓难，就是需要克服平时难以想象的困难去实施医疗急救和疫情控制，在恶劣环境、资源匮乏、高度紧张疲劳的条件下，提供卓有成效的医疗卫生保障。所谓险，就是医务人员要冒着极大的危险，奋不顾身地投入紧急救治，勇敢顽强地履行自己的神圣义务，甚至用自己的鲜血和生命换取战友和群众的安康。所谓重，就是面对伤病员和疫病大量发生的情况，以及随时可能出现的心理应激反应，发扬勇于拼搏，勇挑重担的精神，夜以继日，废寝忘食地勤奋工作，不完成任务决不罢休。所谓新，就是要及时了解军事医学的发展趋势，了解新军事变革条件下的卫勤保障特点，了解掌握高技术发展给医学带来的影响，尽快掌握新知识、新技术，使之为我所用。

上述特点转化为医德要求，主要包括以下方面：

（一）强化时效意识，提高救治节奏

以往的战伤救治一贯注重时效，认为受伤一小时之内是“黄金治疗时间”，抓住这个时机，会有40%以上的伤员保住生命。现代高科技战争进一步突出了上述救治理念。由于高技术

战争呈现多维度、全方位、大纵深、高强度等作战特点，可能在很短时间，出现大量伤员，而且以复合伤和重伤居多。还要面对战地救治时间极其紧迫，机会稍纵即逝的极度紧张状况。这就要求战地医护人员自觉树立“快速反应，高效制胜”的医德责任意识，本着“时间就是生命，快速就是胜利”的理念，抢在第一时间，抓住救治机会，通过快速到位、准确判断、及时处置、缓解伤情，为最大限度地挽救我方伤病员的生命，积极为维护与保障我军的战斗力争取主动，创造条件。

（二）强化必胜意识，提高综合素质

一般伦理学认为，职业道德是由职业理想、职业态度、职业责任、职业技能、职业纪律、职业良心、职业荣誉、职业作风等诸多因素所构成的多要素体系。这对于高技术条件下的卫勤保障而言，同样是适用的。在高技术战争中，绝不是简单的数量对决，而是综合的素质比拼。因此，建立一支具有“首战用我”的求战欲望和“用我必胜”坚定信念，具备良好综合素质的战地医疗急救队伍具有决定性的意义。同样，对于时刻准备参加高技术战争医疗救治的卫生勤务人员而言，有意识地、高度自觉地提高和完善综合素质，使自己成为卫勤精兵，就具有重要的职业道德意义。这就要求我们正确处理政治合格与技术精良、医德高尚与作风过硬、意志坚强与身体健康的关系，实现战斗精神与制胜本领、平时训练与战时发挥的统一，善于把决心、愿望转化为制胜的行动和成果。

（三）强化全局意识，提高协同程度

在研究战地医疗救治时，提出了服从“战场效益”的观点，要求医务人员最大限度地降低我方有生力量的损失，最大限度地维护我方战斗力为最终目标，正确处理战地紧急救治中可能遇到的各种实际问题和矛盾冲突。上述要求在从事高技术战争救治工作时显得更加突出。高技术兵器的应用，经常导致综合杀伤和二次杀伤等情况的发生，不仅加剧伤害的严重程度，而且致使抢救工作并非单一医师或特定专科所能胜任。因此，参战医务人员必须增强战场效益观念，以全局的需要为重，强化精诚团结、互相尊重、密切配合、协作互补的精神，通过团结协作增强保障能力，依靠集体智慧战胜各种困难，发挥自身优势做出独特贡献，落实各负其责保证救治效果。反之，任何只顾局部，逃避责任、推诿扯皮和敷衍塞责的做法都将贻误战场紧急救治的宝贵时机，造成不可弥补的损失。

（四）强化能动意识，提高保障能力

现代高技术战争的伤亡风险极为巨大，不确定因素空前增多，人们所承受的肉体的和精神的压力远远超过以往的战争。能不能以强者的姿态投身战场，能不能以坚忍不拔的意志排除万难，往往是克敌制胜的重要前提。这就要求参战医务人员主动适应现代战争需要，积极调整自己的体能状态和精神状态，保持旺盛的斗志和顽强的作风，充分发挥主观能动性，同各种各样的困难作斗争，机智勇敢、沉着冷静地搞好医疗救护工作。特别是面对艰险的环境和陌生的情况，医务人员绝不能被动等待和消极应付，而是要千方百计地克服困难，排除和化解不利因素，发扬大无畏的革命精神，履行好我军官兵“生命守护神”的职责，在实战中提高卫生勤务保障能力。

(五)强化科技意识,提高装备水平

在以往的战争中,我们在武器装备上长期处于劣势,在战斗意志和牺牲精神上则处于强势。通过扬长补短,我们一次又一次战胜了武器装备精良的敌人,赢得了战争史上的奇迹。我们曾经为此而自豪,同时也认识到装备的落后使我们付出了惨重的代价。装备的落后是历史造成的,这是不以我们的意志为转移的。对于现代高科技战争而言,装备落后非常规战争所能类比,是要付出更加沉重代价的。令人欣慰的是,今天中国正在通过科学发展,逐步实现和平崛起,我们的武器装备建设已经朝着与高技术战争要求相适应的方向大步前进。此时此刻,我们也应该充分认识卫生勤务的装备建设对于保护我军有生力量具有举足轻重的作用。现代战争强调精准打击,我们的卫勤保障也必须通过高素质的人和高性能的装备相结合,实现精准应对、精准防护、精准分类和精准救治。

卫勤保障是维护和恢复战斗力的基本保证,卫勤保障能力的提升,对于有效应对复杂战场环境和高技术战争条件下的医疗救护,增强官兵打赢信心都具有十分重要的作用。在军队转型发展的进程中,持续推进卫勤保障能力的提升,既是落实习近平强军思想的重要抓手,也是实现强军目标和打赢现代战争的客观要求。卫勤保障能力是新质战斗力的重要组成部分,必须从战略的高度加以认识和把握。这就需要从军事卫勤人才培养、卫勤技术装备发展、战场卫勤保障体系建设等诸方面入手,切实围绕作战维域打造新型卫勤保障模式,全方位谋划卫勤保障发展蓝图,建设与世界一流军队相适应的现代卫勤,为实现两个一百年奋斗目标和中华民族的伟大复兴做出应有的贡献。

思考题

1. 战地医疗救护的特点有哪些?
2. 战地医疗救治的医德要求有哪些?
3. 未来高技术战争有哪些特殊的医德要求?
4. 高技术战争对传统伦理观念提出了哪些挑战?
5. 如何全面理解革命英雄主义和革命人道主义?

(刘宏颀 马 晓)

第十章 10 灾害医学救治伦理

灾害可分为自然灾害和人为灾害两大类。灾害医疗保障的特点是要求快速而有效,军队卫生部门在这方面独具优势。救灾是从狭义的角度审视军队医务工作者所参与的特殊医疗救治活动。现代各国都把军队看成救灾的常备力量。新中国成立以来,中国人民解放军积极参加灾害救援工作,在历次抢险救灾中更是发挥了突击队和主力军的作用,同时也积累了宝贵的医德财富。

第一节 灾害医学救治的特点

灾区是军队医务人员不可回避的工作环境,认识此类特殊环境的规律和特点,是我们正确把握、处理特殊的医德关系,树立正确的医德观念,圆满完成医疗保障任务的重要前提。

一、灾区环境的特殊性

各种自然灾害都具有突发性,其发生的时间和空间难以预料,其破坏的程度难以预料。巨大的灾害在较短时间内造成人民群众生命财产的巨大损失,从而迫使医疗救治工作必须冒着巨大的危险,在极度紧张的条件下去进行。

灾害的发生、发展会摧毁原来的工作和生活条件,致使环境趋于险恶。自然条件的险恶会直接威胁当事人的生命健康,物质条件的匮乏会严重干扰医疗救治工作的顺利进行,工作条件的动荡和简陋则使医疗救治变得更为复杂,格外困难。从资源的调度到救治的环境都会遇到麻烦。医护人员的救治工作往往是在救护车里、帐篷里甚至旷野、废墟中展开,医疗用的水、电、气、暖等也通常是自己想办法解决,营具和一般性的医疗设施有时不得不因陋就简,就地取材。总之,灾后灾民疏散逃离的艰苦环境却正是救灾人员勇往直前、拼搏奋斗的岗位。参与其中的医务人员唯有正视艰苦、战胜艰苦才能不辱使命。

灾区的环境复杂多变,即使有备而来的医疗队伍也会遇到许多意想不到的情况。在严重的自然灾害中,伤、病和疫情的复杂程度也是难以预见的,随着灾情的演进,安全区会变成危险区,迫使急救中心调整转移。继发性灾害的发生,也要求救灾重点及时变化。灾区环境的复杂多变,客观上要求医护人员具备高度的应变能力,能够在各种突发事件和紧急情况下,沉着冷静,坚决果断地制定和采取恰当的医疗处置,使伤病员得到及时妥善的应急救治。

灾害作为强烈的外界刺激,往往给身临其境的人们以强烈的精神冲击。此时,人的情绪情感通常表现为强烈、外露、躁动、共鸣的特点。对于身临其境的医疗卫生人员来讲,面对环境的强烈冲击,积极控制和调节自己的情绪,防止“应激”心理状态的出现就具有重要的意义。这不仅是有效保存自己的需要,而且是实施医疗救治所必需的。

在上述情况下展开的灾害医学救治与通常的医疗卫生工作相比,具有“急、难、险、重”的突出特点。所谓“急”,就是需要有极强的时间观念,需要通过极其紧张的救助活动,争分夺秒地帮助伤病员摆脱危险,给予最及时、最有效的医疗救助,争取最佳的效果。所谓“难”,就是需要克服平时难以想象的困难去实施医疗急救和疫情控制,在同恶劣环境、资源匮乏、高度紧张疲劳的斗争中,提供卓有成效的医疗卫生保障。所谓“险”,就是医务人员要冒着极大的危险,奋不顾身地投入紧急救治,勇敢顽强地履行自己的神圣义务,甚至用自己的鲜血和生命换取战友和群众的安康。所谓“重”,就是面对伤病员和疫病大量发生的情况,发扬勇于拼搏,勇挑重担的精神,夜以继日,废寝忘食地勤奋工作,不完成任务决不罢休。

因此,灾害医学救治不单纯是医学意义上的救治,还是一项复杂的社会系统工程,需要政府各部门及全社会乃至国际间的广泛协作才能使灾害医学救治效果最佳。当灾害瞬间导致大批伤员出现时,常规临床医疗实践已难以适应,在其紧急救治中,医学救治行为势必呈现出非常规化特点。

二、灾害医学救治中医疗人际关系的特殊性

灾害医学救治的特殊性,决定了救灾时的医疗人际关系较之平常临床医疗实践具有明显不同。临床医疗实践中,人与人之间的关系主要包括医患关系和医际关系。灾害医学救治中人际关系不仅从常见的医患关系,医际关系一直延伸到患际关系,而且其时空界限和人员范围也较一般临床活动的人际关系更宽泛,更复杂。

(一)医患关系

救助者与被救助者的关系是灾害医学救治活动中人际关系的核心。人是社会最宝贵的财富,各种灾害给人类带来的不良后果中,最紧迫、威胁最大的是灾害对人的生命伤害。抢救生命则成为灾害救治工作中头等重要的任务。较之一般临床活动中的医患关系,灾害医学救治活动中的医患关系具有如下特点。

1. **医患比例严重失调** 由于灾害的发生,特别是地震等毁灭性的灾害,在瞬间便可造成大量伤员同时出现,不仅摧毁当地的生命线工程,医疗机构也可能同时被摧毁,且造成的伤员以多发伤为主,伤情复杂,危重伤员居多,致使医疗资源严重不足,医患比例严重失调。

2. **医患关系多变,缺乏稳定性** 在灾害医学救治中,检伤分类,阶梯治疗是唯一能缓解灾

区医疗压力，提高抢救效率的方法。因此，大量的伤员通过医护人员分类实施初救后便被分送到各专科治疗中心。在整个救治活动中，时间、空间、条件等都不可能使救治医生单独承担起对伤员的全部医疗责任，且贯穿于救治活动的全过程。在伤员被抢救直至恢复健康的过程中，伤病员不仅要面对各级医疗机构的医务工作者，还将面对其他救灾部门的机构和人员。所以，灾区救治活动中医患关系多变，缺乏稳定性。

3. **医患之间直接交往，缺乏医疗设备中介** 在灾害医学救治中，临时搭建起来的医疗救治场所，不可能具备大型的、完备的医疗器械设备。医务人员主要凭着丰富的急救经验和携带便捷的医疗急救设备与患者直接交往。在时间就是生命的情况下，采取以抢救生命为主进行的医疗救治活动，时间和条件、环境都不允许如在正常状态般展开医学检验等常规操作，且临床分科多已模糊。

4. **医务人员自主性增强，伤病员自主性相对淡化** 在灾害救治中，特定的环境使伤病员的境遇发生重大改变，其自主选择的空间极度缩小。因而，医务人员的自主权和特殊干涉权得到强化。上述情况引发两个方面的后果：其一是促使医务人员强化道德责任感，充分行使自主权，最大限度地救治灾民；其二是容易忽略伤病员的自主愿望和自主选择，对长远疗效和生命质量埋下隐患。因此，参与抢救的医务人员对此应有清醒的认识，对伤病员的自主权更加尊重，千方百计地予以保护。

（二）医际关系

灾害医学救治中的医际关系被大大扩展且更加复杂，呈现出独有的特点。

1. **医际关系泛化** 在灾害医学救治中，医际关系范围更加宽泛。就部门而言，突破了医疗卫生系统而扩大到承担救灾任务的各级相关部门；就地域界线而言，突破本区域而延伸到其他地区，甚至关联到国际社会，因此灾害医学救治中的医际关系泛化。

2. **临时性** 灾害医学救治中的医际关系是在灾害突然发生后，为了抢救灾区的伤病灾民而临时由来自各地方各医疗机构和其他各部门的救护人员组成的。一旦灾害抢救工作结束，灾害医学救治中所结成的医际关系也随之而解除。

3. **目的的同一性** 医际关系是以医患关系为基础而建立起来并展开其活动的。虽然灾害医学救治中结成的医际关系已大大突破了医疗卫生服务行业体系，但医际关系之间追求的目标是同一的，都是为了抢救伤员的生命并促使其恢复健康。

4. **运作的协同性** 在灾害医学救治过程中，伤员预后的好坏主要决定于从受伤到开始救护的时间、初救的质量，以及现场和运送途中对危重伤员的复苏和急救情况。尤其需要各部门与有关机构的密切配合，统一指挥，协同作战；需要真诚合作和广泛协调的精神；需要各救援人员具有良好的协作意识才能共同完成救灾任务。

（三）患际关系

灾害医学救治中的患际关系是指伤病员之间的相互关系。灾害医学救治中患际关系问题不容忽视，这是较之平常临床实践活动中人际关系的显著区别之一。

1. **竞争性** 灾害突然降临，造成大批伤病员同时出现，他们对有限的医疗资源构成一种竞争关系。特别是在灾区医疗机构完全陷于瘫痪的情况之下，医疗资源不足，医患比例严重失调；受灾伤员家园被毁，财产损失殆尽，甚至还要忍受失去亲人的痛苦。求生的本能使受灾伤员都希望得到最先救治，体现出患际关系竞争性一面。

2. **合作性** 处于特定的、艰险的、痛苦的环境之中的患际关系不仅有潜在的相互争夺医疗资源的一面，也有闪烁着人间真情的一面，即患际之间相互关怀、勉励、支持，互相照顾，相互救治，甚至牺牲个人，救助和保全他人的高尚美德，体现出患际关系的合作性。

三、灾害医学救治的特殊性

（一）机构的临时性

救灾活动通常是在灾害发生时或灾害发生后才启动紧急救治力量，必要时集中各方力量组成高效率的临时机构救灾，在最短的时间内完成集结，奔赴灾区，迅速开展救治。当完成了伤员的抢救、治疗、后送及灾区卫生防疫等工作后，救护人员又回到原来的工作岗位。

（二）时间的紧迫性

灾害的发生常常使人们措手不及，必须迅速集中人力、物力，力求在灾后24小时内展开较为有效地救援。实践证明，要提高伤员抢救的成功率，必须争分夺秒。1988年，苏联亚美尼亚地震时救护工作表明，灾后3小时内得到救护的伤员90%存活，若6小时后，只能达到50%。拯救生命，分秒必争，时间就是生命在这里体现得尤为突出。

（三）伤情的复杂性

灾害的种类和受灾情况不同，对人的伤害也不一样。同一地区出现的伤员，可发生多种伤情，又有轻重缓急之别，有单一伤也有多发伤，以多发伤为主。灾害伤员还常因救治不及时，发生创伤感染，伤情更为复杂。在特殊情况下还可能出现一些特发病症，如挤压综合征、急性肾功能衰竭、化学烧伤等等，有些伤员精神上受到强烈刺激，更增加了诊断治疗的复杂性。

（四）环境的艰险性

灾区是一种特殊环境，不同的灾害造成的环境破坏不同。救灾医疗救护工作是在灾害发生后的现场开始并持续进行，不可能等到灾害完全平息后才展开，从而加剧了救治工作的危险性。灾害突然发生后，短时间造成人员大量伤亡，且危重伤员居多，大批伤员需在同一时间进行急救与复苏，且救治与防疫须同时并举。医患比例严重失调，医疗资源相对匮乏，救治工作极度紧张，高强度、超负荷运转势在必行。加上灾区环境恶劣危险，基础设施被毁，灾后混乱不堪，医疗机构必须与各救援机构组织协调配合，才能对大量伤病员进行有效的医疗处理。

（五）救治的阶段性

当奔赴灾区的医疗救治力量不足甚至不能同时处理全部的灾区伤员之时，“检伤分类，阶梯治疗”是唯一有效降低死亡率和伤残率的方法。即把每个伤员的救治过程按医疗原则分解为若干阶段，由从前到后配置的若干医疗救治单位分工完成。一般可分为现场抢救，途中救护，专科治疗三个阶段。这就要求迅速及时、前后相继，就地救治、途中救护、异地专科救治紧密结合，整个救治活动处于流动状态。

第二节　灾害医学救治的医德原则

一、公益性和无偿救治的原则

自然灾害的发生，往往使人民群众的生命财产受到巨大的损失。此时此刻，抢救伤病员的生命成为压倒一切的首要任务，实施紧急医疗救治是整个救灾工作的中心环节。对此，我们医疗卫生战线有光荣传统，我国有既定政策，国外也有相应惯例，即提供无偿的公益性救灾医疗服务。

所谓公益性无偿救治，一是灾害医学救治为社会公益活动，需要全社会协同；二是不能向受灾者索取报酬；三是尽量使受灾人员获得可能得到的益处。灾害使人民群众生命财产遭受巨大损失。在此情况之下，包括医学救治在内的救灾，必须是无偿的，而且要将其完全落实到灾民的身上，绝对不允许任何从中克扣、损公肥私的不法行为发生；要使全体灾民都得到相应的益处，而不局限于一部分灾民，除非非人为因素所阻碍。只有坚持这一公益性无偿救治原则，才能真正体现救灾的精神。

坚持公益性无偿救治原则，必然要求各方救灾人员在抢险救灾过程中，紧密配合，无私援助。灾害医学救治活动是一项社会系统工程，需要有关各方面服从指挥，相互合作，共同努力，发扬无私奉献和革命人道主义精神，抢救生命，提高救灾效率。把灾害所造成的死亡伤残人数降低到最低限度，帮助灾民尽快地从所遭受的创伤中摆脱出来，恢复生产，重建家园。

对于灾害医学救治，坚持公益性无偿救治原则主要体现在：第一，医务人员要发扬无私奉献的精神，全身心投入到救治工作之中；第二，医疗救灾机构在上级统一组织下，除了派出具有精湛技术的医务人员外，还要及时配备相应的器材与医疗物资，使之一到达现场立即就能主动地投入到救治活动之中去；第三，包括医药物品在内的救灾物资，必须保证质量，有效、迅速地组织分发到灾区，落实到灾民身上；第四，加强经济管理，在保证救治工作有效展开的基础上，必须防止和克服种种浪费现象。

二、争取最大健康效益原则

灾害医学救治,其人道主义精神的集中体现就是能够最大限度地挽救生命,最大限度地减少死亡和伤残,从而最大限度地保护和恢复社会劳动力的健康,使灾区的生产与生活得以较快恢复,提高重建灾区的能力。灾害的突发性,使伤残、死亡率远高于平时,在此情况下,坚持获得最大健康效益原则还在于要激发与发扬一种排除万难去争取救灾胜利的精神。有了这种精神力量,就能够克服物质、环境上的种种艰难,由精神变物质。

坚持获得最大健康效益原则,要求医学救治工作必须从全局出发,从救灾的全过程进行统筹,加强信息沟通,科学地组织安排,使医学救治的人力、物力动态的合理配置,充分发挥效能,尤其是要充分发挥每一个医务人员的主观能动性,创造性地工作,化不利条件为有利条件。

坚持获得最大健康效益原则,要求医务人员在救治工作中把对患者的责任与对社会、对他人、对后代的责任统一起来。面对大量的伤病员,医务人员应该具备群体性观念,维护最大多数伤员的利益。在医疗资源相对不足的情况之下,通过合理的分配资源,力争公平地对待每一个受伤的灾民。

三、积极适应特殊环境原则

灾区环境的危险性,工作的艰苦性、复杂性与医学救治工作所要求的环境条件反差远比平时大。要创造一个清洁、清静,达到消毒隔离要求的工作环境要远比平时困难得多。它要求医务人员克服与战胜灾害继续威胁的同时,务必主动适应这种特殊环境。因此,因时制宜,千方百计尽可能建立适宜的工作环境、工作条件,才能完成救治任务。为此要求医务人员必须具有如下品质:

(一)顽强的斗志和特别能忍耐的精神

由于抢险救灾都不是在灾害完全平息下来后才展开的,只能在灾害随时都有可能再发生的风险中进行,而且还要有与灾情抢时间、争速度的精神。这就要求参加灾害医学紧急救治的医护人员在自身安危没有保障的情况下履行救死扶伤的职责。在这样的条件下从事紧急救治不仅会遇到各种艰难险阻,而且随时面临自身生死伤病的考验,因此医护人员必须具有顽强的斗志,要特别能忍耐。

(二)良好的应变能力和适应能力

每个医务人员都要有临危不惧,处变不惊的精神,在各种突发事件和紧急情况之下,沉着冷静、及时果断地制定应急对策,全力以赴投入紧急救治。特别是面对需要做出紧急处置的危重伤员,要敢于担风险、敢于负责任。

(三)创造性开展工作的精神

作为参与灾区医疗救护的医务人员,必须与特殊环境相适应,藐视困难、克服困难、战胜困难，发挥医疗卫生人员的顽强精神、刻苦精神、创造精神、节约精神，因陋就简、就地取材，千方百计弥补物质条件的不足，力争创造出第一流的工作。

（四）良好的自控能力和自我调节能力

防止“应激”心理状态是非常重要的。研究表明，灾区环境下医护人员心理稳定性在很大程度上取决于其立场信念和理想，取决于心理素质，自我调控能力及身体条件，这要求医护人员平时就应该加强自身的理想和信念培养，树立全心全意为伤病员服务的思想，同时要注重心理素质和自我调控能力的提高，让良好的思想素质、业务素质、身体素质和心理素质成为自身的综合优势，以适应灾区环境的强烈冲击，胜任紧张艰险的紧急救治任务。

四、强化协调与配合的原则

实施与完成灾害医学救治任务的过程是一项社会系统工程，需要全社会各方面的投入与参与，必要时还应取得国际救援机构的支持与援助，才能完成重大灾害情况下的医学救援工作。这就必须遵循强化协调与配合的原则。救灾过程中，政府机构、消防队、急救医疗服务系统、医院、卫生防疫部门、警察、军队、志愿组织、新闻机构、通讯交通、机场、车站、港口等组织或机构之间，既要各负其责，又要服从统一指挥，互相配合。如各组织各自为战，各行其是，势必给救灾工作带来极大的混乱。作为医务人员，在救灾工作中既要积极主动的展开救治工作，又必须服从统一指挥，积极主动与各机构的救灾人员互相配合，以提高抢救效率。

五、医德尺度宽严相济的原则

由于灾害医学救治的特殊性，受到社会政治、经济、文化、医疗技术发展状况等因素的制约，医务人员医德行为选择的自由度较之于临床实践中其医德行为选择的自由度而言要小得多。医务人员在救治活动中，受到多方面条件的制约，也许会影响到技术的发挥，但从另一方面来讲，对医务人员的医德良心则是一次更为严峻的考验。因此，我们提出了宽严相济的医德尺度，作为灾害医学救治中医务人员进行道德选择的标准。

宽严相济的医德尺度要求在灾害医学救治中，医务人员必须发扬无私奉献的人道主义精神，发扬吃苦耐劳，敢于牺牲的精神，全力以赴投入救治。面临灾害，任何逃避、推诿的言行都是可耻的。在灾害医学紧急救治中，医德要求往往采取“命令”“指示”“纪律”等刚性的形式出现。这些就是所谓“严”，没有任何例外，没有讨论余地，必须坚决执行。

另一方面，由于灾害医学救治的特殊性，对于同样的一例手术，灾区紧急救治中的医护人员由于受到当时环境、条件、时间等客观因素的限制，我们不以平常的医疗标准、诊疗规范去要求和衡量灾害医学救治中的医疗水平和医疗行为。在不具备客观条件和物质基础的情况下，对与之相关的医德要求应实事求是地灵活掌握，务实要求，这就是灾害医学救治中医德尺度的“宽”。

宽严相济的医德尺度是实事求是的思想路线在灾害医学救治医德评价中的具体体现。它不以理想化的条文为尺度，而以灾区救治的具体情况为医德评价的重要依据之一；它有利于最大限度地发挥救灾医务人员的积极性、创造性，防范和减少怕担责任而缩手缩脚，强调困难而无所作为和循守“规范”而消极应付的情况发生。这一医德原则正是最大限度地维护灾区民众生命健康利益、最大限度地提高灾害医学救治效率的需要。

第三节　灾害医学救治的医德规范

灾害医学救治的医德规范是规定和调整灾害医学救治中人际关系的行为准则，是灾害医学救治医德原则的具体体现。在灾害医学救治中的医务人员应遵循以下医德规范。

一、常抓不懈，有备而来

（一）加强经常性灾害医学教育和培训

通过培训，使救灾医务人员做到：第一，“居安思危”，树立灾前意识和防灾意识。灾后的安定生活很容易把人们带入一种灾难已经过去的灾后意识氛围，从而缺乏对未来可能的突发灾害的精神和物质准备。要通过灾害医学教育，使人们树立起灾难随时可能发生的灾前意识，树立起防灾、减灾、救灾的意识。第二，具有自我保护知识。如地震发生时应如何进行自我防护和躲避；又如救护者从倒塌的建筑物中救护幸存者时，往往救护者自己所面临的危险比被救护者还大，暴露的电线、煤气管泄露及毒物渗漏等等都会带来很大的危险，救护者应掌握必要的自我防护知识。第三，具有有效寻找受害者的知识。例如，几乎所有的建筑物，尤其是钢筋混凝土建造的建筑物倒塌后具有一定的空隙，只有在这些空隙中才最有可能存在着急待救护的幸存者，要判断这些空隙在建筑物的什么位置就必须了解建筑物的特点和有关知识。第四，具有急救知识和技能。如生命体征的抢救，心肺脑复苏术，多发性创伤、骨伤、烧伤、创伤性休克的救护与搬运，急救器械、仪器、药物的应用，检伤分类的知识和技能等。第五，具有公共卫生学知识和技能。食品卫生、环境卫生、妇幼卫生、传染病预防等方面的知识和技能。第六，还应具有特殊知识。如对不同化学品事故的特殊救护，放射性污染的防护和救护等。

（二）救援设备和物资准备

药品器材是卫生保障的物质基础，重大灾害时，为救治大批伤病员，常在极短时间内需用大量药品和器材。平时有计划地搞好药材储备，加强急救装备的研制，对于保证灾区卫生医疗工作顺利进行非常重要。

(三)制定医学救灾预案

结合实际情况,针对未来可能发生的各种灾害预先制定相应的处理方案。并经常演练,不断补充和修正。

(四)加强灾害的预测和预报工作

要经常地严密监测灾情的发生发展,预防和控制灾区疾病流行。在实施救治方案时,要从灾区的实际出发,合理分配医疗资源和抢救力量,在力所能及的范围内采取恰当的医疗处置,使伤病员得到及时妥帖的应急救治。每个医务人员都要有临危不惧,处变不惊的精神,全力以赴投入紧急救治。

二、高度负责,敢担风险

灾区救治最大的特点就是救治条件不稳定,整个治疗过程不可能如平时般在一个医疗单位内完成,必须边后送边治疗,由不同的医疗机构去实施“阶梯式治疗”或“分级治疗”。要求各级医护人员本着“慎独”的伦理观念,高度负责,不允许任何松懈、怠慢和玩忽职守,否则就难以保证整个救治过程的连续性和有效性。

由于灾害医学救治本身具有的特殊性,没有医院那样安静的、和平的、安全的环境和大型的、齐全的医疗设备,医务人员常常要冒一定风险,承担很大的责任。作为医务人员既要有强烈的责任感,将患者的生死置于个人利益、荣辱之上,又必须具有强烈的责任感和巨大的勇气,主动承担任务,特别是冒风险和危险的任务,抢救既要慎重又要大胆,不能教条地执行一些规定,力求高效,以对患者高度负责的精神和勇气施行救治。

实施紧急抉择和特殊干涉权。为了维护患者最根本的生命健康权,医护人员不得不限制患者的自主权,医学伦理学把这称之为医生的特殊干涉权。灾害医学紧急救治的特殊性使医护人员实施紧急抉择和特殊干涉权就显得尤为必要,特别是面对需要作出紧急处置的危重伤员,更需要医护人员勇于负责任,突破诊疗常规把握时机积极施救。这不仅需要医护人员具有良好的专业判断能力,而且还应具有高度的同情心,同时遇到问题,出现错误要勇于承担,不能隐瞒。

三、团结协作,密切配合

灾害医学救治中医际关系复杂,为了取得最佳的救治效果,各救护人员在明确分工的基础上必须通力合作,密切配合。对伤员的后送救治不能如平时般,自始至终有一个医疗救治机构完成,而必须把一个伤员的全部救治过程从时间距离上分开,实施分级救治。这就要求医护人员必须具有密切配合的协作精神。

灾害医学救治中,由于医际关系的广泛性和临时性,救灾人员来自各级各类部门,仓促中为了共同的目的会集在一起。他们之间出现矛盾、发生冲突在所难免。然而,时间的紧迫性、伤情的严重性,要求救护人员必须正确地对待自己,正确地对待他人和集体,互相尊重、坦诚相待,互相交流、真诚磋商,齐心协力、互相合作。

特殊的环境对人的心理会产生强烈的刺激,对于医务人员来讲,特别要克制自己的情绪,调整心理,互相密切配合。面对灾区的种种惨象,面对群众的痛苦表现,医务人员必须怀有高度冷静的道德情感,善用科学手段帮助群众摆脱伤病和疫情的威胁。因此,作为医生应当学会控制和调节自己的情绪,防止"应激"心理状态的出现。特别是在国际性的合作救灾中,更应充分发扬人道主义精神,通力合作,密切配合,努力工作。时间紧迫,性命攸关,在医患比例严重失调的情况下,既要凭过硬的技术和严谨的作风抢救生命,做到严肃认真,一丝不苟,细致周密,又要互相协作,有条不紊分级、分类救治。

四、服从指挥,严守纪律

一场重大突发性灾害后,可能有很多医疗卫生救援机构同时或先后赶到灾区,他们必须在一个严密的医疗卫生组织机构的统一指挥下行动,才能有序地、高效地开展医疗救灾活动。灾情就是命令。一旦有灾情发生,每个医务人员都应积极做好准备,随时听从调遣,服从安排,奔赴灾区,发扬不怕牺牲和无私奉献的精神投入救灾活动。在救灾中,要服从分配和调度。正确处理好个人与全体、局部利益与整体利益的关系。坚持以获得最大健康效益原则为指导,由具有丰富的临床经验、组织能力强、懂得分类原则和分类方法的医师担任指导,其他医务人员密切配合,高效率地完成大量伤员的分类救治工作。同时,严格把关,搞好灾区的卫生防疫工作。

五、实事求是,科学严谨

灾区情况复杂、多变,救灾工作难度很大。应随时加强调查与分析,从中掌握基本情况和规律,既吸收以往的救灾经验,又实事求是地看待问题,正视不足,使救灾工作更加有效。在救灾中,不可避免地存在着矛盾和冲突。比如组织间的、人员配备间的、物资器材等的筹集调用,以及救灾人员的观念等都需要正确看待。及时分析、寻找原因,努力寻求解决办法,提出改进方案,对于搞好防灾、减灾和救灾工作非常必要。

思考题

1. 灾害医学救治中的医疗人际关系有哪些特点?
2. 灾害医学救治的医德原则是什么?
3. 灾害医学救治的医德规范有哪些?

(汤金洲　马　晓)

第十一章 11 医学新技术研究和应用伦理

自20世纪以来,医学新科技层出不穷,一方面,提高了人类对生命、健康和疾病的认识,增强了医务人员诊治疾病、维护健康和提高生命质量的能力,但同时也引发了大量的社会伦理问题。需要研究这些伦理问题并确定伦理原则和规范,相关医务人员应当严格遵守,以保证这些医学新技术的研究和应用合乎伦理。

第一节 人类辅助生殖技术伦理

辅助生殖技术属于自然科学技术范畴,它是解决不孕症患者“能不能”生育的问题。而伦理属于哲学范畴,是协调人与人、人与社会各种关系所应遵循的行为规范,它是基于价值判断来解决技术“该不该”实施的问题。一方面,通过伦理评价和价值判断,防止辅助生殖技术的滥用;另一方面,传统伦理观也要与时俱进,以更好地引导、规范新技术的应用,并促进技术的进步。

一、人类辅助生殖技术的概念和分类

(一)人类辅助生殖技术的含义

生殖技术是指替代自然生殖过程的某一步骤或全部过程的医学技术。目前,在临床上使用生殖技术,主要用于治疗或弥补不育、不孕缺陷和问题,因此,又被称为人类辅助生殖技术(assisted reproductive technology,ART)。

目前临床上运用的生殖技术,主要有人工授精、体外受精-胚胎植入,以及它们的衍生技术。尽管有人认为无性生殖(克隆技术)运用到人类身上技术问题并不大,但目前存在着难以逾越的伦理障碍,尚未有“克隆人”诞生的准确报道。

(二)人类辅助生殖技术的分类

1. **人工授精(artificial insemination,AI)** 按照精子的来源不同,可以分为同源人工授精(artificial insemination of husband,AIH)和异源人工授精(artificial insemination of donor,AID)。前者又叫夫精人工授精或同质人工授精,指使用的是丈夫的精子;后者又叫他精人工授精或

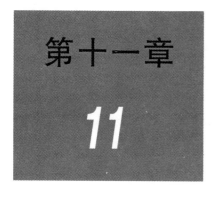

异质人工授精,指使用的是自愿献精者的精液。

2. 体外受精(in vitro fertilization,IVF) 体外受精是用人工方法,让卵子和精子在人体以外受精和发育的生殖方法。由于受精是在实验室的试管中进行,通过这种方式诞生的婴儿,通常叫作"试管婴儿"。由于可以激发排卵,受精卵的数目可能超过移植的需要,在这个领域同样可以使用冷冻技术,于是出现了冷冻卵子库和冷冻胚胎库。

3. 代孕母亲(surrogate mother) 人工授精和体外受精技术在临床上的运用,出现了代孕母亲。代孕母亲又叫代理孕母,是指代人妊娠的妇女。使用的是代理孕母自己的或捐献者的卵子和委托人或捐献者的精子,通过人工授精或体外受精技术,由代理孕母妊娠、分娩后交给他人抚养。

4. 精子库、卵子库和胚胎库 由于冷冻技术在辅助生殖技术领域中的运用,可以把精液冷冻在 -196.5℃的液态氮中长期保存。尽管冷冻精液授精能力约为新鲜精液的2/3,但对人工授精的成功率没有太大的影响,于是出现了储存精子的机构——精子库(spermbank),或称精子银行,1986年,青岛医学院曾经建成我国首座人类精子库。由于可以激发排卵,受精卵的数目可能超过移植的需要,在这个领域同样可以使用冷冻技术,于是出现了冷冻卵子库和冷冻胚胎库。

5. 无性生殖 无性生殖又叫克隆技术(cloning technique),是指运用现代医学技术,不通过两性结合,而进行高等动物(包括人)生殖的技术。运用该技术,取出高等动物的成体细胞,将其携带遗传信息的细胞核植入去核的卵中,通过技术让结合体继续发育,再将发育到一定程度的胚胎移植于母体子宫内妊娠直至分娩。

1997年2月23日,《自然》杂志刊登消息,克隆绵羊"多莉"(Dolly)诞生,表明高等生物所遵循的有性生殖繁殖规律发生了突破,其生命可以通过无性生殖繁殖和"复制"。

二、关于人类辅助生殖的伦理讨论

(一)人类辅助生殖技术具有的伦理价值

1. 科技价值 各种辅助生殖技术的研发和临床运用,无疑标志和体现着科学发展的成就和医学技术的提高,把人们带到了"奇妙的新世界",推动了妇产科医学的深入发展,诞生了一门新医学学科:生殖医学。

2. 解决不孕不育问题,有利于婚姻家庭 生殖技术的初衷就是为了解决不孕不育问题,因此,又被称为人类辅助生殖技术。人工授精可以解决男性的不育问题:比如,AIH适用于男性性功能异常不能进行正常性交者,或适用于男性精液中轻度少精、弱精或其他轻度男性不育者;AID适用于男性精液中无精子或男女为同一染色体隐性杂合体。体外受精-胚胎移植可以解决妇女的不孕不育问题:如第一代试管婴儿可以解决夫妻双方中女方因输卵管阻塞而产生的不孕难题,还可以解决妇女无卵或卵功能异常(供体卵)问题;第二代试管婴儿技术除解决妇女不育问题,还可以解决男方极度少精、弱精或阻塞性无精而产生的不育难题。代孕技术当然可以解决妇女的不孕难题。

不育夫妇承受着来自自身、家庭、社会的巨大心理压力。通过生殖技术帮助他们生儿育女,不仅可以治疗不孕不育症,也有利于改善夫妻关系,稳定婚姻家庭。

3. **优生** 人类辅助生殖技术可以用于优生。对于有遗传疾病可能的夫妇,使用他人的生殖细胞进行辅助生殖,可以进行预防性优生;挑选他人优质生殖细胞进行辅助生殖,可以进行演进性优生。例如美国加利福尼亚曾经成立"诺贝尔精子库",提供诺贝尔奖获得者的精子;中国大陆也有人试图设立"名人精子库",据说,其目的之一是为了进行演进性优生。第三代试管婴儿技术,就是通过胚胎筛选预防遗传疾病,将有遗传疾病的夫妇通过体外受精发育成的胚胎进行筛选,将没有遗传病基因的胚胎移植到女方的子宫里,显然也有利于优生。

4. **生殖保险** 人类辅助生殖技术可以提供"生殖保险"服务,即把生殖细胞或受精卵、胚胎利用现代技术进行冷冻保存,随时可以取用,满足人们的生育需要,保障公民的生育权。在我国大陆,无疑还具有有利于计划生育的独特价值。生殖保险有可能解决我国计划生育实施过程中发生的"失独"伦理难题,一旦计划生育夫妇的独生子女不幸夭折,便可取用上述冷冻的生殖细胞或受精卵、胚胎进行人类辅助生殖技术。

5. **非人类应用** 生殖技术除了辅助人类生育外,还具有有利于农业、畜牧业、医药业生产,有利于抢救濒危动植物的其他价值。应用生殖技术可以培育优良动植物品种。例如,应用克隆技术可以将粳稻细胞和籼稻细胞融合杂交出优良品种。胚胎切割技术可以把一个家畜优良品种的胚胎进行切割孕育,可以大大提高畜牧业的产量和效益。应用生殖技术可以生产生物医用药品。利用动物乳房生物反应器生产人工细胞生成素、人体干扰素等,被称为畜牧业和医药业革命性的重点攻关项目。应用生殖技术可以抢救濒危动植物。濒危动植物之所以濒危,其中一个重要原因是生殖能力不强,人类可以应用生殖技术繁殖这些濒危的动植物。

(二)人类辅助生殖技术引发的伦理问题

1. 是否贬损人类尊严和价值

(1)生殖技术切断了生儿育女和婚姻的联系:生儿育女本来是爱情、婚姻和家庭的永恒体现。有人说,生殖技术简直是把生育变成了配种,把家庭的神圣殿堂变成了一个生物学实验室,因此,亵渎人类尊严。同时把人类分成了两类:用技术繁殖的和用自然繁殖的。

(2)生殖技术的运用,必然涉及如何确定配子合子的道德地位问题:生殖技术使精液、卵子、受精卵、胚胎等可以脱离人体而存在,那么,它们是什么?应该赋予其什么道德地位?它们与提供者的关系如何确定?配子和合子显然不是人,却又不是一般的"物",能否商品化?

在美国,提供精液的人获得报酬已经成为常规。中国有人也建议精液可以商品化。主要理由是精液商品化可以大大增加精液的供给量,而中国的精子库普遍存在捐献者过少、有可能使受精过于单一等问题。但更多的人认为,商品化带来的问题会大大抵消"商品化可以增加精液的供给量”这一好处，且贬损人类尊严，原因有：①精液商品化与供体本身的意愿是相违背的，商品化违背了供者的初衷；②精液商品化可能造成供体不关心自己行为的后果，有意或无意地隐瞒自己身体上、行为上、心理上的缺陷；③精子库可能由于竞争或追求利润最大化，而忽视精液的质量，或者精子库为了追求高质量，只提供一类他们认为“最佳的”精液；④精液商品化还有可能形成一个促使其他人体组织、人体器官商品化的滑坡，提供卵子、受精卵和胚胎也会遇到同样的问题。

(3)多余胚胎如何处置问题：为了保证临床妊娠率，生殖医生往往促使患者在IVF周期中获得多个卵泡发育，以得到较多可供选择移植的胚胎。对剩余胚胎均进行冷冻保存，这就带来冷冻胚胎的去向问题。是废弃、捐赠用于医学研究，还是捐赠给不孕夫妇用于不孕症的治疗？

(4)代孕母亲带来的伦理问题：代孕母亲在美国已经成为国家问题。一部分代孕母亲尽管声称自己不是为了“钱”，但实际上每个代孕母亲都通过提供这种服务得到了报酬。所以，有人就认为这是为了牟利而“出租子宫”“租用子宫”。在当今文明社会，贩卖婴儿是违法的，当然也是极其不道德的，那么，代孕母亲获利，是否可以看成是贩卖婴儿呢？同样，不孕夫妇通过花钱得到代孕母亲所生的孩子，日后，这对夫妇很可能为同样目的，把孩子卖给别人。反对代孕母亲的另一个重要理由是剥削和不平等，只有低收入或无工作的妇女才会去做代孕母亲，这些妇女是否被有钱人剥削了？

在中国，代孕母亲已经严格受到国家相关规定的限制，但在舆论和理论上存在很大的争议。

2. 应该如何确定相关人伦关系

(1)亲子关系如何确定问题：采用AID技术生出的孩子，可以说有“养育父亲”和“遗传父亲”两个父亲。体外受精－胚胎移植和代孕技术带来“谁是母亲”的问题。通过试管婴儿和代孕技术诞生的孩子，可能有“遗传母亲”“孕育母亲”“养育母亲”三个母亲。

(2)特殊人群是否享有辅助生殖的权利问题：未婚男女、同性恋者是否有权利通过生殖技术生儿育女？丧偶一方、甚至死亡夫妇的家庭是否有权利用保存配子、合子或胚胎辅助生殖？一方面，这涉及生育权的主体如何确定问题；另一方面，这样会对已有的家庭模式、孩子的成长、人伦关系等产生前所未有的影响。

3. 是否背离和破坏自然法则

(1)应否背离自然法则：从进化的角度看，人类部分个体不能生育是其生育能力经受自然选择的必然结果。既然如此，用人工技术手段辅助其生育后代，是否与自然法则不相吻合？体外受精打破了人们认为生育是性生活的一部分的这一原本“天经地义”的观念，通过人工的方式干预自然生殖是否与传统生殖相悖？

(2)生殖技术可能导致近亲婚配：对精液、卵子的提供者，进行生殖技术通行的做法是保密的。这样，就存在着这种可能：献精者、献卵者、人工授精儿、试管婴儿相互之间近亲婚配。

而人类两性关系发展的历史早已证明，血缘关系近的亲属之间通婚，往往容易将双方生理上的缺陷传给后代。

（3）无性生殖破坏自然法则：生殖技术伦理“应该如何”的基础是人类生殖行为的“事实如何”——生殖自然法则。凡是符合自然法则的，往往被认为是道德的；凡是不符合自然法则的，往往被认为是不道德的。在人类遗传学和生殖生物学中，迄今为止一直遵守着一条铁的法则：由父母通过性细胞中遗传物质 DNA 的结合而产生子代。无性生殖显然一方面改变了上述生育法则；另一方面，由于是“复制”，使人类失去了遗传的多样性，从进化意义上，“克隆人”缺乏适应自然和生存的能力。

4. 应该如何避免可能带来的损害

（1）生殖技术的安全性问题：人类辅助生殖技术给不育夫妇带来了福音和利益，但同时也给母亲和胎儿带来了风险。如多胎对母亲的损伤和增加母亲患卵巢癌的风险，胎儿畸形、早产、低体重和高死亡率等。一些研究表明，试管婴儿和自然孕育并无实质差异。但另外一些研究却不那么乐观，甚至得出令人吃惊的结果。

（2）错用的可能：“错用”是指实施生殖技术的动机本来是合乎道德的，但由于种种原因可能导致难以接受的伦理后果。例如，意大利一对夫妇通过人工授精生育一对双胞胎，但谁都没有想到，给这位妇女授精的精液与 18 年前使其母亲人工授精的精液同属一个批号，原因是精子库的疏忽所致。

（3）滥用的担忧：“滥用”是指有的操作人员本来就没有按照社会认可的伦理原则操作生殖技术。例如，英国的一位人工授精专科医师，对要求人工授精服务的夫妇声称是使用其丈夫的或到精子库购买的精液，实际上使用自己的精液进行人工授精，使 6000 多个人工授精儿出生，因此而获“世界上产子最多父亲”的称号，其后患无穷。

人们反对无性生殖的一个重要理由，是担心被滥用。例如，犯罪集团利用它复制一些犯罪分子；妇女利用无性生殖摆脱男性，因为已有的在动物身上的无性生殖完全是由雌性动物完成的；有的人利用克隆技术制造一些智力低下的人用作奴隶等。

三、人类辅助生殖技术和人类精子库的伦理原则

2003 年 6 月卫生部公布了修订后的《人类辅助生殖技术和人类精子库伦理原则》，从事人类辅助生殖技术和人类精子库的医务人员应该遵照执行。

1. 有利于患者的原则

（1）综合考虑患者病理、生理、心理及社会因素，医务人员有义务告诉患者目前可供选择的治疗手段、利弊及其所承担的风险，在患者充分知情的情况下，提出有医学指征的选择和最有利于患者的治疗方案；

（2）禁止以多胎和商业化供卵为目的的促排卵；

(3)不育夫妇对实施人类辅助生殖技术过程中获得的配子、胚胎拥有其选择处理方式的权利,技术服务机构必须对此有详细的记录,并获得夫、妇或双方的书面知情同意;

(4)患者的配子和胚胎在未征得其知情同意情况下,不得进行任何处理,更不得进行买卖。

2. 知情同意的原则

(1)人类辅助生殖技术必须在夫妇双方自愿同意并签署书面知情同意书后方可实施;

(2)医务人员对人类辅助生殖技术适应证的夫妇,须使其了解:实施该技术的必要性、实施程序、可能承受的风险以及为降低这些风险所采取的措施、该机构稳定的成功率、每周期大致的总费用及进口、国产药物选择等与患者作出合理选择相关的实质性信息;

(3)接受人类辅助生殖技术的夫妇在任何时候都有权提出中止该技术的实施,并且不会影响对其今后的治疗;

(4)医务人员必须告知接受人类辅助生殖技术的夫妇及其已出生的孩子随访的必要性;

(5)医务人员有义务告知捐赠者对其进行健康检查的必要性,并获取书面知情同意书。

3. 保护后代的原则

(1)医务人员有义务告知受者通过人类辅助生殖技术出生的后代与自然受孕分娩的后代享有同样的法律权利和义务,包括后代的继承权、受教育权、赡养父母的义务、父母离异时对孩子监护权的裁定等;

(2)医务人员有义务告知接受人类辅助生殖技术治疗的夫妇,他们通过对该技术出生的孩子(包括有出生缺陷的孩子)负有伦理、道德和法律上的权利和义务;

(3)如果有证据表明实施人类辅助生殖技术将会对后代产生严重的生理、心理和社会损害,医务人员有义务停止该技术的实施;

(4)医务人员不得对近亲间及任何不符合伦理、道德原则的精子和卵子实施人类辅助生殖技术;

(5)医务人员不得实施代孕技术;

(6)医务人员不得实施胚胎赠送助孕技术;

(7)在尚未解决人卵胞浆移植和人卵核移植技术安全性问题之前,医务人员不得实施以治疗不育为目的的人卵胞浆移植和人卵核移植技术;

(8)同一供者的精子、卵子最多只能使5名妇女受孕;

(9)医务人员不得实施以生育为目的的嵌合体胚胎技术。

4. 社会公益原则

(1)医务人员必须严格贯彻国家人口和计划生育法律法规,不得对不符合国家人口和计划生育法规和条例规定的夫妇和单身妇女实施人类辅助生殖技术;

(2)根据《母婴保健法》,医务人员不得实施非医学需要的性别选择;

(3)医务人员不得实施生殖性克隆技术；

(4)医务人员不得将异种配子和胚胎用于人类辅助生殖技术；

(5)医务人员不得进行各种违反伦理、道德原则的配子和胚胎实验研究及临床工作。

5. 保密原则

(1)互盲原则：凡使用供精实施的人类辅助生殖技术，供方与受方夫妇应保持互盲、供方与实施人类辅助生殖技术的医务人员应保持互盲、供方与后代保持互盲；

(2)医疗机构和医务人员对使用人类辅助生殖技术的所有参与者(如卵子捐赠者和受者)有实行匿名和保密的义务。匿名是藏匿供体的身份；保密是藏匿受体参与配子捐赠的事实以及对受者有关信息的保密；

(3)医务人员有义务告知捐赠者不可查询受者及其后代的一切信息，并签署书面知情同意书。

6. 严防商业化的原则

(1)医疗机构和医务人员对要求实施人类辅助生殖技术的夫妇，要严格掌握适应证，不能受经济利益驱动而滥用人类辅助生殖技术。

(2)供精、供卵只能是以捐赠助人为目的，禁止买卖，但是可以给予捐赠者必要的误工、交通和医疗补偿。

7. 伦理监督的原则

(1)为确保以上原则的实施，实施人类辅助生殖技术的机构应建立生殖医学伦理委员会，并接受其指导和监督；

(2)生殖医学伦理委员会应由医学伦理学、心理学、社会学、法学、生殖医学、护理学专家和群众代表等组成；

(3)生殖医学伦理委员会应依据上述原则对人类辅助生殖技术的全过程和有关研究进行监督，开展生殖医学伦理宣传教育，并对实施中遇到的伦理问题进行审查、咨询、论证和建议。

第二节　人体器官移植伦理

器官移植技术是人类健康的福音，器官移植的成功，被称为20世纪人类医学史的三大里程碑之一。但这一技术包含了器官的捐献、摘取、植入过程，每一个环节都涉及当事人的合法权益，引发了较一般医疗技术更多的社会、伦理和法律问题，需要完备的伦理原则和法律规定进行调整和规范。

一、人体器官移植的概念和分类

(一)人体器官移植的概念

人体器官移植是指用健康的器官或组织置换功能衰竭、甚至丧失的器官或组织，以挽救病人生命的一项高新医学技术。

狭义的人体器官移植是指摘取人体器官捐献人具有特定功能的心脏、肺脏、肝脏、肾脏或者胰腺等器官的全部或者部分,将其植入接收人身体代替其病损器官的过程;广义的人体器官移植包括细胞移植和组织移植。

(二)人体器官移植的分类

若献出器官的供者和接受器官的受者是同一人,称为自体移植;供者与受者虽然不是同一人,但供受者(即同卵双生子)有着完全相同的遗传素质,则称为同质移植。人与人之间的移植称为同种(异体)移植;将动物的器官移植给人,称为异种移植。

二、人体器官移植的伦理争论

人体器官移植的伦理争论在得到基本伦理辩护的同时,人体器官移植也具有较一般医疗技术更多的伦理争论。

(一)人格统一性的争论

英国哲学家洛克在其名著《人类理解论》中有一个著名的命题:如果一个王子和一个鞋匠互换灵魂,那么王子和鞋匠谁是谁?在器官的更换上,人们也会产生相同的疑问:更换了器官后,此人是否还是此人?更换的器官越多,引起的疑问就越大。一般来说,器官移植虽然对身体的某些部分进行了更换,但这种更换因为融入了原有身体,并未对生命产生本质性的改变,影响对身体归属的认定,虽然有疑问,但仍然能够得到公众的广泛支持。如果随着生物技术的发展,对生命和人格产生本质性改变的移植技术出现,如头颅移植,伦理上的反对声就不可避免了。头颅是一个人,身体是另一个人,这个人到底是谁?这个问题在伦理和法律上解决不了,头颅移植技术就无法得到应用。上述移植均为同种器官移植尚且引起了很大的争议和疑问,而异种器官移植、转基因器官移植等将会引起更激烈的争议:此人是否还是人,如将猪的心脏移植给人,手术成功后的受体会变成猪吗?不仅如此,移植了异种器官的人,自身心理可能会受到影响,觉得自己变成了“禽兽”。

(二)因费用高昂产生的争论

人体器官移植的费用远高于一般医疗技术。整个移植手术过程中,从检查、手术到术后的抗排异,每个环节都要花费大量的金钱。在器官移植中,肾脏移植手术费用较低,以我国为例,手术费一般需要10多万,术后服用抗排异药物费用需要20万左右,欧美国家费用更高。如此高昂的费用,低收入的家庭往往难以承受。因此,器官移植手术的得益者一般是中等收入以上的家庭和享有医疗保险的人。穷人、无医疗保险的人不以负债累累为代价则很难得到。而器官移植手术的研究开发费用非常高,社会为此投入了大量的人力、物力和财力。有人因此提出了疑问:为了一种只有部分人得益的技术,投入如此高,是否公平?而且,器官移植不是每例都能成功的,失败的案例也不少。患者花费了高昂的费用,面对的却是一个充满风险的结果,又是否符合医学伦理学中的“有利”和“不伤害”原则呢?这些问题都值得深思。

(三)因社会负面现象产生的争论

人体器官移植技术问世后,面临的最大问题是供移植器官来源不足,愿意捐献器官的人寥寥无几。等待移植患者要从正常渠道获得器官非常困难,由此催生了许多社会问题。如器官买卖“黑市”的出现,因非法获取器官而产生的犯罪,部分人为获得经济利益出卖器官等。人们将这些负面现象都归因于器官移植技术的出现。

三、器官来源的国际经验及伦理分析

(一)尸体器官

尸体器官用于移植,是伦理上争议较少的一种器官来源方式。一个人在死亡后,器官捐献出来用于救治他人,在道德上是一种高尚的利他行为。对这种行为的鼓励,宣传和褒奖,代表着公众在伦理上的普遍认同。

1. 捐献器官同意方式问题 器官来源不足是各国器官移植面临的共同难题。以我国为例,每年约有150万患者需要通过器官移植来拯救生命,可每年供移植的器官数量却非常有限。截至2017年12月24日,我国共捐献器官41509个,实现尸供器官捐献15011例,PMP(每百万人的捐献率)2016年达到2.98。与2003年我国公民逝世后器官捐献的数字为零,2011年PMP仅为0.03相比,这个数字已经是经过多年努力后的巨大进步。但与每年150万的需求人群相比,仍然显得非常渺小。即使是器官移植技术发达的其他国家,器官来源同样也是难题。如世界上器官移植捐献率最高的国家西班牙,2016年PMP为43.4,虽然相对量很可观,但绝对量也远不能满足需求。

因为器官来源严重不足,世界各国都在设计更好的制度以鼓励更多的人在死亡后捐献出自己的器官。目前各个国家的器官捐献制度主要分为两种方式:“明示同意”和“推定同意”。明示同意指器官捐献是在死者及其家属明确表示同意捐献后方能发生。推定同意指死者或死者家属如果没有明确表示过反对死后器官捐献,就可以推定为已经同意。在实践中,每个国家根据自己的社会、医学和文化传统,决定本国移植器官的同意方式。但无论采用哪一种同意方式,都必须与该国的文化背景和社会传统紧密结合,才能取得良好的效果。

2. 补偿方式问题 即使捐献的尸体器官严重不足,但除了伊朗等个别国家外,各国几乎都反对器官商业化(commercialization of organs),立法禁止器官买卖。原因主要在以下几个方面:一是器官作为商品买卖是一种将器官物化的行为,将人的器官物化有损人的尊严。二是器官买卖受利益驱使,有人是因为经济困难,有人是因为受物质生活诱惑,从而使器官卖出者的真实意愿可能无法完全体现。三是器官买卖利益巨大,在高额利润的诱惑下,极易诱发恶性犯罪的发生,现实生活中已经有类似案例。四是器官买卖容易造成两极分化。器官费用高昂,使富人才能获得器官移植技术成果,穷人只能出卖器官,却没有能力购买器官进行移植挽救生命，这是一种极大的不公平。

虽然器官买卖无论从伦理还是法律上都得不到支持，但捐献器官应否得到一定的补偿？在自愿和不以经济回报为目的的捐献前提下，只要不是以受体一方直接支付货币的方式作为对价，对器官捐献者及家属进行适当补偿是可行的。而且除了经济补偿外，这种补偿还可以通过另一种方式来体现，那就是“器官优先获得权”。如果死者捐献了器官，那么其一定法律范围内的亲属在需要器官移植时，可以优先获得器官。这种补偿方式相对于经济补偿，伦理争论更小，也更容易得到法律的认可。

3. 脑死亡的争议 脑死亡（brain death）标准从其诞生起就面临着很大的争议。哈佛医学院提出脑死亡的标准时，提出了确立脑死亡必要性的四个理由，即消除器官采集方面的争议，解除患者亲属的负担，避免公共卫生资源的无谓浪费，解除患者的痛苦。可见，第一个就与器官移植有关。有学者认为这完全是为了增加可移植器官的供应量而人为规定的死亡标准，是一种基于仍然活着的健康人群利益考虑的纯功利主义做法。被宣告脑死亡的人实际上并没有走完其生命的历程，但为了仍然活着的人的利益被人为提前终止。这种做法存在伦理上的瑕疵。在实际生活中，习惯了传统的心肺死亡标准，人们也很难将仍然具有正常体温、心脏仍然跳动的患者看成死人，到需要判定是否死亡时，传统心肺标准直观而且容易判断，而脑死亡标准科技含量极高，实施起来必须有很强的技术支持。除了专业的医院，家庭中难以做到。因此，即使是发达国家对脑死亡标准的把握都存在着极大的争议。

4. 使用死刑犯器官的争议 利用死刑犯的器官进行移植，是许多国家开始应用器官移植技术时的做法。但随着社会的发展和人权意识的增强，这种做法引起了越来越多的伦理争论。支持者认为本可供移植器官缺乏的情况下，利用死刑犯的器官救治患者可以避免对器官资源的浪费。死刑犯本身已经失去生命，摘取器官对他们也没有实质性的伤害，如果死刑犯自愿，行刑后将他们的器官用于移植是可行的。反对者则认为死刑犯处于极度弱势的地位，无法保证知情同意权利的充分实现。他们的自愿，很难说是真正的“自愿”。死刑犯也是人，这种做法会造成对人权的严重侵犯。而器官是稀缺资源，死刑犯器官用于移植会赋予司法机关在此问题上不应有的权力，极容易为司法腐败打开缺口。正因如此，死刑犯器官不能用于移植逐步成为伦理学界和法学界的共识，各国已经相继立法禁止。

（二）活体器官

由于捐献的尸体器官远远不能满足需求，人们只好将获得器官的希望投向活着的人，主要是受体的亲属、配偶，有的国家还包括自愿捐献的人，由他们来捐献出供体需要的器官和组织。因为是在活人身上实施，活体器官移植存在着更大的伦理质疑之声。

1. 对供者的伤害 这种伤害包括身体和心理的伤害。活体器官捐献是以移植健康人的部分器官和组织为代价挽救另一条生命。肾的供体要捐献出一个完整的肾，肝的供体要捐献出部分肝脏，这些捐献本身就是对供体的一种伤害。虽然医护人员在实施手术的过程中努力将风险降低到最低程度，但移植过程中和移植后供体的后遗症还是屡有发生。心理上，供体往往会有巨大的压力，很容易产生焦虑情绪，有的在提供器官后对自己人格上的完整性产生了怀疑。这种损害健康人身心利益的做法本来是和"不伤害"伦理原则相违背的，仅仅是因为损害的目的是为了拯救另一条生命，从功利主义的立场来考量，收益大于风险，才获得了伦理上的辩护。过去在环孢素等抗免疫排斥的药物问世前，只能由亲属间进行活体捐献，那时候的活体捐献可以视为不得已而为之。但抗免疫排斥药物出现后，尸体器官捐献的存活率大为提高，已经和活体器官相当，活体器官捐献在技术上已经不是必需。今天各国的活体移植率仍然居高不下，完全是因为尸体器官来源不足而导致。

2. **知情同意权不能得到保障** 活体器官的来源绝大多数是家庭成员之间的捐赠，人们常常认为这是一种"家庭互助""高尚"的行为而进行大力宣扬。但实际生活中家庭成员的价值趋向是难于一致的，在家庭的压力下，供体很难做到真实意思表示，做到真正的自愿。尤其是在我国这种家庭主义色彩浓厚的社会背景下，来自家庭各方的压力可能会使成员无法表达自己真正的愿望，为了迎合家庭的利益被迫做出牺牲。如何保障供体的知情同意，也是活体器官移植面临的重大问题。

由于尸体器官来源不足，活体器官移植即使在伦理上有较大的争议，目前还是器官移植的主要方式。但活体器官移植对健康人有伤害，所以实施前必须经过详细论证和审查。至于非配偶和亲属旧的活体器官移植，因为极容易导致器官买卖的产生，应该被严格限制。各国在这个问题上态度都非常慎重，许多国家直接立法禁止非亲属间的活体器官捐献。

（三）异种器官

异种器官移植（xenotransplantation）是指将器官、组织或细胞从一个物种的体内取出植入另一个物种体内的技术。目前这项技术仍然处于研究状态，已经用于试验的动物种类有黑猩猩、狒狒、羊、牛、猪、仓鼠、兔等。虽然尚未进入临床，但高新生物技术的发展日新月异，异种器官作为有别于其他移植方式的一种新器官来源，其中的伦理问题也值得关注。

1. **移植安全问题** 和人体器官移植不同，异种动物之间的免疫排斥问题更为复杂，接受异种器官的人体承担风险更大。而异种移植可能会把动物身上的疾病传递给人类，甚至诱发新的病毒。人类对动物病毒的感染没有免疫能力，像 SARS 病毒一样，一旦暴发，后果不堪设想。如果安全问题不能解决，作为一种风险大于受益的技术，异种器官移植不能应用于人体。

2. **人的完整性问题** 这种打破自然规律的行为对人的完整性提出了挑战。移植了异种器官的人，自身心理可能会受到影响，觉得自己变成了"禽兽"，还可能会遭受知情人异样的眼光。而且，移植异种动物器官会不会对人的生理和心理造成实质性的影响，现有的科学知识也无法给出确定的答案。

3. **人与动物的关系问题** 按照人类中心主义的观点，大自然的一切都可以为人类所用，摘取异种动物器官来挽救人类生命是符合伦理的。但用于异种器官移植实验最多的是黑猩猩、狒狒和猴子,它们是灵长类,属于人类近亲。摘取这类动物的器官用于试验遭到动物保护组织的反对,引发了关于灵长类动物能否用于实验的伦理争论。为了避免争议,现在的异种移植实验中大量采用猪作为实验对象。猪是低等偶蹄目动物,虽然外形与人类相差甚远,但主要器官与人的器官在大小、形态、结构和功能上相仿,来源也不困难。未来猪有可能成为异种器官移植的主要来源。

四、器官分配伦理

器官分配(organ allocation)包括宏观分配与微观分配两个方面。宏观分配指国家如何将有限的卫生资源在器官移植和其他医学技术之间进行分配。但医学伦理学关注的主要是微观层面的分配,即一个稀缺的器官资源应该分配给哪一个患者进行移植?谁有权利决定?决定的标准是什么?微观层面的标准可分为两个方面,即医学标准与社会标准。医学标准指移植的禁忌证和适应证,包括受体的年龄、健康状况、疾病状况、免疫相容性等因素。当一个可供移植的器官出现时,应该移植给适合接受它、让它能发挥效能的患者,这是器官分配的基本前提。医学标准包含的因素虽多,但很多都可以量化,因此在伦理上争议较小。

社会标准的内容则要复杂得多,可包括以下方面:

1. **捐献者意愿** 在符合医学标准的前提下,如果捐献者生前对捐献对象有过明确的表示,应该尊重其意愿。

2. **是否曾经捐献** 如果受体或其近亲属曾有过捐献器官的历史,那么在符合医学标准的前提下,可以优先获得器官。这种做法体现了公平原则,可以鼓励公众积极捐献器官,推动器官捐献数量的增加。

3. **登记的先后顺序** 同一分配范围内,医学标准相等或相近,都没有优先条件,一个器官有多名患者等待,在这种情况下,“先来后到”无疑是最公平的方式。先登记的患者可以先获得器官进行移植。

4. **地域远近** 在现有技术条件下,器官离体保存的时间最高为 24 小时,因此,供体与受体的距离远近也是标准之一。如果双方距离太远,正常的交通条件 24 小时内无法到达,器官就会浪费。其余标准大致相等的前提下,捐献器官的供体所在医院可以优先获得器官用于本院其他患者,再按地域由近到远依次分配。

5. **受体情况** 包括受体的地位作用、社会价值、余年寿命等,都可以作为决定器官分配的参考因素。但此标准尤其是地位作用和社会价值这两条的运用要非常慎重。每个人的社会地位各不相同,社会价值的评价也是因人而异,但生命价值都是平等而至高无上的,应该一视同仁。因此,在医学标准基本相同、其他条件大致相当的前提下,余年寿命这种较客观的标准可以作为参考,地位作用与社会价值这种主观性太强,又容易引起争议的标准应尽量避免运用。

无论是医学标准还是社会标准，器官分配对象的选择都是一种功利主义的选择，即分配给综合各个标准后最适合的患者。但这些标准中刚性的很少，稍有不慎就会有“不公平”的嫌疑。必须结合我国的文化背景和社会传统，制定出制度化、可考量的器官分配规则，保证器官分配尽可能地公平。

五、人体器官移植的伦理准则

世界卫生组织在1987年5月第40届世界卫生大会上通过了WHO 40.13号决议，即制定了九条人体器官移植指导原则，1989年5月第42届世界卫生大会通过了WHO 42.5号决议，即防止购买和销售人体器官。1997年10月中华医学会医学伦理学分会讨论了《器官移植的伦理原则》，2007年5月起我国施行的《人体器官移植条例》对有关伦理原则也有规定。

（一）病人健康利益至上原则

该原则要求开展人体器官移植技术，应该把是否符合患者健康利益作为第一标准，当病人的健康利益与其他利益（包括病人的其他利益和病人之外的利益）发生冲突时，首先考虑的应该是病人的健康利益。

病人健康利益至上是一切医学行为的基本道德原则，人体器官移植技术更应强调这一原则。因为目前人体器官移植仍然是一种风险大、要求高的治疗方法。尤其对于有些医院及其医务人员，存在着“掌握人体器官移植技术与维护病人健康利益”之间的伦理矛盾，容易出现这些医院及其医务人员偏重发展和掌握人体器官移植医学技术的情况。因此，需要强调病人健康利益至上原则，绝对不应让病人承担不适当的风险、遭受不必要的损害。

（二）唯一选择原则

该原则要求在针对受者的所有治疗方案中，器官移植是唯一具有救治价值的方案时，医务人员才应该选择这种治疗方案。即在当前的医学水平下，其他的治疗方案已经不能够使病人继续生存下去，而必须使用人体器官移植技术。这是因为人体器官移植的风险太大，成功率与一般外科技术相比低，更为重要的是在移植器官供不应求的情况下，官移植手术与一般手术治疗方法相比更大的制约因素是一旦手术失败，是否能够再及时获得可供移植的器官供体。

（三）自愿、无偿与禁止商业化原则

该原则要求外科医生在器官的捐献中应该尊重供体的自主意愿，保证用于移植的器官必须以无偿捐赠方式供应，不得买卖器官。器官是人体的重要组成部分，一个人是否捐赠器官，应该由本人自主决定，或与家人商议后决定，而不容欺骗、胁迫或者利诱。因此，此原则是基于对人类尊严的尊重和防止因器官商业化而出现不良后果。《人体器官移植条例》对该伦理原则予以规定：

1. 人体器官移植应当遵循自愿、无偿的道德原则。任何组织或者个人不得强迫、欺骗或

者利诱他人捐献人体器官。捐献人体器官的公民应当具有完全民事行为能力,并且应当有书面形式的捐献意愿,对已经表示捐献其人体器官的意愿,有权予以撤销。公民生前表示不同意捐献其人体器官的,任何组织或者个人不得捐献、摘取该公民的人体器官;公民生前未表示不同意捐献其人体器官的,该公民死亡后,其配偶、成年子女、父母可以以书面形式共同表示同意捐献该公民人体器官的意愿。特别要求任何组织或者个人不得摘取未满18周岁公民的活体器官用于移植。

2. 任何组织或者个人不得以任何形式买卖人体器官,不得从事与买卖人体器官有关的活动。从事人体器官移植的医疗机构实施人体器官移植手术,除向接受人收取摘取和植人人体器官的手术费;保存和运送人体器的费用;摘取、植入人体器官所发生的药费、检验费、医用耗材费以外,不得收取或者变相收取移植人体器官的费用。

(四)知情同意原则

该原则包括对人体器官移植的接受者和器官捐献者的知情同意两个方面,医务人员必须清楚,在器官移植技术中,无论对于受者还是对于供者,都必须充分尊重他们的知情权,并取得他们的自主同意,知情同意必须采取书面形式。

对于受者及其家属来说,知情的内容至少应包括:患者病情的严重程度;包括器官移植在内的所有可能的治疗方案;器官移植的必要性;器官移植的程序;器官移植的预后状况(包括可能的危险);器官移植的费用等。对于供者来说,知情的内容至少应包括:摘取器官的用途;摘取器官对供者的健康影响;器官摘取手术的风险、术后注意事项、可能发生的并发症及其预防措施;器官移植的程序;判定死亡的标准(对尸体供者来说)等。

(五)尊重和保护供者原则

由于在人体器官移植中,人们的注意力更多地集中在器官移植接受者身上,所以,很容易忽视器官供者的利益。因此,对器官移植中的供者更应给予足够的尊重和必要的保护。对于同意死亡之后捐献器官用于移植的病人,也应得到社会的尊重,人体器官移植的医务人员必须给予这些病人崇高的敬意;在摘取器官时,态度应严肃认真,内心应充满对死者的敬意;特别注意的是,医务人员应采用通行的、受到社会认可的死亡标准,不能因为急于获得移植器官而过早摘取器官,也不可以降低要献出器官者的医护标准;应当尊重死者的尊严,对于摘取器官完毕的尸体,应当进行符合伦理原则的医学处理,除用于移植的器官以外,应当恢复尸体原貌。对于活体供者,除了应予以尊重外,还要给以必要的保护,促其伤口早日愈合,恢复健康。特别是捐献器官不同于一般的手术,器官的残缺一般会意味着生命质量的下降,活体供者是作出了很大牺牲的,所以不但要予以足够的尊重,还要精心护理,尽量使其恢复原有的健康水平。

(六)保密原则

该原则要求人体器官移植医生应当对人体器官捐献人、接受人和申请人体器官移植手术患者的个人资料保密。在器官移植中,医务人员应该对供者和受者与此手术相关的所有信息也应最大限度地予以保密。这种保密,一方面包括对社会和他人保密,如摘取了供者的何种器官、移植给谁等以及受者接受了什么器官、健康状况如何等;另一方面包括在有些情况下,供者与受者之间尽量保持“互盲”,以避免不必要的麻烦。

(七)公正原则

该原则要求在人体器官移植中,应该公平合理地对对待器官移植的接受者和捐献者。首先,对人体器官移植接受者的公平与公正需要考虑的因素有:“前提考虑因素”“至上考虑因素”“优先考虑因素”“通常考虑因素”和“辅助参考因素”等。其次,对于人体器官移植捐献者的公平与公正需要考虑的因素有:“尊重和保护供者”“曾经的捐献者优先”“给予捐献者合理补偿”等。最后,完善人体器官移植的法律体系与伦理原则体系是实现公平与公正的制度保证;增加器官供给渠道和保证接受者负担起手术等有关费用是实现公平与公正的关键;一定程度的“公开”是实现人体器官移植公平公正的程序保证;建立人体器官移植工作体系是实现公平与公正的组织保证。

(八)伦理审查原则

该原则是指医生开展人体器官移植手术,必须接受本单位人体器官移植技术临床应用与伦理委员会的审查,并在伦理审查通过后方可实施。《人体器官移植条例》规定了人体器官移植技术临床应用与伦理委员会对“人体器官捐献人的捐献意愿是否真实”;“有无买卖或者变相买卖人体器官的情形”;“人体器官的配型和接受人的适应证是否符合伦理原则和人体器官移植技术管理规范”等事项进行审查。

第三节　人的胚胎干细胞与生殖性克隆伦理

干细胞是一种未充分分化、具有自我复制能力的多潜能细胞,具有再生各种组织器官和人体的潜在功能,在一定条件下,它可以分化成多种功能细胞。根据干细胞所处的发育阶段分为胚胎干细胞和成体干细胞。根据干细胞的发育潜能分为三类:全能干细胞、多能干细胞和单能干细胞。

干细胞在医学上有着广泛的用途。从理论上讲,它可以分化成各种组织细胞,形成各种器官。因此,可以修复损坏了的造血细胞,治疗白血病;培养自身的皮肤,治疗烧伤后的皮肤缺损;培养出肝脏、肾脏、心脏等重要器官,用作对已经失去功能的器官的置换。在生物制药方面,可以把特异的基因转到胚胎干细胞,跟正常的胚胎融合,嵌到正常胚胎个体中。

一、人的胚胎干细胞研究与应用的伦理争论

干细胞可以从成人、脐带血、胎儿组织及胚胎组织中获取。其研究与应用的伦理问题主

要集中在来源和用途方面，即来自人的胚胎及其应用：为了干细胞的来源，胚胎或胎儿能否有意制造？能否有意地让他们存活至于细胞被获取时？从脐带血、胎儿组织及胚胎组织中获取干细胞，作为这些组织最直接来源的妇女会处于特殊的压力和危险之中。为保证孕妇的自主性，孕妇决定捐献流产胎儿组织与结束妊娠应该分开进行，流产的决定应当先于捐献。另外还有如下伦理问题：赠者和受者之间的自由和知情同意，风险与收益评估责任，捐赠者的匿名问题，细胞库的保密和安全问题，以及获取组织的信息机密性和隐私权，当然还有商业问题和参加者报酬问题。

二、人的克隆性生殖技术的伦理争论

（一）生殖性克隆技术的概念

克隆技术又叫无性生殖，是运用现代医学技术，不通过两性结合，而进行高等动物（包括人）生殖的技术。该技术是取出高等动物的成体细胞，将其携带遗传信息的细胞核植入去核的卵中，通过技术让结合体继续发育；再将发育到一定程度的胚胎移植于母体子宫妊娠直至分娩。根据其目的不同，克隆技术分为生殖性克隆技术和治疗性克隆技术。

（二）人的生殖性克隆技术的伦理争论

从克隆绵羊多莉"诞生以来，尽管尚未有克隆人诞生的报道，人们对其展开了激烈的伦理争论。支持者认为：克隆人技术可以用于弥补不育缺陷；可以用于预防性优生；有利于疾病治疗或器官移植等。反对克隆人认为：克隆人技术是对人权和人的尊严的挑战；违反生物进化的自然发展规律；克隆人的身份难以认定，有悖于人类现行的伦理法则；将使社会结构会受到巨大的冲击；克隆人技术不完善性和低成功率，将直接威胁克隆人的生命质量和安全；克隆人本身将承受巨大的痛苦等。目前主流价值否定人的生殖性克隆技术。我国禁止进行生殖性克隆人的任何研究。

三、人的胚胎干细胞研究与应用的伦理规范

卫生部和科技部于 2004 年 1 月公布了《人胚胎干细胞研究指导原则》，明确了人的胚胎干细胞研究与应用的伦理规范，主要内容如下：①利用体外受精、体细胞核移植、单性复制技术或遗传修饰获得的囊胚，其体外培养期限自受精或核移植开始不得超过 14 天。②不得将已用于研究的人囊胚植入人或任何其他动物的生殖系统。③不得将人的生殖细胞与其他物种的生殖细胞结合。④禁止买卖人类配子、受精卵、胚胎或胎儿组织。⑤进行人胚胎干细胞研究，必须认真贯彻知情同意与知情选择原则，签署知情同意书，保护受试者的隐私。⑥从事人胚胎干细胞的研究单位应成立包括生物学、医学、法律或社会等有关方面的研究和管理人员组成的伦理委员会，其职责是对人胚胎干细胞研究的伦理学及科学性进行综合审查、咨询与监督。

第四节　基因诊疗伦理

基因技术的研究不再局限于实验室，已被广泛应用到疾病诊断治疗的各个阶段，它既是当前热点医学新技术，也是引发众多伦理争议的热点。

一、基因诊断的伦理

1. **基因取舍问题**　我们对携带遗传病或将来可能发病基因的胎儿是继续保留还是舍弃呢？又有多少胎儿完全没有携带缺陷基因呢？即使是缺陷基因，又能肯定这种基因毫无用处、没有特殊功能吗？

2. **基因歧视问题**　假如对普通人实施基因检测成为常规，那么人们是否会因自己生而有之的基因特征或基因缺陷而受到歧视呢？有报道称有的国家的不少公司已开始对其职员或求职者进行基因检测。

3. **基因隐私问题**　基因诊断能发现一个人的基因隐私，这种基因隐私应该由谁拥有，是本人、其父母，还是专业人员，如医师？谁有权使用和公开这些信息？

二、基因治疗的伦理

（一）基因治疗引发的伦理争议

1. **疗效的不确定性问题**　基因治疗尚无法保证其绝对安全和达到理想的纠正效果，因此，对患者及其后代可能会带来难以预计的后果。

2. **卫生资源分配公平性问题**　基因治疗的费用颇高，那么穷人、没有医疗保障的人就可能因为缺钱而失去接受基因治疗的机会，这对于他们来说显然是不公平的。

3. **基因设计问题**　基因设计就是人类用基因来编制理想的自我及后代，这涉及到如何理解医学的价值和终极目标，即医学的目的仅仅是对付疾病、缺陷，还是按照人们的理想制造“超人”？

（二）由于基因诊断与基因治疗存在以上的伦理争议，因此在基因诊断与基因治疗中提出以下伦理原则供参考

1. **坚持人类尊严与平等原则**　出于人格尊严与平等的考虑，医务人员应对患者的基因隐私予以保密，以防患者因其基因信息被泄露可能致其遭到歧视，得到不公平对待。医务人员应该平等地对待携带缺陷基因的患者，尊重其人格和权利，坚决反对基因歧视。而且不能把患者仅作为治疗或实验的对象，更不能为某种利益或压力而损害患者利益。

2. **坚持知情同意原则**　医务人员一定要让患者或其家属充分了解有关信息，然后再作出是否接受基因诊断、治疗的决定。医务人员绝不可用蒙蔽、欺骗、压制等办法剥夺患者的知情

选择权去实施基因诊断和治疗。

3. **坚持科学性原则** 开展基因诊断、治疗必须有严谨的科学态度，必须具备下列条件才能进行基因治疗：①具有合适的靶基因，即作为替代，恢复或调控的目标基因；②具有合适的靶细胞，即接受靶基因的细胞；③具有高效专一的基因转移方法，以使外源靶基因导入靶细胞内；④基因转移后对组织细胞无害；⑤在动物模型实验中具有安全、有效的治疗效果；⑥过渡到临床试验或应用前需向国家有关审批部门报批。

4. **坚持优后原则** 所谓“优后原则”，是指得不到其他方法治疗疾病的最后阶段而采用基因疗法。根据“优后原则”，基因治疗的主要病种为恶性肿瘤、神经系统疾病、遗传病、感染性疾病（如艾滋病）和心脑血管疾病等。

5. **坚持治病救人原则** 基因治疗技术的研究和应用只能是为了更有效地预防和治疗疾病，挽救人类生命，维护和增进人类健康，而期望通过植入其他正常基因使人的某些特征得到所需要的改变，是不被允许的。基因治疗应限于没有其他方法可以治愈而通过基因治疗有治愈希望的疾病，不能用于人种的改良；必须对患者有益和有利于医学的发展；接受基因改造的只能是体细胞而非生殖细胞；必须经过相关部门的批准。

第五节 数字医疗伦理

数字化设备从20世纪末开始大规模高强度地渗透到人类的日常生活，当代医疗也不可避免地受到数字化浪潮的冲击，悄然发生变化。无线医疗、互联网医疗、移动医疗、远程医疗，智慧医疗、智能医疗、人工智能与医疗和医疗信息化等词汇扑面而来。数字化技术和人工智能引入医疗实践具有多方面的优势：对于社会，缓解基层百姓日益增长的医疗需求与城乡医疗资源结构巨大反差之间的矛盾；对于患者，更易于获得方便、快速、经济和优质的健康服务；对于医院，降低了机构运行成本，提高了医疗资源的利用效率；对于主管医生，提高了疾病诊断的准确率，有利于个人的迅速成长。但是这些现代科学技术在服务于人类健康的同时，技术应用本身也引发了许多伦理问题。

一、医疗信息化伦理

（一）医疗信息化概述

医疗信息化即医疗服务的数字化、网络化，是指通过计算机科学和现代网络通信技术和数据库为各医院之间以及医院所属各部门之间提供患者信息和管理信息的收集、存储、处理、提取和数据交换，并满足所有授权用户的功能需求。2013年，国家卫生计生委和中医药管理局联合印发的《关于加快推进人口健康信息化建设的指导意见》明确指出，要金面建设全员人口信息、电子健康档案和电子病历三大数据库。电子病历是指医务人员在医疗活动过程中，使用医疗机构信息系统生成文字、符号、图表、图形、数据、影像等数字化信息，并能实现存储、管理、传输和重现的医疗记录，是病历的一种记录形式。

2016 年国务院印发了《国务院办公厅关于促进和规范健康医疗大数据应用发展的指导意见》国家卫生计生委发布了《基层医疗卫生信息系统基本功能规范》。

（二）医疗信息化建设中的伦理问题和原则

国家制定、实施和修改了多项关于医疗信息化的意见、规范，在严格的行政管理和严明的法律法规下，推进健康信息化和管理这些信息数据。但是，数据本身就是资源，据统计，现在每天会产生 2.5 万兆字节数据，疾病的诊治中信息数据、健康数据和人口数据为新科研、新临床试验提供基础，这些数据既能带来医学科学的进步，同时也蕴藏着巨大的经济利益。医疗信息化建设中必然会遇到一定的伦理问题。从数据的采集、利用、管理过程来看主要集中表现为：数据采集人员和机构的目的是为了疾病的诊治，还是数据的收集？如果是为了数据搜集，采集之前中是否做到了知情同意？数据信息会在什么范围内被使用？数据提供者是否有使用这些数据资料的资格？如果数据库资料带来经济效益，如何分配？在数据库管理过程中，如何保护个人的隐私和资料库信息的安全？

《人口健康信息管理办法（试行）》的第六条明确指出："责任单位采集、利用、管理人口健康信息应当按照法律法规的规定，遵循医学伦理原则，保证信息安全，保护个人隐私。"在医疗信息化建设中应遵循的伦理原则如下：①尊重自主的原则。电子病历是患者就诊时为诊治疾病必须建立，但是同样属于患者的个人所有，尊重患者的所有权是必需的。互联网技术让患者的信息在医院信息系统的共享几乎无障碍，在无障碍获取信息和尊重自主之间存在着一个难题。而全员人口信息和电子健康档案这两个数据库的建设都是针对健康人群开展建立的，在数据采集前履行尊重自主就很必要。②科学性和唯一性原则。数据采集应坚持指定机构、统一标准，不能多渠道、多次采集。③安全原则。互联网安全就是很重要的问题，在数据管理过程中确保数据资料的安全，不会因互联网的安全漏洞而外泄。

二、"互联网＋医疗"伦理

依托通信、移动技术、物联网、云计算、大数据等在内的信息技术进行医疗和健康服务的新型医疗形式该如何命名，学界一直没有统一的说法。2015 年《国务院关于积极推进"互联网＋"行动的指导意见》给这一新型医疗形式定义为"互联网＋医疗"。"互联网＋医疗"既包括在线健康咨询，也包括在线健康诊疗。

（一）互联网医疗

互联网医疗指借助互联网电子信息平台进行诊疗活动和健康咨询的活动。

2009 年卫生部发布的《互联网医疗保健信息服务管理办法》这样定义："互联网医疗保健信息服务是指通过开办医疗卫生机构网站、预防保健知识网站或者在综合网站设立预防保健类频道向上网用户提供医疗保健信息的服务活动。”互联网医疗保健信息服务分为经营性和非经营性两类。该“办法”明确规定“不得从事网上诊断和治疗活动”。针对这类网上健康咨询活动,其涉及的伦理问题主要包括:咨询人员的资格认证,是否具备相应知识的专业人员?知识的科学性和可信性如何?以营利为导向的互联网医疗保健信息服务网站淡化服务社会公众的责任、商业导向性强、硬性广告植入的问题。信息安全和隐私保护的问题。

互联网医疗保健信息服务应坚持的伦理规范:①坚持科学性的原则。无论是网络共享资源,还是给个体提供的健康咨询,都必须保证信息的科学性,不能提供不科学、不准确的医疗保健信息服务。②保密的原则。从责任伦理的角度看,互联网信息的安全应该由使用者和建设者共同维护,但是上网数据和交流内容属于个人隐私,作为网站的建设者应该履行保密的义务。③公平的原则。不能借助平台优势强行植入广告获取利益,在出现广告时要明确指出该信息的性质。④遵守相关管理规范。互联网医疗保健信息服务只能提供信息咨询,不能进行诊断和治疗活动,即使是口头医嘱也不可以。

(二)远程医疗

远程医疗服务是一方医疗机构(以下简称邀请方)邀请其他医疗机构(以下简称受邀方),运用通信、计算机及网络技术(以下简称信息化技术),为本医疗机构诊疗患者提供技术支持的医疗活动(《关于推进医疗机构远程医疗服务的意见》国卫医发(2014)51 号)。医疗机构运用信息化技术,向医疗机构外的患者直接提供的诊疗服务,属于远程医疗服务。远程医疗服务项目包括:远程病理诊断、远程医学影像(含影像、超声、核医学、心电图、肌电图、脑电图等)诊断、远程监护、远程会诊、远程门诊、远程病例讨论及省级以上卫生行政部门规定的其他项目。2014 年我国建设了全国第一家网络医院。

远程医疗使得患者在获取医疗服务时更加便捷和经济,更容易获得优质医疗服务,特别是对于缺乏优质医疗资源的偏远或农村地区尤其有利;远程医疗使得医学专家减少出行、提高诊治人次和效率;远程医疗也为偏远和穷困地区医生提供了更多更有效的培训机会;远程医疗帮助医疗机构减少运行成本,提高资源利用率。

远程医疗的应用提供了新的医疗方式,它在带来诸多益处的同时也引发了伦理问题。①从医生的角度需要考虑的伦理问题:医生通过远程医疗进行诊疗活动是否安全?体格检查在当前的疾病诊治中是必需的,远程医疗中如何获得体格检查的信息,如何保障信息的真实性?如何确保电子远程医疗质量和安全性,避免对患者产生伤害?临床诊疗一般原则在远程医疗如何实施?②从远程医疗机构要考虑的伦理问题:偏远或农村地区在缺少优质医疗资源的同时,信息网路的建设也相对滞后,物联网、视联网信息能否及时传递?使用远程医疗,患者疾病信息、影像检查信息、诊断结果、监护信息等全部资料都是呈现在互联网上,如何保障信息安全和隐私得到保护?③如何避免利益冲突?毕竟这些信息资料具有临床、科研、商业价值。④从患者的角度需要考虑的伦理问题:患者是否提供了真实完整的疾病信息?患者身份是否真实？如何避免患者通过互联网医疗卫生信息进行自我诊治，修改、终止医嘱，最终造成伤害？

远程医疗应坚持的伦理规范：首先，传统医疗所使用的伦理原则和规范在远程医疗中同样适用。其次，远程医疗运用中需要特别强调的伦理规范：①以人为本。远程医疗过程中，医患间的交流更多是通过电子设备进行人机交流，加强医患沟通，从身体和精神两方面关心患者。②科学性原则。无论是中医诊病时的“望、闻、问、切”，还是西医诊断要求的“视、触、叩、听”，体格检查都是必不可少的环节，远程医疗必须尊重科学，坚持临床诊疗的基本原则和规范。③安全性原则。因为互联网本身存在的漏洞和安全隐患，使得远程医疗信息保密的形式就很严峻，设立专职的网络安保，避免网站受到攻击，能够及时为患者提供医疗服务，避免信息丢失、被盗和篡改，避免身份被盗用等。

三、医疗人工智能伦理

人工智能（artifical intelligence，AI）至今也没有统一的定义。人工智能在词典里面是这样定义的：“使计算机系统模拟人类的智能活动，完成人用智能才能完成的任务。”

一般来说，可以将人工智能技术分为弱人工智能技术和强人工智能技术。弱人工智能擅长于单个方面的人工智能技术，机器只对某种既定的、事先设定好了的程序指令反应。人们的生活中已经充满了弱人工智能，只是大部分人没有意识到，如智能代理技术、专家系统、翻译系统、人工神经网络等。专家系统和人工神经网络就在医学领域内被使用。强人工智能技术能够对外界环境的变化与刺激产生自我意识，且能够对这些变化和刺激进行分析、推理及判断。强人工智能是指在各方面都能和人类比肩的人工智能，能够和人脑一样工作，比如医用机器人。医用机器人种类很多，按照其用途不同，有临床医疗用机器人、护理机器人、医用教学机器人和为残疾人服务的机器人等。

医用机器人不仅可以代替人类完成很多繁重的工作，而且能够完成许多高精尖外科手术操作。然而，医用机器人在使用中也会带来许多伦理问题。病人可能会对护理机器人产生感情，如果撤回机器人就可能会引发情绪变化从而导致病情变化甚至加重，怎么办？机器人的程序是设定的，他无法应对特殊情况的发生，重新调整优先顺序。机器人不能感知患者情绪的变化，实质上会加速医患关系的物化趋势。机器人的身份定位也会带来伦理困惑。如果在机器人参与的手术中发生了差错，谁来承担责任？是手术医生独自承担，还是手术医生和机器人共同承担？机器人如何承担责任？如果机器人不能作为道德的主体来承担道德责任，那么谁来负责？设计者、生产者、医疗机构？外科机器人引入手术，如使用达·芬奇手术机器人进行胃部手术、胸部手术等，作为一项新的医疗技术，其技术缺陷带来的潜在伤害如何避免？新的技术使用是否带来医疗费用支出增加？

已故科幻小说家阿西莫夫曾提出以“不得危害人类”为核心的“机器人学三大法则”。

2017 年 1 月在阿西洛马举行的有利人工智能(Beneficial AI)会议上,近千名人工智能和机器人领域的专家,联合签署了阿西洛马人工智能 23 条原则,呼吁全世界在发展人工智能的同时严格遵守这些原则,共同保障人类未来的利益和安全。为能够更好地运用医用机器人为人类医疗健康服务,应该遵循如下伦理规范:①坚持以"为人类造福"为最终目的准则。机器人不得伤害人类。②以人为本的原则。机器人必须听命于人类,"人类的最高目标不是发展和应用技术,而是人类的全面发展,技术只是为这个目标服务的手段"。③公平原则。人工智能科技应该惠及和服务尽可能多的人。阿西洛马人工智能原则"强调"开发是为了服务广泛认可的伦理观念,并且是为了全人类的利益而不是一个国家和组织的利益"。医疗机器人应该在未来能惠及更多的人。④预见和防范机制。新技术使用前,要有预见,和传统的医疗相同,人工智能系统也可能造成风险,必须有针对性地计划和努力减轻可预见的冲击。针对缺陷技术叫停。⑤坚持科学原则。严格把握医疗机器人临床使用的适应证。⑥知情同意的原则。从技术的选择权到可能产生的额外费用都需告知,让患者自主决定。

思考题

1. 简述人体器官移植的基本伦理准则。
2. 简述基因诊断与治疗的基本伦理原则。
3. 辅助生殖技术的价值体现在哪些方面?

(黄　建　王晓红)

第十二章 12 安乐死及安宁疗护伦理

死亡,是一个既古老又现实的话题,是一个绕不过的话题。面对死亡,人们常常充满无奈、恐惧与伤悲。如何使临终患者减少濒临死亡时的身心痛苦,坦然而有尊严地面对死亡,安详谢幕人生,是安宁疗护和安乐死关注的要义之所在。

第一节　死亡诊断标准伦理

一、死亡的概念

现代意义上,人们把死亡理解为人体的器官、组织、细胞等的整体衰亡,生物学生命新陈代谢的停止,同时,死亡是人类个体自我存在的结束。在此基础上,人们认识到死亡的本质是个体生命的终结和自我意识的丧失,是不可逆的过程。死亡是机体生命的终结,它不仅是生理与病理的现象,还是文化与心理的现象。

根据死亡的进程,一般可分为三个阶段:一是濒死期。主要特点是脑干以上神经中枢功能丧失或深度抑制,表现为反应迟钝、意识模糊或消失。各种反射迟钝或减弱,呼吸和循环功能进行性减弱。二是临床死亡期。主要特点是延髓处于深度抑制和功能丧失的状态,各种反射消失、心脏停搏和呼吸停止。三是生物学死亡期。此为死亡的最后阶段。此期各重要器官的新陈代谢相继停止,整个机体不可能复活。根据死亡的速度,一般可分为即时死亡、急性死亡、亚急性死亡及慢性死亡。

二、死亡标准的历史演变

关于人的死亡判定及其标准的问题,从古至今经历了一个长期的演变过程。

(一)心肺死亡标准

传统的医学死亡标准是呼吸、心跳的完全停止。我国的《黄帝内经》当中指出:“脉短、气绝,死。”1951 年世界著名的《布莱克法律词典》提出了死亡的定义是:“生命之终结,人之不存。即在医生确定血液循环完全停止以及由此导致的呼吸、脉搏的停止。”

尽管传统心肺死亡标准在人类历史上延续了数千年，但随着现代医学科学技术的不断进步，对传统的死亡标准提出了挑战，特别是心肺功能与脑功能分离技术的运用，促使人们探索重新界定死亡概念及其标准。

（二）脑死亡标准

1959 年，法国医学家 P. Mollaret 和 M. Goulon 在对 23 名脑干反射丧失、呼吸停止、脑电波低平的昏迷患者进行临床观察时，发现了有违传统死亡观念的死亡状态。其研究报告表明：凡是被诊断为“昏迷过度”的患者，苏醒可能性几乎为零。在第二十三届国际神经学会他们首先提出“过度昏迷”或“不可逆昏迷”，这被认为是脑死亡概念的雏形。

1968 年，在日内瓦召开的世界医药科学组织评议会上，美国哈佛大学医学院特设委员会首次提出了新的死亡概念，把死亡定义为不可逆昏迷，或者叫“脑死亡（brain death）”，即指原发于脑组织的严重外伤或原发性疾病，导致包括脑干在内的全脑功能不可逆转的丧失，是整个中枢神经系统的全部死亡。按照这个死亡定义，即使心跳、呼吸能够依靠人工维持，但只要是全脑功能已经发生不可逆的损坏，就可以宣布死亡。同时，明确了“脑死亡”的诊断标准：第一，对外部的刺激和身体内部的需求毫无知觉和完全没有反应；第二，自主的肌肉运动和自主呼吸消失；第三，反射，主要是诱导反射消失；第四，脑电波平直或等电位。并且规定，凡符合以上 4 条标准，持续 24 或 72h 内反复测试，多次检查结果一致，即可宣告死亡。但需排除两个例外情况：一是体温过低（$<32.2℃$）；二是刚服用过巴比妥类等中枢神经系统抑制药物。

同年，世界卫生组织也公布了类似标准，强调死亡包括大脑、小脑和脑干在内的整个脑功能的不可逆丧失，即使此时心跳仍然存在或心肺功能在外界动力维持下存在，也可判定死亡。按照这个死亡定义，即使心跳呼吸还能人工维持，只要脑功能已经发生不可逆的损坏，就可以宣布死亡。脑死亡标准将死亡的概念从心脏、肺脏过渡到中枢神经系统，不仅在医学界逐步得到公认，此后，许多国家还参照哈佛医学院设立的标准相继开展了脑死亡标准的制定和立法。

三、脑死亡诊断标准的伦理意义

（一）做出科学死亡判断

从传统的心肺死亡标准普遍应用到脑死亡标准的提出，反映了医学科学的发展和人类对自身生命认识的深入。仅仅采用传统心脏死亡标准存在无法考虑特定人群的特殊情况，从而出现关于死亡的误判。如，应用传统的呼吸、心跳停止的死亡标准，使用一般的检查方法，对有些患者，特别是服毒、溺水、触电、冷冻及服用中枢神经抑制剂自杀的假死者，不易鉴别其假死状态。有些患者可能经抢救“死而复生”，也有一些患者被误认为真死而放弃抢救，甚至当成尸体处理，这在古今中外都屡见不鲜。“死而复生”的案例频频发生，说明了仅以呼吸、心跳停止作为死亡判定标准的局限性。现今，世界上不少国家把脑死亡作为判定死亡的标准，大量的研究和临床实践表明，真正的脑死亡是不可逆转的。因为脑死亡是全脑死亡，包括了大脑、小脑和生命中枢的功能丧失，而神经细胞的死亡是不可逆的。人之根本在于人有智能，能思维，而脑是人的思维载体，大脑的死亡就意味着人的本质属性的消灭和自我意识的丧失，有意义的生命个体就不复存在。脑死亡是一种全脑的死亡，当脑干死亡以后特别是延髓功能丧失后，就不可能再有“自主的运动和呼吸”；当中脑死亡后，必然会出现“瞳孔散大”，丧失对声光的反射性。脑死亡标准所涵盖传统心肺死亡标准的主要内容，且有更为详尽、严格的指标。以此标准判定人的死亡，确定其死亡时间，可以避免把假死者视为真死，从而确保正确实施对人的生命的救护，同时，也为医生终止治疗，实施无效抢救的正当性提供了科学依据。

（二）维护逝者身后尊严

在现代生命维持技术使用条件下，脑死亡一般都发生在心脏停搏之前，这时，人的大脑皮层和脑干的神经细胞都已死亡，死亡的神经细胞是无法复活。患者发生脑死亡，就意味着进入了临床死亡期。由于心脏是一个具有特殊自主性的脏器，拥有一套独立的指挥心肌收缩舒张的起搏、传导系统，故而脑死亡之后，在接受人工呼吸等生命维持技术的支持下，心脏仍能跳动并保持全身的血液循环。此种情况下，如果依旧按照呼吸、心跳停止的死亡判定标准，医务人员就仍需对脑死亡的患者不遗余力地救治，否则就是会受到疏于职责、不尽义务的道德谴责。救治脑死亡患者，除了仪器设备的监护外，还要在死者身上插着各种不同用途的管子，而凡此种种，都不能使之死而复生，反而有失死者的形象和尊严，因而是不人道的。如果能够认定并实施脑死亡的标准，患者一旦进入到脑死亡状态，放弃救治，则可以维护逝者的形象和尊严。

（三）利于节约社会资源

医疗资源是重要的社会资源，是发展卫生事业，为社会及人群提供卫生服务的物质基础和基本条件。《全国医疗卫生服务体系规划纲要》（2015—2020 年）指出，我国医疗卫生资源总量不足、质量不高、结构与布局不合理等问题依然突出。因而，优先保障基本医疗卫生服务的可及性，促进公平公正。注重医疗卫生资源配置与使用的科学性与协调性，提高效率，降低成本，实现公平与效率的统一是合理的路径选择。现代人工有效的机械复苏和循环功能的医学高技术运用，可以使脑死亡状态的患者心肺功能得到长期维持，依然保有“心跳和呼吸”。但事实上，对于脑功能已经丧失，脑循环已经停止的脑死亡患者来说，并不能恢复其意识和真正有质量的生命。抢救只是在延缓生物学死亡的过程，在维持一个无意义的“生命”，其代价超过了救治有希望患者的数倍。已经死亡者在无意义地消耗卫生资源，而众多有医疗需求的患者却因资源不足得不到基本的医疗救治。这显然与优先保障基本医疗卫生服务的可及性，促进卫生资源公正分配的初衷相左，不利于发挥有限医疗资源的效用价值。如果实施脑死亡判定标准，当患者进入脑死亡状态，即宣布患者临床死亡而不再予以救治，则可以节约卫生资源，避免无意义的卫生资源浪费，有利于社会的公共利益。

(四)利于减轻家庭负担

维持一个脑死亡患者的治疗对于一个家庭来说是极其沉重的负担,抢救脑死亡患者一天的花费要十倍甚至百倍于普通患者。据资料显示,在脑死亡发生后,心、肺的循环最多只能维持一周左右的时间,而每天的医疗费用是以数万元来计算。而且,最终付出大量财力和精力维持的只是一个不可能发生复苏的躯体,这将会给患者家属造成极大的精神痛苦。因此,确立和实施脑死亡标准,终止对于那些不可逆昏迷和脑死亡患者实施的毫无意义的救治,使家庭成员从沉重的物质和精神重负中解脱出来,有利于维护死者和家属的利益,具有明显的伦理价值。

(五)利于实施器官移植

人类在20世纪实现器官移植的重大突破,这一技术使千千万万的患者重获新生。目前,器官移植遇到的最大难题是器官来源的困难。已经处于脑死亡状态的患者,如果按照传统心肺死亡判定的标准,只能在呼吸、心跳停止后宣布死亡,此时由于机体的血液循环已经停止,体内器官多数已经处于缺氧状态,摘取的器官质量下降,将影响移植后器官的成活率。实施脑死亡判定,当患者进入脑死亡状态即可宣布患者临床死亡,此时死者的心脏可能还在跳动,体内的器官仍可处于较好的状态,易于移植后器官的成活。尽管脑死亡患者十分有限,但在自愿捐赠的前提下,仍然可以挽救不少等待器官移植的患者。需要特别注意的是,正因为实行脑死亡标准有利于器官移植,才更要格外注意两者之间的操作程序。与器官移植有关的医生不应参与对脑死亡的判定,以保护临终患者的生命利益,切实避免为了获取器官移植供体而非法宣布脑死亡。判定脑死亡,必须设有重要前提,即医疗机构具有足够的设备条件与严谨的程序,医生具有相应的技术能力、医德声誉与审慎的态度,以及整个医疗机构要有公共信任度。

上述(一)和(二)是实施脑死亡标准的直接动机,而(三)、(四)和(五)是实行脑死亡标准的间接效果。“脑死亡”是一种科学结论,是被世界上许多国家反复证明的定论。当公众对科学的信赖超过了常识,普遍认同“脑死亡”的科学基础,了解“脑死亡”的判定程序,从而接受“脑死亡”的判定标准,即是体现出对生命的真正尊重。

第二节　安乐死伦理

一、安乐死的含义

安乐死源于希腊文“euthanasia”一词,原意是指“好死”“无痛苦的死亡”“快乐的死亡”或“幸福的死亡”。从19世纪起,安乐死作为一种减轻死者痛苦的特殊医护措施在临床实践中应用,现代意义的安乐死逐渐生成。现代《牛津法律指南》对安乐死的定义是:“在不可救治的或病危的患者自己的要求下,所采取的引起或加速死亡的措施。"1985 年出版的《美国百科全书》中把安乐死称为一种为了使患有不治之症的患者从痛苦中解脱出来的终止生命的方式。"《中国大百科全书·法学卷》的解释是:"对于现代医学无可挽救的逼近死亡的患者,医师在患者本人真诚委托的前提下,为减少患者难以忍受的剧烈痛苦,可以采取措施提前结束患者的生命。"有西方学者把"euthanasia"解释为"mercy killing",意为"仁慈杀人"。

综合来看,安乐死的现代阐释为:患有不治之症的患者在垂危状态下,由于精神和躯体的极端痛苦,在其本人或其亲友的要求下,依据法律规定,经过医生认可,用人道的方法,使患者安宁地度过死亡阶段,在无痛苦状态中结束生命的过程。

二、安乐死的分类

(一)从采取的方式上进行划分

1. **主动安乐死**　主动安乐死(active euthanasia),亦指积极安乐死,指患者治愈无望,痛苦难耐,应患者和家属的请求,医务人员采用药物或其他主动的手段促进患者生命的结束,让其安然死去。

2. **被动安乐死**　被动安乐死(positive euthanasia),亦指消极安乐死,指医务人员应患者或家属请求,不再给予积极治疗,而仅仅给予减轻痛苦的适当维持治疗,任其自行死亡。

(二)从患者同意的方式进行划分

1. **自愿安乐死**(voluntary euthanasia)　指患者有过或表达过安乐死的愿望,患者本人要求安乐死。

2. **非自愿安乐死**(non - voluntary euthanasia)　指患者没有表达同意安乐死,根据患者家属的请求,由医生依据实际情况决定给予安乐死,这种情况主要是针对那些无行为能力的患者(如婴儿、昏迷不醒的患者、精神病患者和认知能力严重低下者)。

综上所述,安乐死可以分为四种类型:自愿主动安乐死、自愿被动安乐死、非自愿主动安乐死、非自愿被动安乐死。

三、关于安乐死的伦理争议

安乐死关乎生命的终止,这其中,自愿被动安乐死虽存有争议,但争议最小,且在临床实践中成为一种默认的常态,常常以病患一方自愿放弃无望的抢救或治疗的方式呈现。非自愿主动安乐死及非自愿被动安乐死往往不被认同,常常受到强烈的道德谴责和严厉的法律制裁。自愿主动安乐死由于涉及医者一方人为地终止病患的生命,因而引发了深刻而激烈的伦理争议。主要集中在以下几个方面:

(一)是否人道之争

赞成方认为,当生命的痛苦使生命失去了积极的意义和价值,毫无意义的抢救使人异化为医学高技术的展示平台而丧失了人的尊严之时，实施安乐死是使人摆脱痛苦的折磨，保持人的尊严的合理选择，符合人道主义原则，应该得到伦理支持。反对方认为，医学的神圣使命是救死扶伤，允许鼓励医生放弃救治临终的生命，甚至主动实施人为地终止生命的措施，不仅有悖于医学人道主义宗旨和医生的职责，而且，长此以往将逐渐淡化医生救治危重患者、抢救生命的责任感。消极放任生命的流逝，不思作为，影响或降低医务人员救死扶伤的道德信念，损坏医学声誉。

（二）死亡权利之争

赞成方认为，生命的权利是人的基本权利。人有生的权利，也就有死的权利，包括选择死亡方式的权利。当死亡已经不可逆转，任何医疗措施都无法改变死亡的基本进程，这时的医药救治只能是一种无谓的资源消耗甚至是浪费，同时，还徒增患者及家属的痛苦强度和情感损耗与经济压力，因而，临终患者有选择自己生存或死亡方式及时间的权利。这是临终患者的自主权利，应该得到尊重。反对方认为，权利与义务的对等是权利合理性的前提条件。如果说患者有选择死亡方式和时间的权利，那就意味着医者有义务去满足患者的选择，主动安乐死在很大程度上是让医生帮助患者自杀。

（三）实施对象之争

赞成方认为，实施安乐死的具体对象可为：患有绝症且处于极端痛苦状态的患者，晚期癌症患者，没有感觉、自我意识完全丧失、不可逆的患者，先天无脑儿、重症脑积水、严重内脏缺损等患者。概括起来，一是自愿要求，即不是被诱惑、被胁迫，或由他人伪造意愿；二是明确要求，即明确提出要求；三是死亡痛苦，安乐死只适用于存在死亡痛苦者，即在死亡过程中出现的身体上、精神上、社会上的痛苦。有痛苦但不是死亡痛苦，死亡过程但没有痛苦者，均不在其列。反对方认为，存在所谓“自愿”的安乐死对象并非是出于本意的可能。他们或是出于对家庭、亲人的负疚感，或是出于对经济压力的无奈，或是对医学知识的无知而导致对暂未缓解的剧烈疼痛的恐惧，甚至只是一时的脆弱和冲动等。总之，并非是出于对生命本身的认识和要求，而是由于各种压力所进行的无奈选择，并不是安乐死申请者真正的自愿选择。实施安乐死，将对这样一些无奈的弱势群体形成强大的心理和生命压力，使他们无法根据自己的意愿真正自主决定自己的生命旅程。

（四）是否文明之争

赞成方认为，安乐死是建立在正确生死观基础上的社会文明行为，是对千百年来“好死不如赖活着”的传统生死观念的挑战。随着社会和医学的进步，人类的寿命不断延长，对生命质量和价值的认识与思考也日趋深刻。追求更有意义的生活，让生命活的更有价值是人们对美好生活的诉求，是社会文明进步的体现。安乐死是人类理智地对待生与死，自觉选择生命价值的一种方式，它的发展将有助于促进人类文明进步的历史进程。反对方认为，敬畏生命是社会道德的底线，实施安乐死是对危重濒死患者生命的放弃，这种行为将弱化珍重生命的社会价值理念，导致社会对生命的漠视。同时，放弃对濒死生命的救治和帮助也是推脱对弱势群体的社会责任，将对人类同情友爱的美好情感和互助关爱的美德造成巨大的冲击，导致对人际关系和生命价值的功利性理解，从而对社会道德和人类文明产生深刻的不良影响。

四、安乐死的实施现状

（一）安乐死的立法

要实施安乐死就必须为安乐死立法，做到有法可依。立法是实施安乐死的首要条件。因为安乐死关乎人的生命，各国都非常谨慎。荷兰是最早实施安乐死合法化的国家，荷兰安乐死法案为医生实施安乐死规定了严格而详细的医学与法律的基本程序，这些基本程序可供人们借鉴。其要点是：

1. 患者必须在意识清醒的状态下自愿接受“安乐死”，并多次提出相关要求，医生必须与患者建立密切的关系，以判断患者的请求是否自愿及深思熟虑。

2. 根据目前的医学经验，患者所患疾病必须是无法治愈的，而且患者所遭受的痛苦和折磨被认为是无法忍受的，医生和患者必须就每一种可能的治疗手段进行讨论，只要存在某种医疗方案可供选择，就说明存在治愈的可能。

3. 主治医生必须与另一名医生进行磋商以获取独立的意见，而另一名医生就该患者的病情、治疗手段以及患者是否出于自愿等情况写出书面意见。

4. 医生必须按照规定和法律程序，以医学上合适的方式对患者实施“安乐死”，在“安乐死”实施后必须向当地政府报告。

荷兰之所以能使安乐死合法化，因为具备了相应有利的条件：首先，荷兰拥有全世界最高水准的医疗服务，95%以上的老百姓有私人医疗保险；其次，几乎每一家医院都有疼痛控制及缓和医疗中心；再次，荷兰医患关系高度的彼此信赖；最后，家庭医师制度运行良好。

即使拥有这样充分的条件，荷兰实施安乐死以来也出现了不同的声音，充分显示了安乐死问题的复杂性。

（二）安乐死的实践

1936年，英国率先成立了“自愿安乐死协会”，并在上院提出了关于安乐死的法案，由此拉开了安乐死走上立法轨道的大幕。最终，英国安乐死的动议以35票反对，14票（同意）被否决。尽管提议遭到否决，但观念的种子已然埋下，逐步深入人心。对于安乐死的积极倡导与广泛呼声蔓延了欧洲各国。1938年，美国成立了“无痛苦致死学会”。1944年，澳大利亚和南非也成立了类似的组织。医学的发展使得安乐死愈发为人们所关注，安乐死运动逐渐演变成了一种新的人权运动之一。

1936年到1942年，德国纳粹借用安乐死的名义，惨绝人寰地屠杀600多万吉卜赛人和犹太人；希特勒还授权实施“儿童安乐死计划”，对5000多名身心残疾的婴幼儿进行屠杀；借安乐死之名，行灭绝有遗传病、慢性病或精神病的患者，以及异己种族之实。这些令人发指的罪恶行径，使得安乐死声名狼藉。

第二次世界大战后，1947年各国医疗团体依据《希波克拉底誓言》与医学其他道德原则，制定了著名的《日内瓦宣言》："我将保护人类生命的最高尊严，我甚至在受到威胁的情况下，也决不会利用我的医学知识去反对人道主义的法律。"此后，关于安乐死的呼声几乎销声匿迹。直到20世纪60—70年代，安乐死又重新回到人们的视野，并成为热门话题。

1975年，昆兰事件成为生命伦理学史上的里程碑事件。从1966年起，12岁的卡伦·昆兰就进入昏迷状态，靠呼吸机和静脉点滴维持生命。1975年，她的父亲瑟夫·昆兰向所在的新泽西州法院提出申请撤除维持女儿生命的呼吸器，表达了中止治疗的意愿。新泽西州高等法院驳回了他的要求，认为"认可这一点就是杀人"。但新泽西州最高法院同意撤去呼吸机，成为美国历史上的首例。后来，许多类似案例都援引了新泽西州最高法院对卡伦·昆兰案的这一判决。

1976年，在日本东京召开了安乐死国际会议。会议宣言强调，应当尊重人"生的意义"和"死的尊严"，主张在特殊情况下应当有选择死的权利。1980年，国际死亡权利联合会成立。1987年，一部震撼人心的安乐死实况电视纪录片在联邦德国电视台播出。

在我国，第一例"安乐死"事件发生在1986年。患者夏素文因为身患绝症，痛苦不堪，其儿子王明成、女儿王晓琳不忍心让母亲再受病痛折磨，请求医生蒲连升为其实施"安乐死"。在王明成和其妹一再要求，蒲连升给夏素文开了100毫克复方冬眠灵，并在处方上写了：家属要求"安乐死"，由值班护士做了注射，患者最终在睡梦中死去。此事件一石激起千层浪，引发了全社会关于安乐死的讨论及学界的研究。

第三节　安宁疗护伦理

一、安宁疗护概述

（一）安宁疗护的定义

所谓安宁疗护（hospice）亦可称之为安宁缓和医疗、舒缓治疗或安宁疗护，是由社会各个层面，包括医生、护士、营养师、药剂师、社会工作者、伦理学家以及宗教人士、政府及慈善团体人士等针对治愈性治疗无反应之疾病终末期患者及其家属提供包括医疗、护理、心理、伦理和社会等全方位的积极性照护，以维护患者及其家属最佳的生命品质，主要通过疼痛控制，缓减身体上其他不适的症状。同时，处理患者及其家属在心理、社会和心灵上的问题。世界卫生组织（WHO）对安宁疗护的期许主要涵盖以下四层：一是肯定生命的价值，并将死亡视为一个自然的过程；二是不刻意加速、也不延缓死亡的到来；三是在控制疼痛以及身体的症状之外，对病患的心理及灵性层面亦提供整体的照顾；四是强调来自周遭的支持，不仅支持病患积极地活着直到辞世，也协助其家属在亲人患病期间以及丧亲之后的心理反应都能够有所调适。

（二）安宁疗护的开创

从更宽泛的角度来看，安宁疗护并非新生事物，它有着久远的社会实践。中国早在两千多年前就成立了"庇护所"，是对临终患者提供安宁疗护的雏形；唐代设立"悲田院"，专门收养贫穷、没有依靠的老年乞丐；北宋设立"福田院"，专门供养孤独有病的老年乞丐；元代设立"济众院"，专门收留鳏寡孤独，残疾不能自养的老人；清代设立"普济堂"，收养老年贫民，视其经济状况决定供养老人数和生活水平。这些机构都带有慈善和照顾患者、老人的意向。西方的安宁疗护雏形始于中世纪欧洲，最初是教会为患病和劳顿的旅人、朝圣者提供的"庇护所"，是具有宗教意义的慈善道德事业。

现代意义的安宁疗护由英国的西赛利·桑德斯博士（Cicely Saunders，1917—2005）倡导并建立。1967 年，桑德斯博士在英国创立了当代世界第一个安宁疗护机构——圣克里斯多弗安宁疗护医院（St. Christopher Hospice），被誉为"点燃了世界安宁疗护运动的灯塔"。据不完全统计，从 1967 年至今世界上已有 80 多个国家和地区建立了安宁疗护机构提供安宁疗护，英国有 200 家以上，美国超过 2000 家。此外，在加拿大、南非、澳大利亚、瑞典、挪威、印度、法国、日本等也陆续设置了类似的服务机构。

20 世纪 80 年，现代意义上的安宁疗护在我国起步。1988 年 10 月，天津医学院成立安宁疗护研究中心；同年，上海市南汇区创建了我国第一家安宁疗护医院—南汇护理院；1989 年，深圳一些医院建立了"待寿病房"；1991 年北京松堂医院开设了首都第一家安宁疗护医院；1998 年 11 月，李嘉诚先生在汕头大学医学院第一附属医院倡导和捐资兴建了全国首家李嘉诚基金宁养院，至今已在全国各地发展为 30 余所。迄今为止，全国已有百余家安宁疗护服务机构开展了大量实践和理论研究工作，推动了我国安宁疗护事业的健康有序发展。中国国家卫生计生委办公厅发布了《安宁疗护实践指南（试行）》（国卫办医发〔2017〕5 号）、《安宁疗护中心基本标准（试行）》和《安宁疗护中心管理规范（试行）》（国卫医发〔2017〕7 号），以指导各地加强安宁疗护中心的建设和管理，规范安宁疗护服务行为。

（三）安宁疗护的特点

1. 服务目的　安宁疗护的主要目的不是治疗或治愈疾病，而是减轻患者的身心痛苦、控制症状，采取姑息对症和支持疗法，给予患者生活护理、临终护理和心理安慰。

2. 服务对象　安宁疗护的主要对象为不可逆转的临终患者（包括其亲属），特别是难以取得积极治疗效果的晚期癌瘤患者等心身遭受痛苦折磨的患者。

3. 服务理念　安宁疗护特别注重患者的生命尊严与生命质量和生命价值，强调个体化治疗、心理治疗和综合性、人性化的护理。

4. 服务措施　安宁疗护不仅关心患者，而且关心其家属的身心健康。对患者努力减轻痛苦，采取积极的支持性治疗和护理；对家属给予心理和照护技术的指导，帮助营造良好的家庭氛围以及居丧期的心理安慰，使患者和家属都感受到温暖。

5. **服务团队** 安宁疗护的服务团队以医务人员为主，同时有家属、社会团体和各界人士等大量社会志愿者的积极参与，安宁疗护已经发展成为一项社会公益事业，社会力量已日益成为安宁疗护服务团队中举足轻重的构成。

二、安宁疗护的伦理价值

（一）蕴含人道主义精神

安宁疗护把临终患者作为其服务的对象，不以治愈疾病为唯一宗旨，不以延长患者的痛苦生命为目标，满足临终患者的生理、心理、伦理和社会等多方面的需要，创设舒适的环境，提供精神的照护、使患者得到有真正有价值的关心和照顾，得到情感支持、精神慰藉，心理缓释，有尊严地、安详地离开人世。安宁疗护还把对临终患者的家属、亲人也作为关怀对象，使亲属们在失去亲人后心理上得到支持、得到慰藉。同时，安宁疗护调动了整个社会中有爱心的力量关爱临终患者，体现了全社会对生命的尊重和对弱势群体的照料。安宁疗护使死者无憾、生者无愧、死者安详、生者坦然。安宁疗护帮助实现死的安详，助推生命全周期的完满，使人道主义精神进一步得到发展、升华和完善。

（二）注重生命质量价值

安宁疗护满足群众多样化、多层次健康需求，服务过程中倡导医患双方共同直面死亡、正视临终，而非选择回避，强调对终末期生命的尊重和照料。每个人在生命过程中都曾为自身、他人、社会及后代创造过价值，当其生命临终时社会应尊重、善待其生命，给予无微不至的关爱和照料，尽可能提高其生命的质量，减轻其痛苦，努力帮助实现其最后的愿望，体现最后的价值，使其得到心灵的慰藉，使临终者在社会、亲人和他人的关心、照料下，在舒适温馨的环境中度过临终阶段，有尊严、无痛苦、没有遗憾地走向生命的终点，直到自然死亡。安宁疗护所创造的有价值、有质量的生存状态是生命神圣的真正彰显，与存在伦理争议的安乐死相较，更加体现生命神圣、生命质量和生命价值的统一，注重生命内在的质量价值。

（三）彰显社会文明进步

经济的发展是人类社会进步的标志之一，人的精神境界、道德品质等整体素质的提高是社会文明进步的关键。安宁疗护所倡导的对社会弱势群体予以关爱的思想，正在吸引着社会上愈来愈多的个人和团体关心并参与这项事业，付出自己的财富、时间以及情感，给予临终患者及其家属以全面的关怀，也助力临终患者的家庭、亲人、朋友给予临终患者更多的照顾和爱心，使愈来愈多的临终患者享受安宁疗护的温暖，这是人类社会文明发展进步的标志。宁疗护还以“不独亲其亲，不独子其子”的宽广情怀，不将尊老敬老孝老的视线局限于自家长辈，而是扩展至全社会，提升全社会的老龄意识。随着世界老龄化社会进程，尊敬老人、善待临终患者将成为各个国家社会生活中的重要的主题，安宁疗护的作用和价值将愈加彰显。

三、安宁疗护的伦理要求

（一）理解临终患者的心理

患者处于生命终末期有着更为特殊的心理特点，往往易于心理异常、行为失常、情绪失控。面对身心遭受巨大痛苦的临终患者，医务人员应予以理解，施以宽容，投入足够的人力和时间真心对待，认真倾听，有效沟通，细微关怀。全面评估患者身体及心理痛苦症状，及时缓解或控制身心痛苦，尽可能地提高患者生存和死亡质量。人们面对死亡时，常常怀有恐惧。绝大多数临终患者呈现负性心理，悲观失望、情绪消沉、回避现实、焦虑恐惧。因此，要积极关注患者的内心感受，帮助其消除内心恐惧，保持内心宁静。台湾的安宁疗护就非常重视宗教的作用，通过宗教人士和医疗机构的合作，为面临死亡的患者解决内心的烦恼，给予他们巨大的信仰支撑，助他们走得“安详”。

（二）保护临终患者的权益

进入疾病终末期的患者，仍具有情感、思维和想象等，仍有明确的个人利益和权利意识。医务人员应格外注意尊重与维护他们的利益和权利，允许他们坚守自己的个人信仰，保留自己的生活方式，保护个人的隐私权利，参与治疗、护理方案的决定，在允许的范围内选择死亡方式等。即便患者已处于昏迷状态，医务人员也要尊重临终患者清醒时留下的意愿和家属的代理或监护权。

（三）尊重临终患者的选择

临终是一种特殊的生活状态，尊重临终患者最后的生活需求实质是对其人格的尊重。医务人员要尽量多与患者接触和交谈，指导患者理解生命的意义，安慰和鼓励患者，使希望充满他们的最后生活。同时，医务人员要照顾临终患者的日常生活，给他们更多的选择自由，尽量满足其合理要求，如增加或安排患者与家属会面的机会和时间，让他们说完自己的心里话；让他们力所能及地参加活动，尽量帮助其实现自我护理，以增加生活的乐趣，至死保持人的尊严等。总之，医务人员要像对待其他可治愈的患者一样，平等地对待临终患者，尊重满足其合理的需求，帮助实现临终生活的价值。

（四）控制临终患者的症状

临终患者常常出现咳喘、失眠、恶心呕吐、食欲不振等不适症状，医护人员要积极采取措施应对、控制所出现的各种症状。癌症末期患者最常见的症状就是疼痛，要让患者没有疼痛，才有生活品质。国际疼痛学会（IASP）早已明确指出：免除疼痛是患者的基本权益。如一些欧美国家规定，对特定患者可无限量提供强力止痛药物等。虽然绝症无法治愈，但要尽最大可能让患者舒适，在生命的末期没有身体上的痛苦。

（五）关怀临终患者的亲属

临终患者亲属面对即将离去的亲人，会表现出过激情绪和异常行为，医务人员应能够设身处地予以理解和同情,帮助缓解其伤感情绪。同时,真心实意帮助其解决实际问题,如针对悲伤的原因,采取相应的措施冲淡忧郁的气氛;帮助安排患者亲属在陪伴期间的饮食、休息,以减少精神和体力上的疲劳;此外,针对亲属希望自己亲人在临终阶段得到最好的照顾和尽到"孝心"、"爱心"的愿望,医务人员要做好患者身心两方面的照护,让亲属放心,并对亲属提出的愿望尽力满足,如支持并指导亲属为患者做些力所能及的护理工作,让其心灵得到慰藉,患者也享受到天伦之乐;安排适当时间和地点,让患者和亲属充分表达感情、交代遗言等,尽可能心中无憾。

(六)关注临终患者的教育

生老病死是生命的自然规律,社会上普遍关注"优生",但对"优逝"缺乏应有的认识。临终患者往往由于缺失死亡教育,对于如何度过生命的末期缺乏理性的态度和方法。因此,医护人员不但要提供医疗技术方面的安宁疗护,还需要对患者及其亲属施以理性面对死亡的"辞世教育",帮助他们树立起优逝理念,理性对待死亡,尽量使临终患者及其亲属从容欣慰、无所牵挂。

尽管改变不了临终患者最终死亡的命运,但是,积极履行道德义务,以真挚、亲切、慈爱的态度对待他们,提供医疗照护,注重精神抚慰,满足合理要求,树立优逝理念,可以帮助患者在心灵宁静和宽慰适然中逝去。

思考题

1. 何谓安乐死,通常如何进行分类?
2. 围绕安乐死存在哪些伦理争议?
3. 何谓安宁疗护,其主要特点有哪些?
4. 安宁疗护的伦理价值何在?
5. 安宁疗护的伦理要求是什么?

(马 晓 孔 雪)

第十三章 13 医德教育评价与修养

医德教育、医德修养与医德评价是医学伦理学的重要组成部分。医学道德的基本原则和规范，要转化为医学生和医务工作者的医德行为和高尚医德品质，必须通过医德教育、修养与评价等活动才能有效形成。加强医德教育、医德修养和医德评价有助于医学生与医务工作者在医学行为中进行正确的道德选择与价值取舍，又有助于社会主义良好医德医风的树立与和谐社会的建设。

第一节　医德教育

医德教育是为了使医务工作者能更好地履行医德义务，对医学道德的基础理论和基本知识进行有目的、有计划、有步骤地教育，同时在医疗卫生服务的实践过程中施加优良医德医风的影响，使医德的基本原则和规范转化为医学生和医务人员内在的医德信念、医德品质和医德行为，促使医学生和医务工作者在实践中塑造良好职业形象的基本途径。

一、医德教育的作用

医学历来被称作“仁术”，仁是医德，术是医术。医疗卫生服务社会价值实现，客观上要求广大医务人员不仅要掌握精湛的医疗技术，更要有良好的医疗服务，用高尚的从医行为去关爱患者。

（一）医德教育是培养医学人才的重要基础

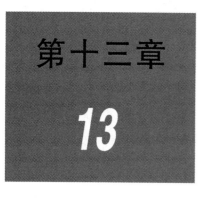

医学院校是培养高级医学人才的重要基地，在医学教育过程中，重视对医学生的医德教育，与为社会提供合格的医学人才有着密切的关系。医学生只有具备了良好的医德，才能真正树立全心全意为人民服务的思想，才能真正发挥救死扶伤的医学人道主义的精神，真正成为保障人民群众健康的白衣天使。中国特色的社会主义伟大事业，要求新一代医学人才不仅要具有精湛的医术，还要有发展医学事业、为人类健康献身的精神。医德教育是帮助医学生认识从事医疗卫生事业工作的意义，培养正确的人生观、价值观和道德观，塑造全心全意为病人服务的优秀品质的基础。因此，医德教育是医学生思想政治教育的重要内容，是医学生岗前教育的主要内容,也是医务工作者职业教育的重要组成部分。

(二)医德教育是形成良好医德医风的重要环节

医疗卫生单位是社会精神文明的窗口,优良的医德风貌,不仅能反映医疗行业的职业道德状况,也能反映广大医务工作者的医德面貌。良好的医德医风和医德教育密不可分。坚持不懈地进行医德教育,增强医务工作者的道德意识,激发医务工作者的道德情感,使医学道德的基本原则和规范转化为医务工作者的个人品质,是一项长期而又艰巨的任务。医德教育必须坚持理论联系实际,在医疗卫生服务中,医务人员应把从教育中获得的医德基本原则和规范的认识,通过实践加深理解,经过实践、认识、再实践、再认识的过程,使医德基本原则内化为自己的信念,成为指导医疗实践的行动指南。实践证明,医德教育在实践中发挥着显著的作用。医务人员的道德意识强,医疗单位医德风尚就好,这对改进医院工作、改善医患关系和提高医疗质量都具有积极的推动作用。反之,不重视医德教育,就容易滋长各种缺乏医德、甚至医德沦丧的现象:自私自利、遇事推诿、贪图安逸、见利忘义,这必然管理混乱,医患关系不和谐,医疗质量下降。因此,医德教育是医学生和医务工作者职业的需要,是医疗卫生单位进行行风建设的重要环节。

(三)医德教育是促进医学科学发展的重要保障

随着社会的发展和科学技术的进步,医学科学在20世纪下半叶取得一系列辉煌的成就,在获得这些成就的同时,也出现了许多新的问题,甚至是医学和传统伦理道德无法解决的问题。生态环境破坏,人类生存环境的日益恶化;疑难疾病的不断产生,已成为严重危害人民健康的疾病,癌症、艾滋病、心脑血管病等每年造成几千万人丧生。医学要攻克这些难题需要医务工作者的艰苦努力,医学科学的发展需要医务工作者具有坚持的毅力、顽强的意志、团队的精神和为医学发展献身的决心。因此,医德教育是医疗卫生和医学科研单位推进科学研究的重要措施。通过坚持不懈的医德教育,增强医学发展的动力,就会使医疗卫生领域中的主要学科和关键技术获得突破。

二、医德教育的环节

医德教育是一个十分复杂的环节,这是因为形成社会主义医德的基本因素是多种多样的,它包括医务人员中思想意识的复杂性,外界因素对医务人员思想的影响等。往往同一种医德教育的方法,在此时运用有效,在彼时运用就无效或收效甚微。这种复杂性构成了医德教育过程中的一系列矛盾。正确而妥善地解决医德教育过程中所出现的各种矛盾是推动医务人员医德品质形成和发展的动力。

构成医德品质的基本要素有认识、情感、意志、信念和行为习惯五个方面,也可以把它归纳为知、情、意、信、行。医德教育大体上也包含着上述的基本环节。

(一)提高医德认识

医德认识是指医务人员对医德的理论、原则、规范、范畴和准则的感知、理解和接受。认识是行动的先导,没有正确的医德认识,就难以形成良好的医德行为和习惯。医德的形成,是建立在对医德一定认识的基础之上的,医务人员医德概念的形成,医德判断的能力是医德认识能力的重要标志。在医德教育中有意识地培养提高对社会主义医德的认识能力具有十分重要的意义。认识能力是认识水平的具体体现,提高医务工作者的医德认识要着眼于医德能力的培养。通过医德教育,使医务人员认识社会主义医德原则、规范、范畴和准则,并以此来判断言行,明辨是非、善恶、美丑、荣辱。医务工作者的医学实践,都是在一定的思想认识的指导下进行的。医德认识不足,医德行为就会出现偏离,就背离社会的要求,就不切合病人的要求。因此,通过各种有效的方式,帮助医药卫生人员提高对社会主义医德的认识水平,是医德教育的首要环节。

(二)培养医德情感

医德情感是指医务人员对客观事物的态度,也就是医务人员对医药卫生事业及病人所产生的爱慕或憎恨,喜好或嫌恶的内心体验。医务人员对医学优良道德的认识,并不能自动转化为优良的道德行为,医务工作者对自己所承担的救死扶伤的工作职责是否热爱,有没有感情,是什么感情,这和医务人员对病人采取什么态度和行为有着直接的关系。情感比认识具有更大的稳定性,改变情感比改变认识要困难得多。激发医务人员的责任感与事业心是医德教育的重要内容,更是培养医德情感的前提和主要内容。医德情感是在医学实践中不断提高道德认识的基础上,逐步形成和发展起来的,只有通过医德教育,帮助医务人员真正树立具有救死扶伤的医学人道主义精神,激发医务人员的责任感与事业心,使之对医疗卫生工作产生感情,才能真正用高度负责的精神去对待工作和患者。良好的医德情感一旦形成,医务人员必然会在工作中表现出高度的爱护病人的观点,做到急病人之所急,痛病人之所痛,甚至为了患者,不惜牺牲个人的一切。因此,培养医德情感是提高医德水平的重要环节。

(三)锻炼医德意志

医德意志是指医务人员自觉地克服在履行医德义务中所遇到的困难和障碍的毅力。医德意志表现为一种自觉的行动,因此,医德意志是医德行为的杠杆。医务人员有没有坚毅果敢的社会主义医德意志,直接关系到医疗实践,决定医德水平的高低,一个意志坚强的医务工作者,能够经常排除各种障碍,始终不渝地去实现自己的信念和诺言,对于职业所承担的义务,表现出真诚和强烈的责任感。因为在救死扶伤的医疗实践中,必然会遇到许多意料不到的困难和曲折,如果没有坚强的毅力,就不能做到不畏艰险,知难而进,而可能是畏缩不前,向困难低头,屈从于错误的思想影响。医德教育的过程就是锻炼医德意志的过程。通过医德教育,在对社会主义医德正确认识的基础上,乐于践行,锲而不舍,一以贯之,就会逐步形成坚强的医德意志和坚定的医德信念,在医疗实践中就会不畏艰难,勇往直前。因此,锻炼医务人员的医德意志是医德教育的关键环节。

（四）树立医德信念

医德信念是根据一定的医德认识、情感、意志而确立起来的一种精神状态。信念是一种追求和向往，是意志、耐力、智慧和胆识的融合体。信念外化为行为是信念的根本要求。医德信念是促使医德认识转化为医德行为的重要因素，是推动医德行为产生的动力，并使医德行为具有坚定性、稳定性和持久性的特点。医德信念与医德认识、医德情感、医德意志有着直接的联系，是医德认识、医德情感和医德意志的升华。医务人员一旦牢固地树立了社会主义的医德信念，就能自觉地、坚定不移地用社会主义医德原则、医德规范选择医学行为，并切实履行。因此，着力于医务人员医德信念的树立是医德教育的中心环节。

（五）养成医德习惯

医德行为习惯是在医德认识、医德情感、医德意志和医德信念的支配下形成的一种经常的、持续的、自然而然的行为。没有一定的医德认识，就没有医德情感的产生；没有医德认识和医德情感，就不能形成医德意志和医德信念；没有崇高的医德信念的指导，就不会有高尚的医德行为；没有医德意志，就没有医德行为习惯。因此，使医务人员养成良好的医德行为习惯是医德教育的最终环节。

综上所述，在整个医德教育的过程中，医德认识（知）、医德情感（情）、医德意志（意）、医德信念（信）与医德行为习惯（行）是不可割裂的，它们相互制约、相互渗透、相互促进。提高对医德的认识是前提和依据，培养锻炼医德情感和意志是两个必备的内在条件；树立医德信念是核心和主导，而形成良好的医德行为习惯是医德教育的最终目的。

三、医德教育的方法

教育有规律，医德教育也有自身的规律。教育要讲究方法，根据医德要求，针对医学的特点和医务工作的性质与特征，采用相应的教育方法是获得良好教育效果的必然要求。

（一）理论教育法

理论教育法以马列主义关于灌输的原理为理论依据，是思想政治教育最重要、最基本的方法。医务人员的医德素质有差异，层次也不同，实施医德教育，要分别采取不同的教育方法。理论教育法是学习和掌握系统理论的最有效方式，医德教育首先是系统的理论教育。只有系统地学习医德原则、医德规范，才能全面提高医德认识，培养医德情感，锻炼医德意志，树立医德信念，养成医德行为习惯。理论教育法可以采用他人灌输式的讲解法，或指导医务人员采取自我灌输式的自学法；可以采用普遍灌输的方式，必要时也可对重点人员进行个别灌输式；还可以采用报告、演讲、展览、声像教育等其他教育形式。灌输式教育法的实施，必须要有一支相对稳定的、具备一定教学能力的思想政治教育工作者队伍。教育工作者必须熟悉理论及其体系，热爱思想政治工作，具备较高的思想政治觉悟，并能以身作则，无私奉献，身体力行。

(二)典型教育法

典型教育法是通过树立典型并用典型来感染、影响或警示他人的一种方法。运用典型教育法,一是树好正面典型,强化榜样引导,形成示范引领效应。见贤思齐是个体道德修养的重要方式。医德医风建设中的先进榜样,尤其是身边的先进榜样,对医务人员的道德修养和道德觉悟的提高有着巨大的示范和引领效应。褒善抑恶、奖善贬恶是道德实践化育理论的另一个重要原则和方式方法,新时代医德医风建设和医疗生态环境治理中的教育教化,必须善于树立正面典型,本着褒奖一个人、褒奖一件事、褒奖一个单位的原则,搞好榜样引导教育。针对优良医德医风的弘扬和传承,通过抓住代表性、典型性的先进个人和先进事例,在褒奖当事人的同时,树立先进典型,搞好榜样教育,学习先进事迹,弘扬先进精神,教育示范他人,形成争先创优的从众效应。通过树好代表性、典型性的先进单位和优秀群体,在总结经验和推广经验的过程中,搞好先进示范教育,形成比、学、赶、帮、超的群体效应。二是抓住反面典型,强化警示教育,遏制破窗效应。破窗效应(Broken windows theory)是由詹姆士·威尔逊(James Q. Wilson)及乔治·凯林(GeorgeL. Kelling)提出的犯罪学的一个理论。环境中的不良现象如果被放任存在,会诱使人们仿效,甚至变本加厉。现实医疗工作中的医德医风实践是医务人员职业道德塑造和强化的直接来源,不良的医德行为和医德风气如果得不到及时处理和遏制,就会颠覆医务人员的医德认知,就会引发破窗效应,导致其他医务人员的效仿。惩恶扬善、抑恶扬善是道德实践化育理论的一个重要原则和方式方法,新时代医德医风建设和医疗生态环境治理中的教育教化,必须善于抓住反面典型,本着处理一个人、处理一件事、处理一个单位、教育一大片的原则,搞好警示教育。针对不良医德医风的蔓延和扩张,通过抓住代表性、典型性的反面个人和反面事例,在惩处当事人的同时,搞好宣传警示教育,明确是非曲直,教育引导他人,杜绝破窗效应,形成惩前毖后、治病救人的教育效应。通过抓住代表性、典型性的反面单位和潜规则,在整顿单位和整治潜规则的同时,搞好治理警示教育,解剖麻雀,找出规律性问题,根治普遍性问题,形成以点带面的治理教育效应。总之,运用典型教育法,以树立正面典型为主,注意慎重选择反面典型,更不能过多树立反面典型。如反面典型树立过多,不但达不到教育的目的,反而会扩大消极影响,对社会产生破坏作用。树立反面典型的目的是通过揭露事实让人们认识其危害性,以达到杜绝和防范的目的。目前,医德教育的反面典型主要是以医谋私。

(三)实践教育法

实践教育法是通过实践活动使参与者实现自我认识、自我提高的一种方法。实践教育法强调实践性,突出了受教育者的主体性和主体意识的能动性。运用实践教育法进行社会主义医德教育,就要针对医德的实践性特点,把医德行为规范教育同医疗实践活动有机地结合起来。开展创建文明单位,开展医药下乡等活动是医疗卫生单位进行医德教育的具体实践教育的有效方式。通过开展实践教育活动,可以更多地了解基层对医药卫生的需要,促进“角色互换”,体会患者的难处。通过实践活动提高认识、实现自我教育,为患者提供方便的优质服务,既满足了患者的需求,也陶冶了医德情操。

第二节 医德评价

医德评价是医德活动的一种重要形式,是促使医德原则和规范转化为医德行为的重要措施,是维护医德规范的保障。研究明确医德评价问题是医学伦理学的重要内容,具有重大的理论和实践意义。

一、医学道德评价的含义和意义

(一)医学道德评价的含义

医学道德评价,医务人员自己或他人依据一定的道德标准对医务人员个体或医疗集体医德行为表现,进行道德价值判断与评价的过程。

医学道德评价的主体包括自我在内的广泛社会成员和社会组织。据此医学道德评价区分为自我评价和他人评价;他人评价区分为同行评价、社会评价和组织评价;社会评价区分为个体评价和群体评价等。医学道德评价的客体也就是医学道德评价的对象包括医学伦理行为和医德品质。医学道德评价的结果包括“质”和“量”两种,前者是对医学伦理品行的“善恶”性质判断,后者是对其“善恶规模和程度”的判断。

(二)医学道德评价的意义

1. **培养医务人员医学道德品质和调整其医学伦理行为的重要手段** 通过医学道德评价,明确地将医学道德的善恶标准传达给医务人员,从而规劝和帮助医务人员划清道德与不道德的界限。同时,医学道德评价还应深入到医务人员的内心,引起良心上的反省,使之自觉地调整以后的行为,拒恶从善,抑恶扬善。

2. **医学道德他律转化为医学道德自律的重要途径** 医学道德原则和规范在未深入到医务人员的内心之前尚属于医学道德的他律境界。医学道德评价的过程是宣传、灌输和推行医学道德原则和规范的过程,也是医务人员接受一定医学道德要求的进程,从而促进医学道德的他律向医学道德的自律转化。

3. **创造良好道德氛围,调节医学职业生活** 医学道德评价使符合医学道德原则和规范的行为得到肯定和赞扬,并得到广泛传播和较多医务人员的仿效;相反,使违反医学道德原则、规范的行为受到否定和谴责,引起人们良心上的共鸣,使这些行为受到约束和控制。从而创造良好的医学道德氛围、调节医学职业的道德生活。

4. **促进精神文明和医学科学的健康发展** 医学道德评价使医务人员的医德水平提高,无疑可以促进医疗卫生保健单位和整个社会的精神文明建设。并且有助于医务人员实现医疗卫生保健技术与伦理的统一,从而有利于解决医学科学发展带来的医学道德问题和伦理难题,进而促进医学科学的健康发展。

二、医学道德评价的标准

(一)医学道德评价标准的含义

医德评价不仅需要有主客体,而且还需要评价的标准。医学道德评价标准是判断医学道德行为善恶以及行为者品德优劣的价值尺度。即在医德评价中用来衡量被评价客体时,评价主体所运用的参照系统或价值尺度。它是一定社会和医学背景下的医学道德要求,即医学道德规范体系(包含医德基本原则、具体原则或特殊原则以及医学道德规范等)的要求。

(二)医学道德评价标准的内容

由于时代不同,社会地位及教育水准的差异,加上个体的道德认识和道德修养不同,历来在医德评价上存在着很大差异。但是,是与非、善与恶总是有一定客观标准的,这种客观标准就是看人们的行为是否有利于社会的进步和发展。目前,国内公认的具体医德标准,主要有以下几个方面。

1. 是否有利于患者疾病的缓解和康复;

2. 是否有利于人类生存和环境的保护和改善;

3. 是否有利于优生和人群的健康、长寿;

4. 是否有利于医学科学的发展和社会的进步。其中“是否有利于患者疾病的缓解和康复”是医学道德评价的首要、至上标准。

(三)医学道德评价标准的客观性

在一定的医学和社会发展背景下,医学道德评价的标准是客观的,是不以个别人的意志为转移的。当然,这个标准是具体的和历史的:相对于一定的医学和社会发展背景,是确定的客观的;随着医学的发展和社会的进步,这个标准又不是僵化不变的,有些内容会发生变化。尤其是医学的突飞猛进发展,带来了前所未有的新问题,并对传统的医学道德观念提出了挑战,需要完善既定的医学道德评价标准。

三、医学道德评价的依据

医学伦理行为是医务人员受道德意识支配的医疗卫生保健行为,即医务人员有意识地“为了什么”所进行的活动。一方面,医学伦理行为包括主观因素和客观因素:主观因素即所谓的动机,客观因素即所谓的效果;另一方面,医学伦理行为包括目的和手段:目的是医务人员有意识地为了达到的行为结果;手段则是医务人员有意识地用来达到行为结果在行为过程中所采取的方式和方法。在对医务人员的品行进行评价时,究竟是看行为的动机还是看行为的效果,是看行为的目的还是看行为的手段,这就是医学道德评价的依据问题。

(一)动机与效果

1. 动机论与效果论

(1)动机论:认为任何人的伦理行为,都是出于一定的动机,并且受这一动机支配,因此,道德评价,只能以行为的动机为依据,至于行为的后果如何,是无关紧要的。动机论的代表主要有康德、布拉德雷、儒家以及基督教伦理学家们。

(2)效果论:认为动机在伦理行为中的作用,虽然是不可否认的,但这与评价行为的善恶是没有关系的,道德评价只能看行为效果,只能以行为效果为依据。效果论的代表主要有边沁、约翰·穆勒、西季威克、摩尔等。

2. 医学伦理行为动机与效果之间的关系

(1)动机与效果的统一性:一方面两者共同构成一个整体伦理行为,医学伦理行为就是由行为动机和行为效果构成,动机构成了行为的主观方面,是意识中、思想中、观念中的行为;而效果则是行为之实际,是行为的客观的、实际的方面。另一方面,两者在一定条件下相互转化。思想中的医学伦理行为通过医务人员的主观努力,能够变成实际的行为;同样,在实际的医学伦理行为中,医务人员会形成新的行为思想。医务人员合乎道德的行为动机,通过在医学实践中的主观努力,能够转化为合乎道德的行为效果;好的行为效果受到社会舆论的赞扬和自我良心的肯定,又能够转化为医务人员的良好动机。

(2)动机与效果的对立性:一方面,两者的本质属性不同,医学伦理行为动机是行为中的主观因素,是行为中的思想、意识、心理因素;而医学伦理行为效果是医学行为中的客观因素,是实际的行为过程和行为结果。另一方面,两者的善恶表现时常表现得不一致。由于医学伦理行为受复杂的主、客观条件的影响。对于同一行为,好的动机不一定出现好的效果;好的效果,不一定意味着有好的动机。"好心没办好事""事与愿违"和"歪打正着"就是其表现。对于不同的医学伦理行为,相同的动机不一定会出现相同的效果;相同的效果,不一定意味着有着相同的动机。

3. 依据行为的动机和效果正确进行医学道德评价

(1)总体上,注重两者的统一性:既然医学伦理行为是由动机和效果共同构成,所以,在医学道德评价中,既要依据医学行为动机,又要依据医学行为效果。联系医学效果察医学动机,透过医学动机看医学效果,这是医学道德评价中对待医学行为动机和效果的总原则。相反,绝对的动机论和效果论是不可靠的,对行为的道德评价是不能令人信服的。

动机论容易导致片面地强调依据医学伦理行为动机而无视行为的效果,这就势必造成把空泛的动机当成实际的效果。如果仅仅依据动机,就有可能把那些善于说大话、空话和假话的人,甚至把不顾及行为效果的人,视为道德的人,这显然是不合理的。效果论容易导致片面地强调依据医学伦理行为结果,而无视行为的动机。这样,就势必把出于良好愿望,并尽了最大努力,由于种种原因而"好心没办好事"、"事与愿违"的行为而视为不道德的,把"歪打正着”的伪善行为视为道德的，这显然也是不合情理的。

（2）对具体医学伦理行为进行道德评价时侧重效果：医学伦理行为是医务人员受意识支配的实际活动。行为尽管受意识支配，但不是意识的、主观的和观念的行为，而是实际的、客观的和活动，医学行为的道德价值，不是意识的、主观的和观念的道德价值，而是实际的、客观的道德价值。所以，对于医学行为的道德评价，便不能依据行为之观念，而只能依据实际之行为，即不能单单依据医学行为动机，而要依据医学行为效果。

（3）对医务人员的医德品质进行评价侧重动机：医务人员的医德品质与医学行为不同，这是一种主观的、观念的、意识的东西。所以，对医务人员的医德品质进行评价，不能仅看行为之实际如何，还要看行为之观念如何。即不能仅依据医学行为效果，还要依据医学行为动机。也就是说，医学行为动机最能体现医务人员的医德品质如何。

因此，医学道德评价的逻辑是从每一个具体医学伦理行为开始的，此时侧重依据行为效果；在明确医学效果如何的基础上，考察医学行为动机的善恶；当医学动机和效果好坏明确之后，侧重医学行为动机。

4. 坚持长期观点对医务人员的医德品质进行公正评价

由于医德品质是医务人员在长期的医学伦理行为中形成和表现出来的稳定的心理状态，所以对于医德品质的考察，还需要在医务人员长期的医学伦理实践中进行。应该认识到，正常情况下医学行为动机和效果的善恶是一致的，不一致时属于非常情况。在一时一事上，动机和效果的善恶可能不一致，但从长远来看，则是一致的。坚持长期对一个医务人员的道德品质评价，就一定会得出令人信服的结论。

（二）目的与手段

1. 目的论与手段论

（1）目的决定论：认为评价人们行为的善恶，只需依据行为目的，即只需看行为的目的是否合乎道德即可，至于达到这个目的而采取何种手段，是无关紧要的，手段并不决定行为的道德性质。

（2）手段决定论：认为评价行为的善恶，只需依据行为手段，即只需看行为的手段是否合乎道德即可，至于行为目的，是无关紧要的，因为行为目的我们不知道，对于我们重要的只是行为手段，手段就是一切。

2. 医学伦理行为目的和手段之间的辩证关系

（1）目的与手段的统一性：一方面，医学伦理行为目的和手段是相互联系、相互依存的。手段离不开目的。医务人员选择的任何手段，总是为了达到一定的目的；同样，目的也离不开手段，医务人员为了达到某种目的，离开了一定的手段就会变成了空洞的、无法实现的遐想。另一方面，医学伦理行为目的和手段又是相对的。相对于一定的行为，过程中所采取的方式是手段，结果是目的；但在更大的行为中，在包括上述行为手段和目的的整个行为中所采取的方式方法，又是该更大行为的手段。一般情况下，医学行为目的和手段的善恶属性是统一的：

合乎道德的医学行为目的需要合乎道德的医学行为手段,合乎道德的医学行为手段可以达到合乎道德的医学行为目的。

(2)目的与手段的对立性:一方面,在具体的医学行为中,行为目的和手段总是确定的,手段是过程中所采取的方式方法,目的是结果,不可混淆。另一方面,在具体行为中,医学伦理行为目的和手段的善恶表现有时会不一致。有的医务人员的医学伦理行为目的是不道德的,但可能采取善的医学手段去实现。例如,采取了最佳的治疗措施,但为了显示自己的医术高超,达到抬高自己、压制别人的自私目的;有的医务人员的医学伦理行为目的是道德的,但由于受科学技术水平、客观条件和主观能力的限制,可能采取了恶的医学手段。

3. 依据行为目的和手段正确进行医学道德评价

(1)总体上,注意两者的统一性:目的和手段组成整个医学伦理行为,要合乎道德地开展医学行为,要求医学行为目的和手段都应该合乎道德。因此,对于整个行为进行道德评价,既要看行为目的,又要看手段。

(2)医学伦理行为目的合乎道德是其合乎道德的必要条件:医学行为所追求的是一种合道德性的目的,这是医学的性质所决定的。古人所言"医乃仁术"就是这个意思。医学的宗旨一般认为是救死扶伤、防病治病,为人类的健康服务。要使整个医学行为合乎道德,显然,首先要求医学行为目的合乎道德,这是医学行为合乎道德的必要条件。否则,医学行为将背离其宗旨,失去其应有的道德价值。医学伦理行为目的的合乎道德性对于整个行为的道德性意义重大。

(3)正确认识医学行为手段的道德性:相对于医学伦理行为目的,医学行为手段的道德与否对整个行为道德属性的影响就复杂得多。一方面,道德的医学行为有时需要"必要害"的手段。医学的复杂性,决定着医学行为手段在很多时候是对病人及其家属是一种"害",如手术的创伤、药物的毒副作用、放疗和化疗给肿瘤病人带来的不适等,但这种手段的"害"是必需的是不可避免的,是为了获得更大的"利"的目的的"害",但对于整个行为来讲,是为了求得更大的"利"和"善"的目的,是"必要害"的善的手段。另一方面,道德的医学行为还要求注意以下两点:首先,医务人员选择的医学手段应该是经过医学实践证明是最佳的。其次,医务人员选择医学手段应该是实事求是。至少应该考虑当时的医学发展水平、医院的设备和医务人员的技术水平以及疾病的性质等诸要素,进行综合考虑、慎重选择。

四、医学道德评价的方式

(一)社会舆论

社会舆论是众人对医务人员的医学伦理行为发表的各种议论、意见和看法,表明的褒贬态度和情感。包括正式舆论和非正式舆论:前者是有领导、有目的的通过舆论工具所传播;后者是人们自发产生、自然传播。社会舆论具有大众化、普遍化、无孔不入的特点,因而能够形成一种医学道德氛围,无形地影响着医务人员的言行举止等方面。社会舆论通过表扬肯定或谴责否定形成一种精神力量，对医务人员的行为起着调整、指导作用。同时，医务人员也要关心社会舆论对自己的评价，对符合社会舆论的行为应感到精神上的满足，反之应感羞辱，并根据社会舆论的要求去纠正自己不道德的行为。

(二)传统习俗

传统习俗，是人们在漫长的历史发展过程中逐渐积累形成和沿袭下来的习以为常的行为倾向、行为规范和道德风尚，也称传统习惯。传统习俗源远流长，常同民族情绪、社会心理交织在一起。传统习俗在医学道德评价中的作用表现为：它是评价医疗卫生保健服务行为的医学道德价值最初、最起码的标准；它是每次医学道德评价做出的价值判断和准则得以巩固和流传的外在形式。

(三)内心信念

内心信念是指医学道德信念，即医务人员发自内心地对医学道德义务的真诚信仰和强烈的责任感，是对自己行为进行善恶评价的精神力量。在医学道德评价中，第一，内心信念作为一种强烈的责任感，是推动医务人员对行为善恶价值评价最直接的内在动力；第二，内心信念作为深入到内心的医学道德意识和准则，也是医务人员医学道德评价的直接标准；第三，内心信念包含着医学道德情感和意志等因素，可以作为一种“强制力”迫使医务人员接受善恶判断的赞许或谴责；第四，它可以使医学道德评价的成果变为个体内在的稳定因素。

社会舆论、传统习俗和内心信念三种评价方法各有其自己的特点：社会舆论是现实的力量，具有广泛性；传统习俗是历史的力量，具有持久性；内心信念是自我的力量，具有深刻性。

五、医学道德评价的方法

医学伦理评价的方法，是指在进行医学伦理评价时，所要采取的操作步骤和方法。基本上可分为两大类，即定性评价和定量评价。

1. **医学伦理的定性评价** 是指在一定范围、环境、条件或时限内，通过社会评价、组织评价、患者评价、同行评价、自我评价等多种形式，对医务人员的医德行为给予定性的评价。

2. **医学伦理的定量评价** 是指把医学伦理学所包含的具体内容加以量化，经过系统分析得出较为客观的评价结论。其评价方法如：四要素评价法；百分制评分法；模糊综合评价法；综合指数法。

第三节 医德修养

外因是条件，内因是根据，在医德教育和外在评价的基础上，医德素质的提高，需要医务人员按照医德要求遵循一定的方式方法，自我学习、自觉实践，加强修养，提高医德境界，锻造医德品行。医德修养是医务人员提高医德素质的根本手段。

一、医学道德修养的含义和意义

（一）医学道德修养的含义

所谓医德修养，就是医务人员自觉遵守医学道德规范，将医学道德规范要求转化为自己内在医德品质的活动。即医务人员在医学道德方面所进行的自我教育、自我锻炼和自我陶冶，它是一种重要的医学道德实践。

（二）医学道德修养的意义

1. **有助于医学道德教育的深化** 医学道德教育是有计划、有组织地向医务人员传授医学道德要求，并使之接受和遵循，以便塑造良好医德品质的活动，这是医务人员养成高尚医德品质的外在条件，医学道德教育最终是否能够取得成效，还取决于医务人员的主观努力和接受程度，即医学道德修养的能力和水平。

2. **形成医学道德品质的内在根据** 医务人员医德品质的养成，需要通过医学道德教育提高医务人员的医学道德意识，即形成医德认识、陶冶医德情感、强化医德意志，然后再通过医学道德修养，将医学道德意识外化为医学伦理行为和内化为医学道德品质。医学道德教育固然重要，但仅仅是外在条件，而医学道德修养却是内在依据。

3. **有助于形成良好的医德医风** 在医疗卫生系统中，由于医患双方医学知识的信息不对称性，医疗机构及其医务人员的服务质量优劣，主要取决于医务人员的医学道德修养水平。医务人员自觉地进行医学道德修养，将有助于良好医德医风的形成，进而可以不断地提高医疗卫生服务水平和形成和谐的医患关系。

二、医学道德修养的目标和境界

（一）医学道德修养的目标

医务人员进行医学道德修养的目标是养成良好的医德品质，提升自己的医学职业精神。

1. **医德品质** 所谓医德品质，是指医务人员在长期的医学伦理行为中形成和表现出来的由医德认识、医德情感和医德意志构成的稳定的心理状态。

医德认识是医务人员对医学道德的所得。它包括对社会的医学道德要求所得和对个人的医德品质所得。一方面，医德认识来源于医学道德实践，有感性和理性之分：感性认识直接来自医学道德实践；理性认识来自对医学伦理学知识的学习。另一方面，医德认识又对医学道德实践具有指导意义，是医学道德要求转化医务人员医德品质的首要成分，没有对医学道德的认识，不会有相应的医德品质。

医德情感是医务人员具有的或所得的引发医学道德行为的心理体验。包括先天具有的医德情感和后天习得的医德情感：先天具有的医德情感，即爱人之心，包括同情心、仁爱心和报恩心等，就“质”的存在而言，人人都有爱人之心，但就其“量”而言，却受具体的医学道德实践的影响，医务人员可以增加或减少这些医德情感。后天习得的医德情感是基于社会医学道德规范的存在，而引发于医务人员做一个道德高尚的人这种道德需要的情感。包括医德需要、医德欲望、医德愿望和医德理想。而对于自己的医德需要、医德欲望、医德愿望和医德理想是否得到满足的心理体验，就是所谓的医德良心感。

医德意志是医务人员在医学伦理行为中克服困难时，从行为的思想确定到实际实现的整个心理过程。首先，在“形成医学伦理行为决定”阶段主要是解决医学行为动机的冲突。其次，在“执行医学伦理行为决定”阶段是要克服外部和内部的困难，前者如治疗措施的复杂、医疗设备条件的限制等，后者如个人的医术水平、行为习惯等。

从医德品质的内容来看，医务人员至少应该养成仁慈、诚挚、严谨、公正和节操等医德品质。一是仁慈，即仁爱慈善，就是医务人员具有人道精神的品德。二是诚挚，就是医务人员具有的坚持真理、忠诚于医学科学、诚心诚意对待病人的品德。三是严谨，就是医务人员具有的对待医学和医术严肃谨慎的品德。四是公正，就是医务人员具有的公平合理地协调医学伦理关系的品德。五是节操，就是医务人员扬善抑恶、坚定遵循医学道德规范的品德。

2. **医学职业精神**　所谓医学职业精神（medical professionalism）是医学职业在形成和发展过程中，逐渐积累的一种对医学职业社会责任和医学职业人员的行为规范的总认识，是以医学职业为基础而形成的一种适应医学职业行为需要的一种意识、价值理念和行为规范，是医学职业存在和发展的本质特征，是维护医学职业的神圣性与崇高性的重要保障。其内容包括医学职业的社会责任、价值目标、行为规范和科学作风四个方面。当代医学职业精神包括利他主义和把患者利益放在首位；保持专业水准；医师自律；关注公众；科学的诚信以及医疗决策无偏倚等。

（二）医学道德修养的境界

医学道德修养的境界是指一个医务人员经过医学道德修养所达到的不同层次的医德品质水平，也称医学道德境界。各个医务人员的医学道德境界是不同的，可以分为四个层次：

1. **利己主义的医德境界**　利己主义的医德境界是个人主义道德观在医学实践中的具体反映，其特点是一切动机、行为的出发点和归宿都是以对自己有利为标准。这种观点认为，行医的目的就是满足自己的私利，在处理“公”与“私”的关系时，它们的信条是“对自己有利就办，对自己不利就不办，”“不占便宜就等于吃亏”，损公肥私，损人利己是利己主义医德境界的具体体现。从这种医德境界出发，必然把医疗职业当作获取个人利益的手段，以听诊器、手术刀、处方权为资本，拉关系，走后门，搞交易。对待病人的态度完全以病人能够给多少好处为转移。以利己主义为医德境界的人在工作中必然缺乏责任感，服务中缺乏热情，技术上缺乏钻劲，对同行缺乏真诚，在集体中缺乏纪律。这种人虽属少数，但影响恶劣。利己主义的医德境界有违医学宗旨，和社会主义医德观背离，应该坚决予以摒弃。

2. 先私后公的医德境界 先私后公的医德境界是利己主义的医德境界的另类表现，这种观点是把自己的利益放在首位，把集体利益和他人利益放在其次，这种医德境界似乎比前一种好一点，在个人利益与集体利益、病人利益一致时，尚能考虑到集体和病人的利益，但如果个人利益和集体利益、病人利益发生矛盾时，不能自觉地放弃个人利益，把集体利益、病人利益放在首位，更不会全心全意为病人服务。因此，持这种医德境界的医务人员，对病人缺乏高度的责任心和应有的关心和热情，工作时冷时热，服务态度时好时坏。这种不稳定的波动过程，就是公私利益斗争的过程。这种医德境界也不是我们提倡的医德境界。

3. 先公后私的医德境界 先人后己，先公后私的医德境界是把病人利益和集体利益放在首位的医德观的具体反映。这种医德境界是社会主义道德观认同的。持这种医德观的人有时也考虑个人的利益，考虑各方面的得失，然而，他们总能先集体后个人，先他人后自己，在必要时能牺牲个人的利益服从集体或病人的利益。在处理与病人及他人的关系时，能够做到以病人利益为重，关心病人疾苦，服务态度热情主动，工作认真负责，耐心细致，作风正派，善于团结协作。这是大多数医务人员的医德境界。

5. 大公无私的医德境界 毫不利己，大公无私的医德境界是共产主义职业道德的最高境界，是先人后己境界的升华。这种医德境界以毫不利己，专门利人的奉献精神为人生目的，以公而忘私，勇于献身为行为准则，表现在医德行为上，就是在任何情况下，都能自觉地按照医德原则和规范对病人极端热忱，对工作极端负责，甚至不惜牺牲自己的生命。具备这种医德境界的医务工作者思想上具有高度的自觉性，他们的医德行为具有高度的坚定性，无论任何时候、任何情况下，都能坚持自己的医德信念，不顾各种引诱或威胁，坚定不移地把医德信念化为自己实际的医德行为。白求恩、吕世才、林巧稚就是这种医德境界的典范。

就目前我国医务人员状况看，上述四个层次，第一和第四种都占少数，第二和第三种占大多数。医务人员的医德境界作为一种客观存在，在或长或短的期间是具有相对稳定性的，但也不是永恒的、一成不变的，随着环境的变化，医德的教育和自我修养的提高，其医德境界也会不断提高。

三、医学道德修养的途径和方法

（一）实践是医学道德修养的根本途径

道德修养有途径，作为道德修养一部分的医德修养也有许多途径，在众多的途径中根本途径是医学实践。医务人员进行医学道德修养必须坚持实践，在有关医学道德实践中进行修养。例如发现、分析、探讨和解决医学伦理问题甚至难题，开展医学道德评价，践行医学道德，接受医学道德教育等。坚持实践是医学道德修养的根本途径。

1. 医学实践是医德修养的前提和基础 医务人员只有在医学实践中，才能表现出医德活动，才能磨炼出医德意志，才能培养出医德情感，才能树立起医德信念，才能养成良好的医德医风;也只有在医学实践中,医务人员才能深刻认识和理解各种医德关系,才能暴露自己的思想矛盾,才能认识到自己的行为是符合还是违背医德的要求。

2. **医学实践是医德修养的目的和归宿** 医德修养本身只是一种手段,其目的是培育医务人员的高尚的医德品质,提高医务人员的医德境界,以便更好地指导医学实践,离开了这个目的,为医德修养而修养,是毫无意义的。只有把医德原则、医德规范真正地转化成自己的高尚医德品质,才能达到医德修养的目的。否则,只能是纸上谈兵。

3. **医学实践是医德修养的动力和检验标准** 新旧思想的斗争是一个长期反复的过程,思想的改造和认识的升华不是一次就能完成的。医务人员只有在长期的医学实践中,根据现实的要求不断加强学习,自我反省,才能形成和完善自己的医德品质。因而,医学实践成为医德修养的动力。同时,医学实践和社会向医务工作者提出了一系列新的医德课题,促使人们去研究、去解决,从而不断地推动着医德水平和医德品质的提高。而人们的医德修养如何,也只有通过医学实践才能表现出来,并在医学实践中得到检验。

(二)医学道德修养的方法

1. **学习立志的方法** 学习不仅可以使人了解和掌握新信息,接受新事物,而且促使人们研究新情况和新问题,并更好地适应社会、适应工作。学习立志是医务人员获取医学道德知识树立医德志向的基本医学道德修养方法。通过学习和立志,医务人员明确自己为什么要进行医学道德修养、要在哪方面进行修养、使自己修养成一个什么样的医务人员等一系列问题,就会进一步立志遵循医学道德,确立做一个合乎医学道德的人的需要、愿望、欲望和理想。医学道德知识有感性和理性之分:前者主要来自医学发展和临床实践,后者主要来自医学伦理书籍。医务人员进行医德修养应把学习作为基本的方法。学习包括多方面的内容:一是理论学习。医务人员应系统学习医学伦理学,了解和掌握医德基本理论、原则和规范等,并将其转化为内心信念,指导医疗和生活实践。此外,还要认真学习相关的人文医学知识,如医学美学、医学心理学、医学社会学等,以适应新形势的需要。二是思想学习。学习古今中外优秀的医德思想,学习同行优秀的医德品质是完善人格,提升医德境界,向医德理想境界迈进的有效方式。三是行为学习。行为学习主要是学习先进人物的医德行为。效仿历代医家的高尚医德情操,以榜样的力量来鞭策自己,是医德修养的有效方法。理论学习、思想学习和行为学习是一个有机的整体,是学习的不同方面。因此,医务人员在学习时要做到三者协调并进,不可偏废或孤立地进行。当然,三个方面的学习都要遵循其内在规律,并同医学实践紧密结合起来。

2. **反省内省的方法** 所谓反省内省,就是对自我内心世界进行反省。就是医务人员对自己的品行是否合乎医学道德进行自我检查的医学道德修养方法。有人形象地把反省的方法比喻成自己与自己打官司。原告和法官是自己的良心,被告是自己的品行,标准是自己良心所认可的医学道德规范。医德修养离不开内省、检查、解剖等“自识”。我国古代伦理思想家十分重视修养中的“内省”的功夫。孔子“内省不疚,夫何忧何惧”,曾子“吾日三省吾身”,韩愈“早夜以思，去其不如舜者，就其如舜者”，王阳明更是强调“省察克治”的功夫。这种自我“内省”已成为中华民族具有高度自我批评精神的优良品质。今天，我们仍应以此作为“养德至善”的重要途径。只有通过经常地、自觉地解剖自己，评价自己，分析自己，调控自己，才能使自己的医德境界不断地向更高目标升华，并抵制社会上不良风气的影响。人非完人，医务人员在工作和生活中不可避免地会存在某些弱点、缺点甚至错误，经常检点、省察自己是非常必要的。社会主义医德要求医务人员应有知耻之心，改过之勇，要敢于和善于内省。当然，内省绝不是脱离实践的修身养性和“闭门思过”，而是联系自身实际、患者实际和社会实际而进行的积极的自我解剖、自我批评，以不断求得新的进步。

3. **躬行慎独的方法** “慎独”是中国伦理思想中一个古老的、特有的修养方法。《礼记·中庸》说：“君子戒慎乎其所不睹，恐惧乎其所不闻，莫见乎隐，莫显乎微，故君子慎其独也。”这段话的意思是，“君子”在别人看不见的时候，总是十分警惕的，从最隐蔽处最能看出人的品质，从最微小处最能显示人的灵魂。所以，“君子”越是独自一人，没有监督时，越要小心谨慎，不做违反道德的事。“慎独”强调了道德主体内心信念的作用，体现了严格要求自己的道德自律的精神，指出了一个人自觉实践道德行为的意义。

“慎独”不仅是一种道德修养的方法，也是一种更高的道德境界。医德中的“慎独”是指医务人员在单独工作、无人监督时，仍能坚定医德信念，履行医德原则和规范的要求，自觉进行反省，并经过这种反省活动，逐步达到高尚的医德境界。医务人员要加强医德修养，提高医德品质，应努力做到“慎独”。这是因为，第一，医务人员虽然具有群体性，但工作却有相对独立性；第二，医学是专业性很强的职业，医务人员的工作是否认真负责，诊断是否准确，用药是否恰当，抢救是否专心，治疗是否得当等，病人很难全面真实了解，家属一般也提不出什么意见，其他医务人员往往也不易发现问题，很大程度上依靠医务人员自己的自觉性和责任感；第三，医务人员的心理情绪在日常的医疗实践中具有重要作用。如果一个医务人员养成了良好的自律品格，不但能够用坚强的毅力克服医疗工作中的各种困难，还可以有效地约束可能发生的不良行为，从而使自己的医疗行为时时处处有利于病人与社会。在日常生活中，人的一举一动、一言一行不可能时时、处处都受外在力量的监督。医务人员要努力做到“慎独”，就不仅要“慎思”，而且要“慎言”“慎行”；不仅要注意从“隐”处下功夫，而且要注意在“微”处下功夫。从大处着眼，小处努力，“勿以恶小而为之，勿以善小而不为”，防微杜渐，积小善而成大德。

总之，学习是医务人员自己把握应该修养的医学道德内容是什么，是医学道德修养的前提和指导；立志的方法是医务人员自己树立做一个合乎医学道德的人的愿望，是医学道德修养的开端和动力；反省是医务人员自己检查自己是否是一个合乎医学道德的人，是医学道德修养的依据和终点；躬行慎独是医务人员使自己实际成为合乎医学道德的人，是医学道德修养的过程和途径。

思考题

1. 试述医德教育的环节和方法。
2. 试述医德评价的含义和意义。
3. 试述医德评价的标准和依据。
4. 试述医德修养目标和境界。
5. 试述医德修养的途径和方法。

（马长永　黄　建）

参考文献

[1]习近平. 十九大报告. 北京:人民出版社,2017

[2]中央文献研究室. 习近平关于社会主义文化建设论述摘编. 北京:中央文献出版社,2017

[3]军委政治工作部. 习近平强军思想学习纲要. 北京:解放军出版社,2019

[4]郭照江. 军医伦理学. 北京:人民军医出版社,2009

[5]郭照江. 医学伦理学新编. 北京:人民军医出版社,2003

[6]郭照江. 现代医学伦理学. 北京:国防大学出版社,2007

[7]陆增祺. 军队医德学. 北京:人民军医出版社,1996

[8]翟晓梅,邱仁宗. 生命伦理学导论. 北京:清华大学出版社,2005

[9]王明旭. 医学伦理学. 北京:人民卫生出版社,2010

[10]蔡昱. 器官移植立法研究. 北京:法律出版社,2013

[11]孙福川,王明旭. 医学伦理学. 4 版. 北京:人民卫生出版社,2013

[12]孙慕义. 医学伦理学. 3 版. 北京:高等教育出版社,2015

[13]郑晓江. 生命与死亡——中国生死智慧. 北京:北京大学出版社,2011

[14]罗祖德,徐长乐. 灾害科学. 杭州:浙江教育出版社,1998

[15]曾国安. 灾害保障学. 长沙:湖南人民出版社,1998

[16]沈铭贤. 生命伦理学. 北京:高等教育出版社. 2003

[17]施永兴,庞连智. 让生命享受最后一缕阳光. 上海:上海科学普及出版社,2004

[18]李义庭,李伟,刘芳等. 临终关怀学. 北京:中国科学技术出版社,2000

[19]徐天民. 珍惜生命权利. 北京:北京教育出版社,2002

[20]王明旭,尹梅. 医学伦理学,北京:人民卫生出版社,2015

[21]张雪,尹梅. 伦理审查委员会:理论研究及实践探案. 北京:高等教育出版社,2014

[22]王明旭,赵明杰. 医学伦理学. 北京:人民卫生出版社,2018

[23]从亚丽. 护理伦理学. 北京:北京医科大学出版社,2002

[24]丘祥兴,孙福川. 医学伦理学. 3 版. 北京:人民卫生出版社,2008

[25]山崎茂明. 科学家的不端行为:捏造·篡改·剽窃. 北京:清华大学出版社,2005

[26]刘俊荣. 医患冲突的沟通与解决. 广州:广东高等教育出版社,2004

[27]曹永福. 中国医药卫生体制改革:价值取向及其实现机制,南京:东南大学出版社,2011

[28]赵增福,李兵,邹伟. 医院管理伦理学. 北京:军事医学科学出版社,2003

[29]樊民胜,张金钟. 医学伦理学. 北京:中国中医药出版社,2009

[30]严金海,肖剑.昌群蓉.医务人员行医规范体系研究.广州:中山大学出版社,2011
[31]李本富,李曦.医学伦理学十五讲.北京:北京大学出版社,2007
[32]卢风.应用伦理学概论.2 版.北京:中国人民大学出版社,2015
[33]饶克勤,刘新明.国际医疗卫生体制改革与中国.北京:中国协和医科大学出版社,2007